国家出版基金项目
NATIONAL PUBLICATION FOUNDATION

U0273794

Academic Research Series of Famous
Doctors of Traditional Chinese
Medicine through the Ages

"十三五"国家重点图书出版规划项目

中医历代名家学术研究丛书

主编 潘桂娟

严用和

卢红蓉 孙海舒 编著

全国百佳图书出版单位
中国中医药出版社
·北 京·

图书在版编目（CIP）数据

中医历代名家学术研究丛书. 严用和 / 潘桂娟主编；
卢红蓉，孙海舒编著 . —北京：中国中医药出版社，
2022.4

ISBN 978-7-5132-6104-3

Ⅰ.①中… Ⅱ.①潘… ②卢… ③孙… Ⅲ.①中医临床—
经验—中国—宋代 Ⅳ.① R249.1

中国版本图书馆 CIP 数据核字（2022）第 001787 号

中国中医药出版社出版

北京经济技术开发区科创十三街 31 号院二区 8 号楼
邮政编码 100176
传真 010-64405721
河北品睿印刷有限公司印刷
各地新华书店经销

开本 880×1230 1/32 印张 10 字数 254 千字
2022 年 4 月第 1 版 2022 年 4 月第 1 次印刷
书号 ISBN 978 – 7 – 5132 – 6104 – 3

定价 69.00 元
网址 www.cptcm.com

服 务 热 线 010-64405510
购 书 热 线 010-89535836
侵 权 打 假 010-64405753

微信服务号 zgzyycbs
微商城网址 https://kdt.im/LIdUGr
官 方 微 博 http://e.weibo.com/cptcm
天猫旗舰店网址 https://zgzyycbs.tmall.com

如有印装质量问题请与本社出版部联系（010-64405510）
版权专有 侵权必究

2005 年国家重点基础研究发展计划（973 计划）课题 "中医学理论体系框架结构与内涵研究"（编号：2005CB532503）

2009 年科技部基础性工作专项重点项目 "中医药古籍与方志的文献整理"（编号：2009FY120300）子课题 "古代医家学术思想与诊疗经验研究"

2013 年国家重点基础研究发展计划（973 计划）项目 "中医理论体系框架结构研究"（编号：2013CB532000）

国家中医药管理局重点研究室 "中医理论体系结构与内涵研究室" 建设规划

"十三五" 国家重点图书、音像、电子出版物出版规划（医药卫生）

2021 年度国家出版基金资助项目

项目来源及国家重点图书出版计划

前言

中医理论肇始于《黄帝内经》《难经》，本草学探源于《神农本草经》，辨证论治及方剂学发轫于《伤寒杂病论》。在此基础上，历代医家结合自身的思考与实践，提出独具特色的真知灼见，不断革故鼎新，充实完善，使得中医药学具有系统的知识体系结构、丰富的原创理论内涵、显著的临床诊治疗效、深邃的中国哲学背景和特有的话语表达方式。历代医家本身就是"活"的学术载体，他们刻意研精，探微索隐，华叶递荣，日新其用。因此，中医药学发展的历史进程，始终呈现出一派继承不泥古、发扬不离宗的繁荣景象。

中国中医科学院中医基础理论研究所，自2008年起相继依托2005年国家重点基础研究发展计划（973计划）课题"中医学理论体系框架结构与内涵研究"、2009年科技部基础性工作专项重点项目"中医药古籍与方志的文献整理"子课题"古代医家学术思想与诊疗经验研究"、2013年国家重点基础研究发展计划（973计划）项目"中医理论体系框架结构研究"，以及国家中医药管理局重点研究室（中医理论体系结构与内涵研究室）建设规划，联合北京中医药大学等16所高等院校及科研和医疗机构的专家、学者，选取历代具有代表性或学术特色突出的医家，系统地阐释与解析其学术思想和诊疗经验，旨在发掘与传承、丰富与完善中医理论，为提升中医师临床实践能力和水平提供参考和借鉴。本套丛书即是由此系列研究阶段性成果总结而成。

综观历史，凡能称之为"大医"者，大都博览群书，学问淹博赅洽，集百家之言，成一家之长。因此，我们以每位医家的内容独立成书，尽可能尊重原著，进行总结、提炼和阐发。本丛书的另一个特点是，将医家特色学术观点与临床实践相印证，尽可能选择一些典型医案，用以说明理论的实践价值，便于临床施用。本丛书列选"'十三五'国家重点图书、音像、电子出版物出版规划""医药卫生"类项目，收载民国及以前共 102 名医家。第一批 61 个分册，已于 2017 年出版。第二批 41 个分册，申报 2021 年国家出版基金项目已获批准，出版在即。

丛书各分册作者，有中医基础和临床学科的资深专家、国家及行业重点学科带头人，也有中青年骨干教师、科研人员和临床医师中的学术骨干，来自全国高等中医药院校、科研机构和临床单位。从学科分布来看，涉及中医基础理论、中医各家学说、中医医史文献、中医经典及中医临床基础、中医临床各学科。全体作者以对中医药事业的拳拳之心，共同努力和无私奉献，历经数年完成了这份艰巨的工作，以实际行动切实履行了"继承好、发展好、利用好"中医药的重大使命。

在完成上述科研项目及丛书撰写、统稿与审订的过程中，研究团队暨编委会和审订委员会全体成员精益求精之心始终如一。在上述科研项目负责人、丛书总主编、中国中医科学院中医基础理论研究所潘桂娟研究员主持下，由常务副主编陈曦副研究员、张宇鹏副研究员及各分题负责人——翟双庆教授、钱会南教授、刘桂荣教授、郑洪新教授、邢玉瑞教授、马淑然教授、文颖娟教授、陆翔教授、杨卫彬研究员、崔为教授、江泳教授、柳亚平副教授、王静波副教授等，以及医史文献专家张效霞教授，分别承担或参与了团队的组织和协调，课题任务书和丛书编写体例的起草、修订和具体组织实施，各单位课题研究任务的落实和分册文稿编写、审订等工作。

编委会多次组织工作会议和继续教育项目培训，推进编撰工作进度，确保书稿撰写规范，并组织有关专家对初稿进行审订；最终，由总主编与常务副主编对丛书各分册进行复审、修订和统稿，并与全体作者充分交流，对各分册内容加以补充完善，而始得告成。

2016 年 2 月，国家中医药管理局颁布《关于加强中医理论传承创新的若干意见》，指出要"加强对传承脉络清晰、理论特色鲜明的古代医家的学术思想研究"。2016 年 2 月，国务院颁布《中医药发展战略规划纲要（2016—2030 年）》，强调"全面系统继承历代各家学术理论、流派及学说"。上述项目研究及丛书的编写，是研究团队对国家层面"遵循中医药发展规律，传承精华，守正创新"号召的积极响应，体现了当代中医人敢于担当的勇气和矢志不渝的追求！通过此项全国协作的系统工程，凝聚了中医医史、文献、理论、临床研究的专门人才，培育了一支专业化的学术队伍。

在此衷心感谢中国中医科学院及其所属中医基础理论研究所、中医药信息研究所、研究生院，以及北京中医药大学、陕西中医药大学、山东中医药大学、云南中医药大学、安徽中医药大学、辽宁中医药大学、浙江中医药大学、成都中医药大学、湖南中医药大学、长春中医药大学、黑龙江中医药大学、南京中医药大学、河北中医学院、贵州中医药大学、中日友好医院 16 家科研、教学和医疗单位对此项工作的大力支持！衷心感谢中国中医科学院余瀛鳌研究员、姚乃礼主任医师、曹洪欣教授与北京中医药大学严季澜教授在项目实施和本丛书出版过程中给予的悉心指导与支持！衷心感谢中国中医药出版社有关领导及华中健编辑、芮立新编辑、伊丽萦编辑、鄢洁编辑及丛书编校人员的辛勤付出！

在本丛书即将付梓之际，全体作者感慨万千！希望广大读者透过本丛书，能够概要纵览中医药学术发展之历史脉络，撷取中医理论之精华，承绪千载临床之经验，为中医药学术的振兴和人类卫生保健事业做出应有的贡献！

由于种种原因，书中难免有疏漏之处，敬请读者不吝批评指正，以促进本丛书的不断修订和完善，共同推进中医历代名家学术的继承与发扬！

《中医历代名家学术研究丛书》编委会

2021 年 3 月

凡例

一、本套丛书选取的医家，为历代具有代表性或特色思想与临床经验者，包括汉代至晋唐医家 6 名，宋金元医家 19 名，明代医家 24 名，清代医家 46 名，民国医家 7 名，总计 102 名。每位医家独立成册，旨在对医家学术思想与诊疗经验等内容进行较为详尽的总结阐发，并进行精要论述。

二、丛书的编写，本着历史、文献、理论研究有机结合的原则，全面解读、系统梳理和深入研究医家原著，适当参考古今有关该医家的各类文献资料，对医家学术思想和诊疗经验加以发掘、梳理、提炼、升华、概括，将其中具有理论意义、实践价值的独特内容阐发出来。

三、丛书在总体框架上，要求结构合理、层次清晰；在内容阐述上，要求概念正确，表述规范，持论公允，论证充分，观点明确，言之有据；在分册体量上，鉴于每个医家的具体情况不同，总体要求控制在 10 万～ 20 万字。

四、丛书的每一分册的正文结构，分为"生平概述""著作简介""学术思想""临证经验"与"后世影响"五个独立的内容范畴。各分册将拟论述的内容按照逻辑与次序，分门别类地纳入以上五个内容范畴之中。

五、"生平概述"部分，主要包括医家姓名字号、生卒年代、籍贯等基本信息，时代背景、从医经历以及相关问题的考辨等。

六、"著作简介"部分，逐一介绍医家的著作名称（包括现存、已经亡佚又经后人辑复的著作）、卷数、成书年代、主要内容、学术价值等。

七、"学术思想"部分，分为"学术渊源"与"学术特色"两部分进行论述。前者重在阐述医家之家传、师承、私淑（中医经典或前代医家思想对其影响）关系，重点发掘医家学术思想的历史传承与学术渊源；后者主要从独特学术见解、学术成就、学术特点等方面，总结医家的主要学术思想特色。

八、"临证经验"部分，重点考察和论述医家学术著作中的医案、医论、医话，并有选择地收集历代杂文笔记、地方志等材料，从中提炼整理医家临床诊疗的思路与特色，发掘、总结其独到的诊治方法。此外，还根据医家不同情况，以适当方式选录部分反映医家学术思想与临证特色的医案。

九、"后世影响"部分，主要包括"学术影响与历代评价""学派传承（学术传承）""后世发挥"和"国外流传"等内容。其中，对医家的总体评价，重视和体现学术界共识和主流观点，在此基础上，有理有据地阐明新见解。

十、附以"参考文献"，标示引用著作名称及版本。同时，分册编写过程中涉及的期刊与学位论文，以及未经引用但能体现一定研究水准的期刊与学位论文也一并列出，以充分体现对该医家研究的整体状况。

十一、附以丛书全部医家名录，依照时间先后排列，以便查验。

十二、丛书正文标点符号使用，依据中华人民共和国国家标准《标点符号用法》（GB/T 15834—2011）。医家原书中出现的俗字、异体字等一律改为简化正体字，个别不能对应简化字的繁体字酌予保留。

《中医历代名家学术研究丛书》编委会

2021 年 3 月

内容提要

严用和，字子礼，江西南康人（一说为江西庐山人），生活于南宋庆元至咸淳年间（约 1199—1267），南宋著名医家。严用和博览群书，深研经典，遍参王叔和、朱肱、陈无择等各家学术之长，著有《严氏济生方》《严氏济生续方》。严用和注重脏腑虚实辨证，并建立了理法方药较完备的辨证施治理论；重视脾肾，提出脾胃宜冲和、肾命藏真火、"补脾不如补肾"的观点，诊疗中不仅注重保护脾胃冲和之气，也注重温补肾命；强调诊察疾病要保持脉因证治完整，善于根据脉象诊察疾病的病因病机、判断预后转归；所论"人之气道贵乎顺"，认为人之气血阴阳流通甚为重要，治疗中主张"顺气为先"，在处方用药中配伍味辛性温之品以通达气机；书中所载方剂，多为临床尝试有效者，如实脾散、归脾汤、加味肾气丸、鳖甲饮子、小蓟饮子、橘皮竹茹汤等，为后世医家广泛采用。

本书内容包括严用和的生平概述、著作简介、学术思想、临证经验、后世影响。

严用和，字子礼，江西南康人（一说为江西庐山人），生活于南宋庆元至咸淳年间（约1199—1267），南宋著名医家。《严氏济生方》成书于宋宝佑元年（1253），共10卷，载有论治80篇，方剂433首。宋咸淳三年（1267），严用和又写成《严氏济生续方》，补充前书未备之医论与方剂。二书原著国内均散佚，现在版本为辑复本：一是清乾隆纪昀从明代《永乐大典》中所辑之《四库全书》本（简称"四库本"），此版本《严氏济生方》共8卷，医论56篇，方剂240余首，方剂和论述内容较原著均有缺如。

除四库本《严氏济生方》外，另一版本是浙江中医药研究所、湖州中医院整理的《重订严氏济生方》（1980年由人民卫生出版社出版，简称"重订本"），根据日刊本《严氏济生方》（1734年平安书铺植村玉枝轩梓行）、《严氏济生续方》（1822年刻本），以及朝鲜金礼蒙氏所编《医方类聚》（1445年）等书整理而成。此版本补充了四库版本的缺如内容，共收集论治85篇，方剂520余首。2006年，中国中医药出版社出版了《严用和医学全书》，即《重辑严氏济生方》，后附"严用和医学学术思想研究"，简要论述了严用和的学术特点和治学特点。目前，未见其他研究严用和学术的专著。检索中国知网（CNKI），1975年到2019年严用和学术思想相关研究期刊论文共15篇，研究内容主要涉及

编写说明

《严氏济生方》方证、后世影响等，学位论文尚未见。

本次整理研究，主要围绕严用和生平、著作特点、学术渊源、学术特色、临证经验等展开，其中"学术特色"和"临证经验"是本书论述的重点。《严氏济生方》一书中论述了多种疾病，因其中有些病证与现行中医教材、辞典中对中医病证的定义不完全相同，故编者依据现行规划中医教材、《中医大辞典》《中医药学名词》（第二版）中关于中医病证的解释，同时结合严用和书中病证原意的方法对书中病证进行定义。此外，《严氏济生方》中涉及大量方剂，在此书编写过程中，为了便于更好理解与应用，选取其中有非常用药物、非常用用法的方剂进行简要方解。此外，书中有些病证治疗方药仅有一方，则论述此病证时没有细分"病因病机""治则治法""主治方药"等小标题，仅用一段话进行论述。

本次整理研究依据的严用和著作版本：中国中医药出版社于 2006 年出版的《严用和医学全书》，即《重辑严氏济生方》。同时，参考了人民卫生出版社于 1980 年出版的《重订严氏济生方》。

希望本书能为读者了解严用和及其学术成就提供有益的参考。

衷心感谢参考文献的作者和支持本项研究的各位同仁！

中国中医科学院中医基础理论研究所　卢红蓉

中国中医科学院中医药信息研究所　孙海舒

2021 年 5 月

目 录

严用和

生平概述

严用和，字子礼，生活于南宋庆元至咸淳年间（约 1199—1267），江西南康人（一说为江西庐山人），南宋著名医家。严用和博览群书，深研经典，同时遍参王叔和、朱肱、陈无择等各家学术之长，著有《严氏济生方》《严氏济生续方》。其阐发脏腑病变之病因病机和辨证施治，形成了脏腑虚实辨证论治纲要；重视脾肾，提出脾胃宜冲和、肾命藏真火、补脾不如补肾；诊疗中注重保护脾胃冲和之气，同时也注重温补肾命；强调诊察疾病时要保持脉因证治完整，并善于根据脉象诊察疾病的病因病机、判断预后转归；强调"人之气道贵乎顺"，治疗中主张"顺气为先"，在痰饮、便秘、胀满、中风、妇人病等处方用药中，多配伍味辛性温之品，以通达气机；善于根据人体阴阳盛衰和具体病情化裁古方，创制新方；所制方剂不泛不繁，刚柔相济，动静结合。其化裁、创制的济生肾气丸、归脾汤、小蓟饮子、实脾散、导痰汤等方剂，至今仍被广泛运用。

一、时代背景

严用和为"南康医学"的代表人物之一。其医学思想的形成，与江西浓郁的中医文化环境、蓬勃发展的南康医学，有着密不可分的关系。

据史料记载，江西医学发端于古南康一带。南康，为宋元明时期军、路、府名。宋太平兴国七年（982）分洪、江等州置军，治所在星子；元至元中升为路，明初改为西宁府，不久又改为南康府，辖境相当于今江西星子、永修、都昌等县地，也就是庐山南麓、鄱阳湖畔。其北邻长江，南接赣水，为江南康衢之地。南康，就是"江南康衢"之简称。而近年来，时

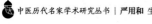

见医籍中将"南康"误为今江西赣南之南康县。

从地理环境来看，古南康、盱江流域、赣中及婺源等地，江河纵贯，山清水秀，鱼米不竭；瓷都茶岭，橘园果林，皆为经济富饶之区。优越的地理条件，促进了经济的繁荣；而经济富庶，势必带来科学文化大发展，包括医学文化的兴盛。至宋代，南康设军，文化交流日益增加，医学发展进入了一个新的阶段，由医家云集而成的"南康医学"群体结构始见端倪。江西古代的医学人才，多数密集于南康、盱江、赣中及婺源四大地域，形成四大医学群体。其中，"南康医学"群体，便是江西医学的前身。

从文化结构来看，自古以来，江西有两条贡献卓绝的"文化带"：一在江西中部，襟临川而连吉水；一在赣东北，抱婺源而系徽州。江西的诸多名人，陶渊明、欧阳修、李觏、曾巩、王安石、杨万里、文天祥、朱熹、汤显祖、詹天佑等，都诞生于这两条"文化带"。以上所言四大医学群体，也分布在这两条文化带上。

四大医学群体之一的"南康医学"，兴起于今天的星子、永修、都昌等庐山南麓及鄱阳湖畔地区。著名医家，如三国时"建安三神医"之一的董奉，以"杏林"传佳话；西晋的王伯辽、唐至五代十国的法蕴，以及李云卿、郭常等。宋代南康名医荟萃，有崔嘉彦及其弟子刘开，徒孙严用和，形成了一个以脉学为特色的医学流派。此外，这一学派中的李观民、洪遵（字景岩）、张松（字茂之）等，都是医坛久负盛名的大家。"南康医学"的代表著作，主要有崔嘉彦的《脉诀》，刘开的《刘三点脉诀》《方脉举要》，严用和的《严氏济生方》和《严氏济生续方》，李观民的《集效方》，洪遵的《洪氏集验方》等。其中，崔嘉彦精于脉学，刘开乃崔嘉彦的入室弟子，严用和为刘开的弟子，其学术思想自然受"南康医学"的影响。其注重脉学的特点，在其临证以及著作中，都有充分的体现。除严用和的《严氏济生方》之外，尚有李观民、洪遵、张松等编撰的方书均付梓问世，流传甚广。对医学的重视及社会环境等，促进了"南康医学"的兴盛与发展。

从社会、经济发展来看，宋代是我国科技文化发展的一个重要阶段。火药、指南针、印刷术三大发明和应用，是其重要标志。北宋历朝皇帝，对医学都非常重视，文臣、武将也多关注医药学。如掌禹锡、欧阳修、王安石、曾公亮、富弼、韩琦、夏竦、宇文虚中，也都曾参加古医书整理；苏轼、沈括、陈尧叟、孙用和，均有个人收集的医方著述。宋仁宗嘉祐二年（1057），北宋政府设立"校正医书局"，专门集中了一批当时著名的学者和医家，有组织、有计划地对历代重要医籍进行校勘整理。如《黄帝内经素问》《针灸甲乙经》《伤寒论》《金匮要略方论》《脉经》《备急千金要方》《千金翼方》《外台秘要》等，都经过了重新校勘整理。这对于此后医学的发展和医药学典籍的传播，发挥了非常重要的作用。

宋代作为中医学全面发展的时期，筛选历代医方并编撰方书，是其学术发展的主要特征之一。如《太平圣惠方》收方 16834 首，《圣济总录》收方超过 2 万首。由于大型方书所收方剂甚多，医家临床选择亦有不便。随之，方书编撰又向系统、简约方向发展。力求由博返约和贴近实用，就是陈无择编撰《三因极一病证方论》的初衷。这也是宋代医学发展之时代背景的必然要求。严用和受陈无择影响，选择有效方剂 500 余首并论述运用，而成《严氏济生方》《严氏济生续方》。

二、生平纪略

严用和，字子礼，南宋时江西南康人。严用和在《严氏济生方》原序中，称自己为庐山人，生卒年未详；约生于南宋庆元五年（1199），卒于南宋咸淳三年（1267）。严用和喜欢读书，十二岁即受学于同乡医家刘开门下。关于刘开，《南康府志》记载："刘开，字立之，习释老学，常游庐山，遇异人，授以《太素脉》行世；元帝召赴阙，赐号复真先生；卒，葬于西古山。"刘开还著有《方脉举要》一书。刘开乃崔嘉彦的入室弟子。崔紫虚，南康人，又名嘉彦，字隐君，宋徽宗时道士，封"紫虚真人"。其精通医术，精于脉学，著有《崔真人脉诀》一书，元代陶宗仪在他的著作《南村辍耕录》写道："宋淳熙中，南康崔紫虚隐君嘉彦，以《难经》于'六难'专言浮沉，'九难'专言迟数，故用为宗，以统七表八里，而总万病。"

由于严用和"心思挺出，顿悟捷得"（《济生方·江万序》），加上刘开"独荷予进，面命心传"（《严氏济生方·原序一》），历经五年，严用和便尽得其传。"既十七，四方士夫，曾不以少年浅学，而邀问者踵至"（《严氏济生方·原序一》），"众谓严殆过其师也"（《严氏济生方·江万序》）。严用和跟随刘开学医五年，在刘开的精心教导下，严用和的医学造诣显著提升，年十七即开始应诊，且医名大振；四方求治者，接踵而来，活人无算。严用和师出名门，学有渊源，且青出于蓝而胜于蓝，医术已超越其师，很快成为当时南康庐山一带颇具声名的医家。

严用和留心方书，潜心医学五十余年，因慨念"世变有古今之殊，风土有燥湿之异，而人之禀亦有厚薄之不齐，故若概执古方以疗今之病，则往往凿枘不入"；于是审度时宜，"采古人可用之方，哀所学已试之效，疏其论治""凡八十，制方凡四百，总为十卷，名为《济生方》"（《重订严氏济生方·原序二》）。十五年后，严用和又感到"间有前书所未备而不可尽索者，因著《续方》，为方又九十，为评二十四，用锓诸梓，以广其传"（《重订严氏济生方·原序二》）。

严用和

著作简介

一、《严氏济生方》

《严氏济生方》，共计 10 卷，是严用和早期的医论及临证脉案的总结。根据其原序一所述，严用和于南宋宝佑元年（1253），完成《严氏济生方》的编撰。原书 10 卷中，有论治 80 篇，制方 433 首，已佚。现行版本，是清乾隆年间，纪晓岚等从明代官修的《永乐大典》中辑出，编入《四库全书·子部》中。此本共 8 卷，内容约为原书之半，其中还涉及部分《严氏济生续方》的内容。

《四库全书》辑佚本（简称"四库本"），全书载有方剂 240 余首，论治 56 篇。内容结构如下：卷一，论述制方列方 3 首。论虚损，列方 15 首；五劳六极，列方 16 首；痨瘵，列方缺。卷二，载有病证 9 种，包括咳嗽、喘、吐衄、翻胃、呕吐、噎膈、哕，共列方 34 首；腰痛与胁痛，缺失方剂，仅存论治。卷三，载有病证 10 种，包括风、暑、霍乱、湿、痹、疝、阴㿉、疸、蛊、脚气，列方 23 首，有两首方剂缺药物记载。卷四，记载 9 种病证，载方约 47 首，其中 1 首为外用方。所载病证，包括水肿、积聚、痰饮、健忘、消渴、遗浊、泄泻、下痢、小便、大便。卷五，为五官科病证，分别载有目、耳、鼻、口、齿 5 个类别的病证，列方 43 首。其中，有 13 首外用方剂，还有 2 首含服方剂。卷六和卷七，载有 12 种病证，主要与女科相关，涉及女性月经、带下、怀胎、妊娠等。包括血气、带下、血瘕、崩漏、搐搦、求子、妊娠、水肿、产后、产后中风、产后血崩等，列方 39 首。卷八，载有外科 9 种病证，包括疔疮、肺痈、痣、瘘、疥、癣、瘿瘤、瘰疬、金疮等；列方 27 首，其中有 11 首外用方剂，如追毒丹、乳香膏、乌龙膏、生肌散等为常用外用方剂，涂抹创面或深入瘘道；还载有 1 例灸法。从《严氏济生方》现行版本看，《严氏济生方》集医论、方剂于一体。全书"论治八十"，包括五脏、病因、病证等内容，每篇以医论为纲，详叙其理论渊源、脉病证治，再以方剂为目，围绕医论的内容列出处方，使人一目了然，简便实用。

版本概况：原书早已散佚。纪晓岚等从明《永乐大典》中摭辑的《严氏济生方》8 卷，较原书而言，内容阙漏过多，或有论无方，或有方无论，或列方少药，或论不对题，难窥原书全貌。

二、《严氏济生续方》

《严氏济生续方》，共计 8 卷。《严氏济生方》成书 15 年之后，严用和感到《严氏济生方》不能尽述自己的临床经验，于是在原书基础上又继续加以补充，于南宋咸淳三年（1267），撰成《严氏济生续方》8 卷。在编次体例上，基本与《严氏济生方》相同，先论后方。不过，《严氏济生续方》中，不使用"论治"而改为"评治"，全书共有 24 评治，列方剂 90 首。

严用和总结自己行医多年的经验，感慨道："总而用之，十有五年，收效甚多。然间有前书所未备，而不可以尽索者，因著续方……医者意也，生意在天地间，一息不可以间断，续此方所以续此意，续此意所以续此生。"故作《严氏济生续方》。在《严氏济生续方》中，严用和本着严谨、认真的态度，补充了《严氏济生方》中不完备的部分。如"自汗论治"中，原无针对"阳虚自汗"的方剂，而临床上许多自汗证皆因气虚阳弱所致，故在《严氏济生续方》中列"芪附汤"专治阳虚自汗。此方时至今日，仍然是中医临床治疗自汗证的常用方。

　　《严氏济生续方》的编纂，是严用和在晚年，由于个人学术的精进和新的思考，对疾病的病因病机、临床证候、治法方药等，有了重新认识而进行的再次总结和补充。因而，将《严氏济生方》与《严氏济生续方》结合起来，才能更为全面地了解严用和学术思想和临证经验的全貌。

　　版本概况：《严氏济生续方》的版本，据现有文献记载，现存清道光二年（1822）日本复刻本，复刻时因有残缺，丹波元简又据《医方类聚》增入补遗 1 卷。

三、《重订严氏济生方》

　　浙江省中医研究所、湖州中医院，参阅明清医著和朝鲜、日本医籍，予以补阙，于 1979 年撰辑成《重订严氏济生方》一书。此书是根据日本刊本《严氏济生方》（1734 年，平安书铺植村玉枝轩梓行）、文政五年刻本及浙江绍兴裘氏抄本《严氏济生续方》，及朝鲜金礼蒙氏等所编《医方类聚》（1445 年）等书，重新编辑而成。此书在内容上做了调整，将《严氏济生方》和《严氏济生续方》合而为一，设病门 41 种，论治 85 篇，方剂520 余首，名为《重订严氏济生方》（简称"重订本"）。《重订严氏济生方》，较"四库本"内容更为充实，基本恢复原貌，于 1980 年由人民卫生出版社出版。

四、《重辑严氏济生方》

　　中国中医药出版社于 2006 年出版的《严用和医学全书》，其中主体内容便是《重辑严氏济生方》。此版本为简体横排本，整理者为王道瑞、申好真等。此版本以《重订严氏济生方》为底本，参考《普济方》《医方类聚》

《严氏济生方》（日本刊本）等书而辑成。其特点是以门类罗列诸病，即门类下再分别罗列病证，先为医论，再为方剂；方剂，包括药物组成、药物炮制、剂型、用法等。此书中门类、病证，以内科、五官、外科、妇产科为序；内科以外感为首，五脏六腑虚实为次，依肺、脾、心、肝、肾、杂病等为序；方剂排序，有先有后，以《严氏济生方》为先，《严氏济生续方》居后。并据《普济方》所载，增补"重订本"所遗枳实柴胡汤、小芎辛汤、还睛散、芙蓉丹四方，并补入相关门类病证之后。

严用和

学术思想

一、学术渊源

（一）师承名医刘开

关于严用和的师承脉络，目前比较公认的说法，是崔嘉彦（紫虚）传于刘开，刘开再传于严用和，严用和乃崔嘉彦的再传弟子。

刘开，字立之，号复真先生，是崔嘉彦的入室弟子。刘开为江西"南康医学"流派的核心人物之一。此流派以脉学见长。刘开亦精研脉学，著有《刘三点脉诀》《方脉举要》（见《中国医籍考》）《脉诀理玄秘要》《医林阐微》等书，当时在庐山一带颇有医名。受刘开影响，严用和在临证中对脉象也颇为注重。如以脉象辨别预后，以脉象区分病情轻重等，在《严氏济生方》《严氏济生续方》中随处可见。

严用和不仅注重古代先贤的经验传承，同时还具有开拓创新精神，他师古而不泥古；在数十年的临证中，积累了极其丰富的诊疗经验；并认识到"世变有古今之殊，风土有燥湿之异，故人禀亦有厚薄之不齐，若概执古方以疗今病，往往枘凿之不相入者"（《严氏济生方·原序一》）。严用和熟读经书，遍采各家之长，广集古人可用之方，并兼收已验之效方，以杂病各门为纲，下列总论、病源、病机，再附主方，每方详述主证、组方、炮制、服法等，著成《严氏济生方》和《严氏济生续方》两书以启示后学，对后世产生了广泛而深远的影响。

（二）秉承经典理论

从严用和的著作内容来看，其对于中医经典理论的传承，达到了师古而不泥古的境界。其著作中，汲取了《黄帝内经》《难经》《伤寒论》《金匮要略》等经典理论及方药，将这些理论和方药运用于临床，并结合到自己的著述中予以阐明。

《严氏济生方》的编排体例，是以论统方，一论数方。"论"的部分对每个病都详细论述病名、病因病机、症状以及治则治法。论述过程中，始终遵循《黄帝内经》等经典理论。例如，"胀满论治"篇，开篇首言"《内经》问：人有病，且食不能暮食，此为何病？岐伯对曰：名曰鼓胀"。继之论病因，如"苟或将理失宜，风寒暑湿得以外袭，喜怒忧思得以内伤，食啖生冷，过饮寒浆，扰动冲和；如是阴气当升而不升，阳气当降而不降，中焦痞结，必成胀满"。进而叙述症状，如"或肠鸣气走辘辘有声，或两胁腰背痛连上下，或头痛呕逆，或胸闷不食，或大小便为之不利"。再"论其脉，脉浮者可治，脉虚小者为难治"。诸如此类论述，皆可谓条理清晰，一目了然。"方"的部分，是"治"的主体。如治"胀满"方，在"论"中仅提及《内经》"治之以鸡矢醴，一剂知，二剂已"，而"论"后列方达8首；对不同病因、不同主症的"胀满"，均针对性地给出方药。在"宿食论治"中，则引用《难经·三十七难》所云："脾气通于口，口和则知谷味矣；心气通于舌，舌和则知五味矣"。如此可见，论之有据，言之有理。

严用和不仅秉承《黄帝内经》《难经》理论，同时，也很注重对《伤寒论》《金匮要略》理法方药的传承。可贵的是，其对前人的学术思想和临证经验，既有继承，又有发挥；反对食古不化，提倡推陈出新。严用和感慨："念世变有古今之殊，风土有燥湿之异，故人禀亦有厚薄之不齐。"(《严氏济生方·原序一》)认为执古方治今病，当因时、因地、因人而异。因此，严用和在制方上既汲取前人的长处，又结合自己的实践经验，予以灵活化裁。如治疟母的鳖甲饮子（鳖甲、白术、黄芪、草果、槟榔、川芎、橘红、白芍、甘草、厚朴），治胃热呕哕的橘皮竹茹汤（茯苓、橘皮、枇杷叶、麦冬、竹茹、半夏、人参、甘草），治水肿的加味肾气丸（即肾气丸加车前、牛膝），都来源于《金匮要略》而又有化裁；或师其法而异其方，使之更切合临床实用。

（三）汲取各家学说

严用和撰写《严氏济生方》《严氏济生续方》过程中，不仅远绍《黄帝内经》《难经》《伤寒论》《金匮要略》等经典理论，旁参王叔和、巢元方、王焘、孙思邈等各家之长，还近取陈言、朱肱、庞安常、郭稽中等时贤之说。在此基础上，结合自己的临床经验，对内、妇、外、五官诸科的近70种病证，皆"立论于前，而以所处诸方次列于后"（《四库全书提要·子部》）。如"心痛论治"中，论脉诊引用王叔和《脉经》"心腹痛，脉沉细瘥；浮大弦长，命必殂"。在"白虎历节论治"中，引用巢元方《诸病源候论·卷之二·风病诸候下》"饮酒腠理开，汗出当风所致"。在"脚气论治"中，引孙思邈《备急千金要方·卷七·风毒脚气》"脚气皆由感风毒所致"。在"中湿论治"中，引用朱肱《类证活人书》"风雨袭虚，山泽蒸气，令人中湿，湿流关节，身体烦痛，其脉沉缓为中湿"。在"痰饮论治"中，汲取庞安常所言"人身无倒上之痰，天下无逆流之水"，提出治痰饮之法以"顺气为先……气顺则津液流通"。总之，严用和遵循经典，博采众长，又加以融会贯通，辨证施治自成体系。

此外，严用和在方剂的选择上，也注重继承前人的经典方剂，特别是宋代的《太平圣惠方》《太平惠民和剂局方》《三因极一病证方论》等，对其影响较大。如《太平圣惠方》所载人参半夏汤、磁石丸、排脓散，《太平惠民和剂局方》所载四物汤、六君子汤、香苏散、十神汤、治中汤，《三因极一病证方论》所载三五七散、黑龙丹、五香连翘饮等，也均被严用和收录。此外，孙思邈《备急千金要方》所载独活寄生汤、温胆汤、白蔹丸，许叔微《普济本事方》所载实脾散，钱乙《小儿药证直诀》所载导赤散、泻白散等，严用和也将其收载到书中。其书中还收集了一些民间流传行之有效的单验方。当然，其所载诸方，不泛不繁，用之辄有功效。《严氏济生方》中所记载的方剂，不仅为后世方书所选录，有些方剂至今仍为临床所常用。

此外，严用和还在其书中收载并补充了《外台秘要》崔丞相灸劳法，详叙其取穴、取艾、用火的方法，并绘图明示，使人一目了然。对"嵇大夫治疗疮疡疔毒"的经验，其书中也有记载，并详细记录了治疗过程以示后学。对于当时民间流传，且行之有效的单验方，严用和亦广为搜集。如蒜连丸治脏毒下血、鸣聋散治耳聋失聪、栀子仁治酒渣鼻等。

二、学术特色

（一）分脏腑虚实，重辨证施治

关于脏腑理论，自《黄帝内经》《伤寒论》以后，晋唐医家研究、发挥颇多。其中以王叔和《脉经》、孙思邈《备急千金要方》《千金翼方》、王冰《黄帝内经素问注》成就为最大。宋代医家在全面总结既往医学成就的基础上，对脏腑虚实寒热辨治理论加以补充与发挥，建立了系统的脏腑理论。如北宋的《太平圣惠方》和《圣济总录》，均论及脏腑基本理论和病变诊治；书中所补充的脏腑诸证，皆来自以前医方所载及当时医家的临床实践，故内容远较前人所论详细和丰富。总之，脏腑虚实寒热辨治理论，在宋代得到了新的总结和提高，不仅脏腑学说较此前大为充实，且更加切合临床需要。

宋代关于肝虚寒、肾实热等论述，是这一时期脏腑寒热虚实辨治理论的一大特色。肝虚寒、肾实热等论述，在《脉经》《备急千金要方》已有记载，但对其临床症状记载欠详细。在明清时期，这些理论常常被忽略，以致近现代也很少论及肝虚寒、肾实热等。宋代医家对肝虚寒、肾实热等理论的认识有很大发展。《太平圣惠方·卷三·肝脏论》曰："夫肝虚则生寒，寒则苦胁下坚胀，寒热，腹满不欲饮食，悒悒情不乐，如人将捕之。视物不明，眼生黑花，口苦头痛，关节不利，筋脉挛缩，爪甲干枯，喜悲恐，不得太息，诊其脉沉细滑者，此是肝虚之候也""夫肝脏虚损，气血不荣，内伤寒冷，致使两胁胀满，筋脉拘急，四肢厥冷，心腹疼痛，眼目昏暗，手足常青，胸中不利，不能太息者，是肝气不足之候也。"王怀隐等对肝虚证证候开展了系统整理、补充，尤其对"肝脏虚寒，气血不荣，内伤寒冷"的病因病机论述，使"肝虚寒"的内涵更为明确。此后，陈无择在《三因极一病证方论》中论及肝虚寒证，又增加了"左胁偏痛""筋痿脚弱"等症状，这是陈无择根据临床实践补充的。

宋代的医书中，有一些关于"肾实热"的阐述。《三因极一病证方论·肾膀胱经虚实寒热证治》曰："肾实热，小腹胀满，四肢正黑，耳聋，骨热，小便黄赤，腰脊离解及伏水等"，以清源汤（茯苓、石菖蒲、大黄、甘草、煅磁石、黄芩、玄参、细辛）清泄肾之实热。又在"心主三焦经虚实寒热证治"中，用清膻汤（榆白皮、冬葵子、石韦、黄芩、通草、瞿麦）治"身热，脊胁相引痛，足冷，小便黄赤如栀子柏汁，每欲小便即茎头痛"的右肾实热证。

此外，宋代在脾胃、脾肾方面也多有新说。严用和或受此影响，更加重视脏腑理论，特别是脏腑虚实辨治。《严氏济生方》在理论阐述上，以脏腑理论为基础。如呕吐、水肿、胀满、咳嗽、五劳六极等篇，主要从脏腑的生理功能、病理变化来分析病因病机，辨析虚实寒热各种证候类型，以此作为立法处方的依据。特别是"脏腑虚实论治"各论，对脏腑辨证及治法尤多阐发。如"心小肠虚实论治"中，详述心之虚寒、实热，小肠之虚寒、实热诸证的舌象、脉象及证候表现；进而列出治心经虚寒证的补心丸，治心脏实热证的导赤散，治小肠虚冷证的椒附丸，治小肠实热证的赤茯苓丸等。形成了当时完备的脏腑虚实证治纲要，且语言简明而易于理解。除"心小肠虚实论治"之外，其他如"肝胆虚实论治""脾胃虚实论治""肺大肠虚实论治""肾膀胱虚实论治"等，同样从虚实寒热角度，论述脏腑病变的发生、发展、证候、转归及治法等，可谓提纲挈领，一目了然。

（二）脾胃宜冲和，肾中藏真火

1. 脾胃宜冲和

严用和十分重视后天脾胃，认为"人受天地之气以生，莫不以胃为主。盖胃受水谷，脾主运化，生血生气，以充四体者也"（《重辑严氏济生方·呕吐翻胃噎膈门》）。指出"人之脏腑，皆因触冒以成疾病，惟脾胃最易受触"（《重辑严氏济生方·癥瘕积聚门》）。若"饮食不节，或伤生冷，或思虑过度"，就会伤动脾胃"冲和之气"，以致"阴气当升而不升，阳气当降而不降，中焦痞结，必成胀满"。因此，强调"脾胃宜冲和"及"脾胃冲和不可分，伤则为病"。

此所谓"冲和"，是就脾胃之功能特性而言。冲和，古通"中和"。亦即，"冲，中也"，即中正；"冲"亦有运动之义。"和"即合作与和谐。《道德经·第四十二章》曰："万物负阴而抱阳，冲气以为和。"阴阳"冲和"，为万物化生的关键。清代尤怡在《医学读书笔记》中指出："土具冲和之德，而为生物之本。冲和者，不燥不湿，不冷不热，乃能化生万物，是以湿土亦燥，燥土宜润，使归于平也。"此所谓冲和，指脾胃燥湿相济，脾主升清，胃主降浊，运化有常，协调有序的状态。脾胃失于"冲和"，是指脾湿胃燥，升降失常，运化失司的病变状态。这不仅会导致呕吐、泄泻等本脏腑病变，而且还会影响其他脏腑而变证百出。

严用和强调脾胃宜冲和，在治疗上亦非常注重顾护和调理脾胃。在《重辑严氏济生方》中，载有大量治疗脾胃病证的方剂。如治脾胃虚寒，用壮脾丸温中健脾和胃；治脾脏不和，饮食不进，用六君子汤益气健脾，燥湿化痰；治脾胃壅实，口内生疮，用钱乙泻黄散清泻脾胃伏火；治胃热哕逆，用橘皮竹茹汤清热降逆止呃；治脾虚水肿，用实脾散健脾利水；并自创归脾汤益气养血，健脾养心，治疗心脾两虚所致失眠健忘。又如，在"脾胃虚实论治"中，分析生胃丹用药时指出："此药以南星、粟米、黄土为主。盖南星醒脾，粟米养胃，黄土以土养土，性味和平，为进食化痰之要剂，真良方也。"

严用和注重顾护脾胃，不仅体现在处方用药上，在服药方法上也别具匠心。不少方剂的服法中，都采用淡姜汤，或米饮，或人参汤，或枣汤送服，以防他药伤及脾胃，充分体现了"以脾胃为本"的治疗原则。

2. 补脾不如补肾

严用和不仅重视后天之本脾胃，同时也重视先天之本肾与命门。书中论及"肾者，精之所藏，肾气实则精气上通，闻五音而聪矣"（《重辑严氏济生方·耳门》）。人之一身之强健，有赖于肾命之封藏。又曰："若快情纵欲，失志伤肾，过投丹石，因其虚实，由是寒热见焉。"（《重辑严氏济生方·五脏门·肾膀胱虚实论治》）若肾精亏虚、命门火衰，可见腰痛肢冷、耳鸣、喘嗽、齿燥、小便不利等。

严用和强调，肾与命门藏"真阳""坎火"，具有温中焦、暖四肢、充阳气的作用；尤为关键的是，肾中"真阳""真火"，对于维持脾胃正常功能有重要作用。在此基础上，明确提出"补脾不如补肾"。古人有"补肾不如补脾"之说，旨在强调顾护后天脾胃的重要性。严用和提出"补脾不如补肾"，旨在强调肾藏命门之火，主一身之阳，对人体生命活动的重要性。严用和还在《重辑严氏济生方·五脏门·脾胃虚实论治》"补真丸"条下解释说："肾气若壮，丹田火经上蒸脾土，脾土温和，中焦自治，膈开能食矣。"肾之阴阳，是一身阴阳之根本；脾之运化，化生气血，有赖于肾阳的温煦。肾为先天之本，肾中精气是人体生命活动的原动力；肾中精气充沛，脾的功能才能正常。严用和强调"补脾不如补肾"，是指治脾阳虚证，单用补脾药效果不明显时，可通过温补肾阳达到温运脾阳，而治疗脾阳虚证。宋代许叔微在《普济本事方·补脾并补肾论证》中曾提出："有人全不进食，服补脾药皆不验，此病不可全作脾虚，盖因肾气怯弱，真元衰劣，自是不能消化饮食。譬如鼎釜之中，置诸米谷，下无火力，虽终日米不熟，其何能化？"因而，主张虚证宜补者，以补脾补肾为主。严用和提出"补脾不如补肾"，正是在许叔微观点基础上的进一步发挥。在《重辑严氏济生方》中，多处论及肾主命门真火，主一身之阳的重要作用。如论及沉寒痼冷之疾时，指出"所谓痼冷者，阴毒沉涸而不解也……大抵真阳既弱，胃气不温，复啖生冷、冰雪，以益其寒，阴沍于内，阳不能胜，遂致呕吐涎沫，畏冷憎寒，手足厥逆，饮食不化，大腑洞泄，小便频数，此皆阴偏胜而为痼冷之证也"（《重辑严氏济生方·痼冷积热门·痼冷积热论治》）。其中阐明"真阳衰弱，胃气不温"是"痼冷之证"的内因，而"复啖生冷、冰雪"则更"益其寒"。

对于滋补肾命，严用和分阴阳水火进行。补肾阳，多取鹿茸、肉苁蓉、菟丝子、肉桂、阳起石、附子、补骨脂等药；滋肾阴，则用熟地、山药、山茱萸、枸杞子之属。对于肾膀胱病证，细分寒热虚实辨证施治。如对肾脏虚弱者，用十补丸、鹿茸丸、阳起石丸等。对肾水燥少者用冷补丸，肾脏实热者则用玄参汤。治膀胱虚冷者用韭子丸，治膀胱实热者用葵子汤等。

3. 脾肾宜并重

严用和虽然提出"补脾不如补肾"，但通读《重辑严氏济生方》，不难发现，其不仅重视先天之本，重视肾中命门真火的作用，同时，也同样重视后天之本脾胃对人体的重要性。在《重辑严氏济生方》中，多见关于脾肾同病、脾肾同治的论述。

如治疗脾肾亏虚，不欲进食的病证，严用和则治以温补脾肾之法。不仅以补脾方剂治疗，还以"补真丸"温补肾阳。严用和认识到，此脾阳虚证是因肾阳亏虚所致，故治以脾肾双补之法。用补真丸以温肾，可使"丹田火经上蒸脾土，脾土温和，中焦自治"。

治疗脾肾亏虚所致"阴水"，其"治疗之法，先实脾土；脾实则能舍水；土得其政，面色纯黄，江河通流，肾水行矣，肿满自消。次温肾水，骨髓坚固，气血乃从"（《重辑严氏济生方·水肿门·水肿论治》）明确了脾肾亏虚所致"阴水"，当"先实脾土""次温肾水"，故以"实脾散"治之。关于人体之水液运化，正如《重辑严氏济生方·水肿门》所云："肾能摄水，脾能舍水；肾水不流，脾舍埋塞；是以上为喘呼咳嗽，下为足膝衍肿。"其强调脾主运化，肾主水，主气化，二者密不可分；故治"阴水"之证，宜以"实脾散"温阳健脾，行气利水。

严用和不仅重视脾、肾两脏各自的作用，也同样重视脾、肾两脏相互协调的关系。因此，在治疗用药上，常常熔健运脾胃与补肾填精于一炉，在补脾方中加入温肾之品。如在白术汤、强中汤、实脾散等方中，配伍附子、肉豆蔻等温补肾阳；在补肾方中，则常配伍健脾益胃之品，如在豆附丸、四柱散中加入茯苓、人参等。此外，《重辑严氏济生方》所载专门用以脾肾双补的方剂，如枣肉丸（破故纸、木香、肉豆蔻）、术附汤（白术、附子、甘草）、芪附汤（黄芪、附子）、白术附子汤（白术、附子、茯苓）、参附汤（人参、附子）、沉附汤（附子、沉香）等，均充分体现了脾肾并重、脾肾并治的思想。从《重辑严氏济生方》的常用药物来看，温养脾胃，严用和喜用干姜、丁香、木香、肉豆蔻、白术、荜澄茄等；暖肾补火，则常用附子、肉桂、鹿茸、沉香、巴戟天、补骨脂、阳起石、菟丝子等。

（三）气道贵通顺，气血宜流通

《重辑严氏济生方·痼冷积热门·痼冷积热论治》曰："夫人一身，不外乎阴阳气血相与流通焉耳。"严用和对诸多疾病的辨证施治，都非常注重阴阳气血的流通。在宋代庞安时所言"人身无倒上之痰，天下无逆流之水"（《伤寒总病论》）的启示下，严用和提出"人之气道贵乎顺，顺则津液流通，决无痰饮之患"的观点。并指出痰饮"其为病也，症状非一，为喘，为咳，为呕，为泄，为眩晕，心嘈怔忡……未有不由痰饮之所致也"。关于痰饮的治疗，其提出以"顺气为先，分导次之，气顺则津液流通，痰饮运下，自小便出"（《重辑严氏济生方·咳喘痰饮门》）。

严用和治痰饮所用药物，也反映了其"顺气为先"及"气血津液以流通为贵"的思想。其喜用半夏、陈皮等辛温之品，因半夏苦温燥湿健脾，陈皮辛温行散，健脾和胃。此外，还常配伍芳香理气之品，如丁香、木香、沉香、檀香、香附等。此类药物性温味辛，能行，能宣，能通，可使气机条达，气道通畅，一则使既成之痰饮自然消散，再则津液流通，自无停聚成痰之弊，还可醒胃悦脾。严用和的痰饮病机论，对后世诊治痰饮病证多有启示。

"气血津液以流通为贵"的思想，不仅在痰饮治疗中有所体现，在其他疾病的治疗中，同样也贯穿了这一思想。如大便秘结，《伤寒论》中有"阴结""阳结"和"脾约"之分。严用和在此基础上，首次提出"五秘"之说。其言"平居之人，五脏之气贵乎平顺，阴阳二气贵乎不偏，然后津液流通，肠胃益润，则传送如经矣。摄养乖理，三焦气涩，运掉不得，于是乎壅结于肠胃之间，遂成五秘之患"。其所谓五秘，即风秘、气秘、湿秘、冷秘、热秘。究其原因，"多因肠胃不足，风寒湿热乘之，使脏气壅滞，津液不能流通，所以秘结也"（《重辑严氏济生方·大便门》）。便秘的基本治则，是燥则润之、湿则滑之、秘则通之、寒则温。治疗中辨证配伍用药，运用枳实、紫苏、槟榔等顺气滑肠，以行津液而畅通气机。

严用和对"遗浊"的诊治，同样贯穿着"气血津液以流通为贵"的思想。指出遗浊"皆由不善卫生，喜怒劳逸，忧愁思虑，嗜欲过度，起居不常，遂致心火上炎而不息，肾水散漫而无归，上下不得交泰，心肾受病。心受病者，令人遗精、白浊；肾受病者，亦令人遗精、白浊。此皆心肾不交，关键不牢之故也"（《重辑严氏济生方·小便门·白浊赤浊遗精论治》）。亦即，诸种原因导致心火上炎而不能下暖肾水，肾水不能上升以上济心火，两脏水火阴阳不能相互交通，故成此心肾不交之证。对于心肾不交所致遗精、白浊的治疗，严用和提出当"使坎离既济，阴阳协和，然后火不上炎而神自清，水不下渗而精自固"（《重辑严氏济生方·小便门》）。治疗上通过交通阴阳，协调水火，使白浊、遗精病证自愈。

严用和重视气血阴阳流通的思想，在妇科疾病治疗中亦有体现。严用和认为，妇人以"血盛"为贵，以"气盛"为逆。如《重辑严氏济生方·妇人门》曰："妇人贵乎血盛气衰者也。血盛气衰是谓从，从则百疾不生；血衰气盛是谓逆，逆则灾害至矣。"又曰："惟妇人血气为患尤甚。盖人身血随气行，气一壅滞，则血与气并，或月事不调，心腹作痛；或月事将行，预先作痛；或月事已行，淋漓不断，心胀作痛。"严用和用抑气散、延胡索汤、琥珀散等，行气活血止痛，治疗一切妇人血气疼痛。对于妇人崩漏，认为"多因喜怒劳役，以致冲任虚损，阴阳互相胜负而然"。因而，"治之之法，调养冲任，镇注血海，血海温和，归于有用，内养百脉，外为月事，自无崩中漏下之患矣"。方用镇宫丸、十灰丸治妇人崩漏不止。另外，其对妊娠恶阻，治以顺气、理血、豁痰、导水之法，亦属创见。

（四）审脉知因，识证辨治

严用和十分重视脉诊，其对疾病的辨证治疗，强调脉、因、证、治四者的完整性。如其所言，"夫微妙在脉，不可不察；察之有理，乃知受病之因，得病之因，乃识其证；既识其证，则可详其所治"。《重辑严氏济生方》对各种疾病的论述，大都反映出脉、因、证、治"四者不失"的思想。如

《重辑严氏济生方·血病门》"便血评治"指出："脉来浮弱，按之带芤者，下血也。"此言脉诊。"多因过饱，饮酒无度，房室劳损，荣卫气虚，风冷易入，邪热易蕴，留注大肠，则为下血"，此言病因。"血色鲜者风也，色如小豆汁者寒也，浊而色暗者热也"，此言证候。"风则散之，热则清之，寒则温之，虚则补之"，此言治法。

　　严用和诊察疾病重视脉诊，在疾病预后判断上，同样重视脉象的变化。每病常列出生脉、易治之脉、难治之脉、死脉的不同表现。如认为"诸失血之脉，沉细者易治，脉数浮大者难治"；又言"心腹积聚，其脉牢强急者生，虚弱急者死"。凡此诸论，对临床诊疗都有一定的参考价值。

1. 判别病因

　　依据脉象与证候判别病因。如《重辑严氏济生方·眩晕门·眩晕论治》，根据证候与脉象，分析引起眩晕发病的原因。如：风邪所致眩晕，则脉浮，有汗，项强不仁；寒邪所致眩晕，则脉紧，无汗，筋挛掣痛；暑邪所致眩晕，则脉虚，烦闷；湿邪所致眩晕，则脉细，沉重，吐逆。此外，七情所感，亦可使脏气不平，郁而生涎，结而为饮，随气上逆，令人眩晕，眉棱骨痛，眼不可开，寸脉多沉。由上可见，脉象特征是区分病因的主要依据之一。

2. 区分脏腑虚实

　　依据脉象判断脏腑虚实。如《重辑严氏济生方·五脏门·肝胆虚实论治》中，论及肝脏不病之脉象为弦而长；肝脏虚寒证则脉沉细而滑，同时可见胁下坚胀苦满、时作寒热、胀满不食、郁闷不乐等；肝脏实热证，则可见脉浮大而数，同时可见头晕目赤、胁下痛等。又如，《重辑严氏济生方·五脏门·肾膀胱虚实论治》中，肾不病之脉象为沉濡而滑，肾实证则脉浮紧，同时可见骨节发热、小便赤黄、足下热痛等；而肾虚证则脉浮细而数，同时可见腰痛、面色黧黑、肌骨干枯等。

3. 判断疾病病位

依据脉象判断疾病病位。如《重辑严氏济生方·心腹痛门·心痛论治》，论及寸口脉紧，心脉甚急，皆主心痛。又如，《重辑严氏济生方·诸汗门·自汗论治》，论及痛甚而心脉沉伏；或脉来微而涩、濡而虚、虚而弱，皆主自汗。

4. 判断预后转归

依据脉象判断病证的预后与转归。如《重辑严氏济生方·咳喘痰饮·喘论治》曰："诊其脉滑，手足温者生；脉涩，四肢寒者死，数者亦死，谓其形损故也。"又如，《重辑严氏济生方·五脏门·肾膀胱虚实论治》，论及肾与膀胱死脉至坚而沉，如弹石辟辟然者。《重辑严氏济生方·胀满门·胀满论治》指出："若论其脉，脉浮者可治，脉虚小者为难治。"

（五）化裁古方，创制新方

《严氏济生方》及《严氏济生续方》，共载有 500 余首方剂。这些方剂，既有出自《伤寒论》《金匮要略》《备急千金要方》《外台秘要》《太平圣惠方》《太平惠民和剂局方》《三因极一病证方论》等历代典籍的经典名方，也有民间经验方，还有严用和创制的新方，均为其临床验之有效之方剂。

1. 化裁古方

严用和化裁了大量古方，以更好地适应临证需要。如出自张仲景著作的桂枝汤、五苓散、当归芍药散、麻子仁丸（即《重辑严氏济生方》脾约麻仁丸）、橘皮竹茹汤等；出自《备急千金要方》的独活寄生汤、温胆汤、白薇丸等；出自《太平圣惠方》的人参半夏汤、磁石丸、排脓散等；出自《太平惠民和剂局方》的四物汤、六君子汤、香苏散、十神汤、治中汤等；出自《三因极一病证方论》的三五七散、黑龙丹、五香连翘饮等。严用和广收博采，收载了大量有效方剂。

严用和认为，"世变有古今之殊，风土有燥湿之异，故人禀有厚薄之不齐。若概执古方以疗今之病，往往枘凿之不相入者"（《严氏济生方·自序一》）。因此，严用和善用古方，但并非完全照抄照搬，往往会结合自己的临床实践，在原方基础上灵活化裁。如加味肾气丸，治疗肾虚水肿。此方由《金匮要略》肾气丸重用附子再加牛膝、车前子而成。重用附子，旨在加强温肾阳之功；加入车前子和川牛膝，旨在活血利水渗湿，以适用于肾阳虚之水肿。此外，由《金匮要略》肾气丸化裁而成的方剂，还有"十补丸"。十补丸由金匮肾气丸加鹿茸、五味子而成：鹿茸补督脉，壮元阳，生精髓，强筋骨；五味子滋肾涩精纳气，增加温肾补虚之力。用于肾脏虚弱，症见面色黧黑、足冷足肿、耳鸣耳聋、肢体羸瘦、足膝软弱、小便不利、腰脊疼痛者。

其他，如治疗脾阳虚阴水证的"实脾散"，由许叔微《普济本事方》之实脾散加厚朴、白术、茯苓、木香而成。橘皮竹茹汤，化裁自《金匮要略》橘皮竹茹汤，在原方基础上，加入了赤茯苓、枇杷叶、麦冬、半夏而来。

此外，严用和还根据临床治疗需要，灵活化裁《小儿药证直诀》《太平惠民和剂局方》《普济本事方》等所载方剂。如选用《小儿药证直诀》中的导赤散，配伍黄连、麦门冬、半夏、地骨皮、茯神、赤芍、黄芩，以增强其清心泻火作用；选用《太平惠民和剂局方》中的省风汤，配伍半夏、甘草，以增强化痰之功；选用《太平惠民和剂局方》中的胃风汤，配伍甘草，以调和诸药；选用《中藏经》中的"五皮饮"去桑白皮，增加青皮、地骨皮、甘草皮而成为利尿消肿的"七皮散"（大腹皮、陈皮、茯苓皮、生姜皮、青皮、地骨皮、甘草皮）。严用和还在《三因极一病证方论》的"谷疸丸"中，加用牛胆以增强清热利胆退黄作用；在《普济本事方》治"脾虚浮肿"之"实脾散"的基础上，加入厚朴、白术、木香、茯苓，作为治阴水、实脾土的主方。

总之，严用和师古而不泥古，善于将古方化裁为新方，并在临床上运用自如。

2. 创制新方

除继承发展古方外，严用和还根据临证经验，创制了不少新方。这些方剂常为后世方书所引用，并被广泛应用于当今临床。例如：

归脾汤 具有益气补血、健脾养心之功。"治思虑过度，劳伤心脾，健忘，怔忡"（《重辑严氏济生方·惊悸怔忡健忘门》）。方由白术、茯神、黄芪、龙眼肉、酸枣仁、人参、木香、甘草等组成。

橘核丸 具有行气软坚、散寒止痛之功。"治四种癞病，症见卵核肿胀，或成疮毒，轻则时出黄水，甚则成痈溃烂"（《重辑严氏济生方·诸疝门》）。方由橘核、海藻、昆布、海带、川楝子、桃仁、厚朴、木通、枳实、延胡索、桂心、木香组成。

清脾汤 具有清热燥湿、和肝健脾、化痰截疟之功。"治瘅疟，脉来弦数，但热不寒，或热多寒少，膈满能食，口苦舌干，心烦渴水，小便黄赤，大腑不利"（《重辑严氏济生方·诸疟门》）。方由青皮、厚朴、白术、草果仁、柴胡、茯苓、半夏、黄芩、甘草等组成。

桔梗汤 具有清热化痰、泻肺排脓之功。"治肺痈，心胸气壅，咳嗽脓血，心神烦闷，咽干多渴，两脚肿满，小便赤黄，大便多涩"（《重辑严氏济生方·痈疽疔肿门》）。方由桔梗、贝母、当归、瓜蒌子、枳壳、薏苡仁、桑白皮、防己、甘草节、杏仁、百合、黄芪等组成。

导痰汤 具有燥湿祛痰、行气开郁之功。"治一切痰厥，头目眩晕，或痰饮留积不散，胸膈痞塞，胁肋胀满，头痛吐逆，喘急痰嗽，涕唾稠黏，坐卧不安，饮食少思"（《重辑严氏济生方·咳喘痰饮门》）。方由半夏、天南星、橘红、枳实、赤茯苓、甘草等组成。

小蓟饮子 具有凉血止血、利水通淋之功。止血之中寓以化瘀，使血止不留瘀；清利之中寓以养阴，使利水而不伤正。"治下焦结热血淋"（《重辑严氏济生方·小便门》)。方由生地黄、小蓟根、滑石、通草、蒲黄、淡竹叶、藕节、当归、山栀子仁、甘草等组成。

辛夷散　具有疏风散寒、宣发肺气、通窍利鼻、胜湿止痛之功。"治肺虚，风寒湿热之气加之，鼻内壅塞，涕出不已；或气息不通，或不闻香臭"（《重辑严氏济生方·鼻门》)。方由辛夷仁、细辛、藁本、升麻、川芎、木通、防风、羌活、甘草、白芷组成。

苍耳散　具有祛风散湿通窍之功。"治鼻流浊涕不止，名曰鼻渊"（《重辑严氏济生方·鼻门》)。方由辛夷仁、苍耳子、香白芷、薄荷叶组成。

此外，严用和还创制了治风涎不下、咳中作声、状如牵锯的稀涎散，治疟母的鳖甲饮子，治消渴的猪肚丸；治热留肠胃，下痢纯血脐腹痛的乌梅丸（此方虽与《伤寒论》乌梅丸同名，但药物组成与主治病证均不同）。还有治产后血晕的清魂散，以及补心丸、补真丸、当归饮子等。

3. 广集单验方

严用和除载录经典方剂外，还收集了大量民间行之有效的单验方。这些单验方，虽难以一一考证其出处，却为后人提供了选择的余地。如治疗脏毒下血的蒜连丸，用一味黄连为末，煨大蒜，杵为丸服；治肠风泻血，则用一味椿根皮为末，醋和为丸服；治血病的大蓟汁饮、锦节丸、藕节饮，都是简便验的方药。治唇燥裂生疮，用一味橄榄灰拌猪脂外涂；栀子仁治酒渣鼻；香墨汁滴治鼻出血；香附子、青盐固齿去齿疾；治耳聋的鸣聋散，用磁石豆大一粒，穿山甲炮为末一字，棉裹塞耳，再口衔小生铁，觉耳内如风声即住。此治法奇特，当为磁疗的较早应用者。

（六）内外并治，讲究服法

严用和对同一种病证，细分为若干不同类型以分别施治。处方用药讲究精当，同时也十分注重方药的服法。

1. 服药方法多样

《重辑严氏济生方》论述内科病证治疗时，根据病因病机、病位、病势，提出不同的服药方法。包含空腹服用、食后服用、病前服用、临卧时服、顿服、不拘时候服、冷服、热服等，此外，在服药用水上也非常讲究，常根据病情的需要选择不同用水。

（1）空腹服

严用和重视补肾，处方用药上偏于温补，如十补丸、冷补丸、鹿茸丸、阳起石丸、补肾丸等方，以治肾脏虚弱之证为主，这类方剂以空腹服用为主。此外，槟榔丸治大肠实热，灵砂丹治积痢，"服时须极空腹"。空腹、食前服用，多用于治心胸以下病证，如此空腹服药，更便于药效的发挥。

（2）饭后服

严用和以狗宝丸治痈疽发背、附骨疽、诸般恶疮。关于服药方法，明确指出："腰以下病食前服，腰以上病食后服。"饭后服药，多用于治头面、心胸以上部位病变。如华盖散、葶苈散、泻白散、人参荆芥散，主治肺部病变；辛夷散，治鼻内壅塞而不闻香臭的病证；桑白皮散、决明子散，治眼部疾患等。这些方剂均在食后服，即使饮食在下而药在上，可使药力随水谷之气上行，以除胸胁以上的病邪。

（3）病前服药

严用和以万安散治一切疟疾。服用方法：候其发时，再进一服。再如，脾积散治食积疟疾，"于不发日晚间服"。亦即，在疟疾发作前服药，以免服药过迟则疟已发作，邪气纵横，正气已乱。此法与西医治疟疾在发作前两小时服药基本是一致的。

（4）临卧时服

服法为"食后临卧服用"的药物，有远志丸、缩泉丸、茸朱丹、定喘丹等12首方剂。此类方剂多用于不能安卧的病证，如茸朱丹治心虚血少，睡卧不安为主；喘满不能平卧者，以定喘丹治之。临卧服用药物，可保证及时产生药效，使神志安定，得以酣然入睡。

（5）顿服

大凡急性病，或病情危重者，需立即顿服药物，以利救治。如治疗脾胃不足，过食瓜果，心腹胀坚，痛闷不安之急证时，严用和所用独圣汤，则取"顿服"之法，从而达到顿挫病势的目的。

（6）不拘时候服

采用"温服、不拘时候"服用的汤剂，主要视病情而确定服法。一般而言，常见疾病，早晚各服 1 次，或早、中、晚各服 1 次；病重者，可视具体病情而决定服用次数，有日服 4 次或 5 次的，有夜间服药的。如治疗五劳极的黄芩汤，治心劳实热口疮、心烦腹满、小便不利等，即"不拘时候"服。

（7）冷服、热服

汤药一般多为温服，但也有冷服、热服者。如：加味香薷饮、冷香饮子、碧雪治暑证，需"冷服"；藕节饮、大蓟汁饮治血热出血，宜"细细冷呷之"。说明热证、暑证宜用凉药，同时宜冷服。再如，"烧脾散"治心脾冷痛，"九痛丸""愈痛散"治寒痛证，均宜"热汤送下"，可见寒证当用温药，宜热服。正如《素问·五常政大论》篇所曰："治温以清，冷而行之，治清以温，热而行之。"

（8）服药用水有选择

《素问·脏气法时论》曰："毒药攻邪，五谷为养，五果为助……气味合而服之，以补精益气。"为了使方剂更好地发挥作用，严用和还很重视服药用水的选择。如：治肺经病变，多用生姜汤辛散走表为引；治脾经病变，多掺入谷物或谷物煎汤送服，或汤药与谷物同煎，以保养胃气；补益类药及治下焦疾病的丸药，多用盐汤、盐酒送服。盐味咸能入肾，起到引经和增强疗效的作用。

严用和认为，女性易为七情所伤，故治疗女性疾病注重气机条达，故临证在服药用水上也有区别。治妇人诸疾，服药用水多用淡醋汤。所用醋多为米醋，味酸，性微温，可引药入肝，增强收敛止血、活血止痛作用；与行气药配伍，可增强行气疏肝、调经止痛的功效。如鹿血丸证，妇人用淡醋汤下，以增加行气活络的作用。

综合全书，严用和常用的服药用水，有姜汤、盐酒、酒、盐汤、米饮、蜜水、枣汤等，以取其助药力、引经，或保护胃气的作用。此为服药法上不可忽视的重要环节，也是促进药效发挥的重要因素。

2. 外治手段丰富

除了选择口服汤剂，严用和还根据不同病位，选择运用外治方法，如：灸法、针刺、药物外敷、药物外喷、纳耳、滴鼻等，以取得最佳治疗效果。

治疗劳瘵，严用和强调可用艾灸方法。《重辑严氏济生方·咳喘痰饮门·劳瘵论治》曰："有早灸膏肓俞、崔氏穴而得愈者。"其共分三次点两穴，谓之四花穴。灸两穴各百壮，若一月后觉未瘥，病未愈，复初穴上再灸。此外，还采用艾灸法治咳逆，穴取中脘、足三里；采用艾灸法治疗肿等。

除用灸法外，严用和还用洗法、渍法、隔盐灸法治霍乱吐泻；用地龙、猪苓、针砂研细末，取葱管内自然汁和成膏，外敷脐治疗水肿；用射干丸、白矾散、绛雪散，吹喉或掺于舌上，慢慢吞咽，治喉风；用胭脂散、立效散、鸣聋散、杏仁饮塞于耳内，治聤耳、耳鸣、耳卒痛；用龙骨散、通草膏、香墨汁纳鼻或滴鼻中，治鼻衄、鼻痫等。根据病位不同，采用洗鼻、吹鼻、塞耳、熨、熏等外治法，可见严用和重视外用给药方法之一斑。

（七）配伍有度，刚柔相济

严用和在方剂配伍上颇有特色，尤为突出的是配伍刚柔相济。《重辑严氏济生方·虚损门》，在"虚损论治"中指出："药用群队，必使刚柔相济，佐使合宜。"还指出："即欲用一刚剂专而有效，须当用一柔剂以制其刚，则庶几刚柔相济，不特取效之速，亦可使无后患也。"其所论刚柔相济，符合阴阳动静之道，书中水肿、胀满、五脏及其他诸门所载之方，多合此理；并在临证中，用阴阳并投、寒热并用、补泻兼施、升降合用等配伍法，来充分体现其用药刚柔相济的特点。例如：《重辑严氏济生方·头面门》，在"头痛论治"中载有"玉真丸"。此方中用硫黄之热，配石膏之寒，以治肾厥头痛。《重辑严氏济生方·诸虚门》，在"虚损论治"中载有"玉关丸"。此方用附子、鹿茸、巴戟天等补阳药，配柏子仁、五味子、石斛等养阴药，以治诸虚不足之证。《重辑严氏济生方·胀满门》，在"胀满论治"中载有"平肝饮子"。此方中用枳壳、木香、槟榔之攻滞下气药，配人参、白术等补中益气药，治喜怒不节伤脾所致胀满。《重辑严氏济生方·口齿门》，在"舌论治"中载有"玄参升麻汤"。方中用升麻、桔梗之升散配犀角、玄参之寒降，以治心脾壅热之证。由此可以看出，严用和制方配伍时，寒热并用、刚中寓柔、柔中寓刚，配伍严谨，用药灵活。《重辑严氏济生方·诸虚门》记载治诸虚劳损，精血亏虚，肾精不足，肾阳虚惫者，严用和喜用血肉有情之品，如鹿茸、麋茸、虎胫骨、鹿血等咸温之品，以温肾，生精益髓；并喜用辛温之附子补火助阳，人参、黄芪等大补元气。此类药物大温大补，力专效速。为防止药物过于刚燥，常使用阴柔之品，如地骨皮、石斛、白芍、熟地等，以制约辛温药的刚燥之性，以使全方药性平和，刚柔相济，达到阴阳并补、补阳不助火、滋阴不碍胃之效。

严用和

临证经验

一、内科病

（一）肝胆虚实证

《重辑严氏济生方·五脏门·肝胆虚实论治》曰："夫肝者，足厥阴之经，位居东方，属乎甲乙木，开窍于目，候于左胁，其政变动，病发惊骇，藏魂养筋者也，与足少阳胆之经相为表里。"严用和在"肝胆虚实论治"中，论及肝与胆虚寒、实热诸证。所列方剂有柴胡散、酸枣仁丸、柏子仁汤、茯神汤。

病因病机

关于肝胆虚实病证的病因病机，《重辑严氏济生方·五脏门·肝胆虚实论治》曰："谋虑过制，喜怒不节，疲劳之极，扰乱其经，因其虚实，由是寒热见焉"，肝胆病证有虚有实。

1. 虚证

"方其虚也，虚则生寒，寒则苦胁下坚胀，时作寒热，胀满不食，悒悒不乐，如人将捕，眼生黑花，视物不明，口苦头痛，关节不利，筋脉挛缩，爪甲干枯，喜怒悲恐，不得太息；诊其脉沉细而滑者，皆虚寒之候也"。

2. 实证

"及其实也，实则生热，热则心下坚满，两胁下痛，痛引小腹，令人喜怒气逆，头晕眦赤，悒悒先寒后热，颈直背强，筋急不得屈伸；诊其脉浮大而数者，皆实热之候也"。

此外，严用和还结合脉象，判断肝胆虚实证之预后。如"脉来弦而长"

乃肝之"不病之脉";若"脉来弦而涩,或急而益劲如新张弓弦,或脉至中外急,急如循刀刃,责责然如按琴瑟弦者,此皆肝死矣"。

治则治法

关于肝胆虚实证的治疗,严用和指出:"治之之法,当分虚实冷热而调之,以平为期。"亦即,虚则补之,实则泻之,热则寒之,寒则热之。从严用和治疗肝胆虚实证所用方剂来看,肝胆气热者,治宜清热凉肝;肝胆气虚寒者,治宜温肝散寒;肝气郁滞者,治宜疏肝解郁等。见热扰心神者,则辅于清热养心安神之品。

主治方药

柴胡散

组成:柴胡(去芦)、地骨皮(去木)、玄参、羚羊角(镑)、甘菊花(去枝梗)、赤芍药、黄芩各一两,甘草(炙)半两。

功效:凉肝,疏肝,清热。

主治:肝气实热,头痛目眩,眼目赤痛,胸中烦闷,梦寐惊恐,两胁疼痛,肢节不利。

用法:上㕮咀,每服四钱,水一盏半,姜五片,煎至八分,去滓,温服,不拘时候。

酸枣仁丸

组成:茯神(去木)、酸枣仁(炒,去壳)、远志(去心,炒)、柏子仁(炒,别研)、防风(去芦)各一两,生地黄(洗)、枳壳(去瓤)各半两,青竹茹二钱半。

功效:清热,化痰,养心,安神。

主治:胆气实热,不得睡,神思不安。

用法:上为细末,炼蜜为丸,如梧桐子大。每服七十丸。不拘时候,热水送下。

柏子仁汤

组成：柏子仁（炒）、白芍药、防风（去芦）、茯神（去木）、当归（去芦，酒浸）、川芎、附子（炮，去皮脐）各一两，细辛（洗去土叶）、桂心（不见火）、甘草（炙）各半两。

功效：温肝，解郁，散寒。

主治：肝气虚寒，两胁胀满，筋脉拘急，腰、膝、小腹痛，面青口噤。

用法：上㕮咀，每服四钱，水一盏半，姜五片，煎至七分，去滓，温服，不拘时候。

茯神汤

组成：茯神（去木）、酸枣仁（炒，去壳）、黄芪（去芦）、白芍药、五味子、柏子仁（炒）各一两，桂心（不见火）、熟地黄（洗）、人参、甘草（炙）各半两。

功效：补心，益肺，养血。

主治：胆气虚冷，头痛目眩，心神恐畏不能独处，胸中满闷。

用法：上㕮咀，每服四钱，水一盏半，姜五片，煎至七分，去滓，温服，不拘时候。

（二）心小肠虚实证

《重辑严氏济生方·五脏门·心小肠虚实论治》曰："夫心者，手少阴之经，位居南方，属乎丙丁火，为形之君，外应于舌，主宰一身，统摄诸脏血脉，灌溉溪谷，内润五脏，外卫腠理，与手太阳小肠之经相为表里。"严用和在"心小肠虚实论治"中，论及心与小肠虚寒、实热诸证。所列方剂有导赤散、赤茯苓汤、补心丸、心丹、椒附丸。

病因病机

因心藏神，为五脏六腑之大主；故五志过极，大喜过度可能伤心，其他情志过极同样可伤及心。如《灵枢·邪气脏腑病形》曰："愁忧恐惧则伤

心。"《重辑严氏济生方·五脏门·心小肠虚实论治》曰:"若忧愁思虑伤之,
因其虚实,由是寒热见焉。"心气受伤,心主血、藏神功能失常,则产生诸
种虚实病证。心气虚则生寒,寒则阴气盛,阴气盛则血脉虚少。症见时多
恐畏、情绪不乐、心腹暴痛、时唾清涎、心膈胀满、好忘多惊、梦寐飞扬、
精神离散、脉浮而虚等虚寒之象。心气实则生热,热则见心神烦乱、面赤
身热、口舌生疮、咽燥头痛、喜笑恐悸、手心烦热、汗出衄血、脉洪实等
实热之象。

　　严用和还指出,脉浮大而散,是不病之脉;若脉浮涩而短,或前曲后
据,如操带钩,则为心死脉,预后不佳。

治则治法

　　关于心小肠虚实证的治疗,严用和指出:"治之之法,热则清之,寒则
温之,又当审其所自焉。"从所用方剂来看,治宜清心利尿,或清热通淋,
或益心气、养心血、宁心神等。小肠虚寒者则以辛温助火之品温补下焦,
温肾缩尿。

主治方药

导赤散

　　组成:黄连(去须)、麦门冬(去心)、半夏(汤泡七次)、地骨皮(去
木)、茯神(去木)、赤芍药、木通(去节)、生地黄(洗)、黄芩各一两,
甘草(炙)半两。

　　功效:清心利尿,养心安神。

　　主治:心脏实热,口干烦渴,或口舌生疮,惊怖不安。

　　用法:上㕮咀,每服四钱,水一盏半,姜五片,煎至八分,去滓,温
服,不拘时候。

赤茯苓汤

　　组成:木通(去节)、赤茯苓(去皮)、生地黄(洗)、黄芩、赤芍药、

甘草（炙）、麦门冬（去心）。

功效：清热利尿，通淋止痛。

主治：小肠实热，面赤，多汗，小便不利。

用法：上等分，㕮咀，每服四钱，水一盏半，生姜五片，煎至八分，去滓，温服，不拘时候。

补心丸

组成：紫石英（火煅，研细）、熟地黄（洗）、菖蒲、茯神（去木）、当归（去芦）、附子（炮，去皮脐）、黄芪（去芦）、远志（去心，炒）、川芎、桂心（不见火）、龙齿各一两，人参半两。

功效：益心，养血，宁神。

主治：忧愁思虑过度，心血虚寒，悸恐不乐，舌强话难，恍惚，喜忘，愁恚，面黄，多汗，不进饮食。

用法：上为细末，炼蜜为丸，如梧桐子大。每服七十丸，不拘时候，用枣汤下。

心丹（又名法丹）

组成：朱砂五十两，新罗人参、远志（去心，甘草煮）、熟地黄（洗净，酒蒸焙）、白术、石菖蒲、当归（去芦，酒浸焙）、麦门冬（去心）、黄芪（去芦）、茯苓（去皮）、茯神（去木）、柏子仁（拣净）、木鳖仁（炒，去壳）、石莲肉（去心，炒）、益智仁各五两。

功效：养心益血，安魂定魄，宁心志，止惊悸，顺三焦，和五脏，助脾胃，进饮食，聪明耳目，悦泽颜色，轻身耐老，不僭不燥，"神验不可具述"。

主治：男子、妇人心气不足，神志不宁，忧愁思虑，谋用过度；或因惊恐，伤神失志，耗伤心气，恍惚振悸，差错健忘，梦寐惊魇，喜怒无时；或发狂眩晕，不省人事；元气虚弱，唇燥咽干，潮热盗汗；或肺热上壅，痰唾稠黏，咳嗽烦渴；或大病后心虚烦躁，小儿心气虚弱，欲发惊痫；或直视发搐。"应是一切心疾，并宜服之"。

用法：心丹亦名法丹，以颗粒辰砂加心药煮炼。制法："上加人参等十四味，各如法修制，锉碎拌匀；次将此药衮和，以夹生绢袋盛贮，用麻线紧系袋口；于火上安大银锅一口，着长流水，令及七分，重安银罐入白沙蜜二十斤；将药袋悬之中心，勿令著底，使蜜浸袋令没；以桑柴烧锅滚沸，勿令火歇，煮三日；蜜焦黑，换蜜再煮；候七日足，住火取出，淘去众药，洗净砂令干，入牛心内，蒸七次。蒸煮砂时，别安银锅一口，暖水；候大锅水耗，从锅弦添温水，候牛心蒸烂熟，取砂再换牛心，如前法蒸，凡换七次；其砂已熟，即用沸水淘净，焙干，入乳钵，玉杵研，直候十分细，米粽为丸，如豌豆大，阴干。每服十粒至二十粒，食后，参汤、枣汤、麦门冬汤任下。"(《重辑严氏济生方·五脏门·心小肠虚实论治》)

椒附丸

组成：椒红（炒出汗）、桑螵蛸（酒炙）、龙骨（生用）、山茱萸（取肉）、附子（炮，去皮脐）、鹿茸（酒蒸，焙）。

功效：温肾缩尿。

主治：小肠虚冷，小便频多。

用法：上等分细末，酒糊为丸，如梧桐子大。每服七十丸，空腹盐汤送下。

（三）脾胃虚实证

《重辑严氏济生方·五脏门·脾胃虚实论治》曰："夫脾胃者，足太阴之经，位居中央，属乎戊己土，主于中州，候身肌肉，与足阳明胃之经相为表里。表里温和，水谷易于腐熟，运化精微，灌溉诸经。"严用和在"脾胃虚实论治"中，论及脾与胃虚寒、实热诸证。所列方剂有生胃丹、泻黄散、枳壳丸、橘皮竹茹汤、进食散、壮脾丸、荜澄茄丸、附子建中汤、六君子汤、胃丹、补真丸等。

病因病机

《重辑严氏济生方·五脏门·脾胃虚实论治》曰："若饮食不节，或伤生冷，或思虑过度，冲和失布，因其虚实，由是寒热见焉。"

1. 虚证

"虚则生寒，寒则四肢不举，食饮不化，喜噫吞酸，或食即呕吐，或卒食不下，腹痛肠鸣，时自溏泄，四肢沉重，常多思虑，不欲闻人声，梦见饮食不足，脉来沉细软弱者，皆虚寒之候也"。

2. 实证

"实则生热，热则心胸烦闷，唇焦口干，身热颊痛，体重腹胀，善饥善瘕；甚则舌根肿强，口内生疮，梦见歌乐，四肢怠堕，脉来紧实者，是实热之候也"。

严用和还论及脾胃"不病之脉"，并从异常脉象判断脾胃虚实证之预后。其曰："况土旺四季各十八日，脉来常欲中缓而短，乃不病之脉也。若脉象缓而短，为无病脉象；如乌之喙，如鸟之啄，如屋之漏，如水之流，此皆脾死矣。"

治则治法

对于脾胃虚实证的治疗，不离补虚泻实的治疗原则，从严用和治疗脾胃虚实证所列方剂来看，治宜散寒行气，或温肾健脾和胃，或泄热通便等。

主治方药

生胃丹

组成：大天南星四两（用真黄土半斤，将生姜滓作黄土成面剂，包裹南星，慢火煨香透，去土不用，将南星切碎，焙干，和后药研）、丁香（不见火）、粟米一升（用生姜二斤，和皮擂取自然汁，浸蒸，焙）、木香（不见火）、厚朴（去皮，姜汁制炒）、神曲（炒）、麦糵（炒）、橘红、防风（去芦）、白术、谷糵（炒）、缩砂仁、白豆蔻仁、青皮（去白）各一两，半夏曲二两，人参、沉香（不见火）、甘草（炙）各半两。

功效：健脾益气，和胃化痰。

主治：脾胃不足，痰多呕逆，不思饮食。

用法：上为细末，泛丸如绿豆大。每服七十丸，不拘时候，淡姜汤送下。严用和特别指出，"此药以南星、粟米、黄土为主。盖南星醒脾，粟米养胃，黄土取其以土养土，性味和平，大补仓廪，为进食化痰之要剂，真良方也"。

泻黄散

组成：藿香叶七钱，石膏（煅）、缩砂仁、山栀子仁、甘草（炙）各半两，防风（去芦）四两。

功效：清散脾胃伏火。

主治：脾胃壅实，口内生疮，烦闷，多渴，颊痛，心烦，唇口干燥，壅滞不食。

用法：上锉碎，同蜜、酒炒香，焙为细末。每服三钱，水一大盏，煎至七分，温服，不拘时候。

枳壳丸

组成：皂角一挺（去黑皮，微炒），枳壳（去瓤，麸炒），川大黄二两（锉，微炒），羌活（去芦）、木香（不见火）、橘红、桑白皮（蜜水炙）、香白芷各二两。

功效：泄热通便。

主治：脾实，心腹塞滞，四肢疼闷，两胁胀满，大小便不利。

用法：上为细末，炼蜜为丸，如梧桐子大。每服七十丸，空心米饮、姜汤任下。

橘皮竹茹汤

组成：赤茯苓（去皮）、橘皮（去白）、枇杷叶（拭去毛）、麦门冬（去心）、青竹茹、半夏（汤泡七次）各一两，人参、甘草（炙）各半两。

功效：理气降逆，补虚清热。

主治：胃热多渴，呕哕不食。

用法：上㕮咀，每服四钱，水一盏半，姜五片，煎至八分，去滓，温服，不拘时候。

进食散

组成：半夏曲、肉豆蔻（面裹，煨）、草果仁、高良姜（锉，炒）、麦蘗（炒）、附子（炮，去皮脐）、丁香、厚朴（去皮，姜汁炒）、陈皮（去白）各一两，人参（去芦）、青皮（去白）、甘草（炙）各半两。

功效：温中散寒，健脾和胃。

主治：脾胃虚寒，或食生冷，或饮食不节，或因思虑伤动冲和之气，胸膈痞塞，腹胀怠堕，全不进食，痰逆恶心，大便溏泄。

用法：上㕮咀，每服四钱，水一盏半，生姜五片，枣子一枚，煎至七分，去滓，温服，不拘时候。

壮脾丸

组成：獖猪肚一枚（洗净，用造酒大曲四两，同锉厚朴二两，茴香一两，入在肚内，以线缝定，外用葱、椒、酒煮烂，取大曲、茴香、厚朴焙干和后药），肉豆蔻（面裹，煨）、禹余粮（煅，研极细）、缩砂仁、麦蘗（炒）、神曲（锉，炒）、橘红、附子（炮，去皮脐）、白术各一两，木香（不见火）、丁香各半两。

功效：温中健脾和胃。

主治：脾胃虚寒，饮食不进，心腹胀满，四肢无力，吐逆，食不消；或手足浮肿，脏腑溏泄。

用法：上为细末，用猪肚杵和千百下，丸如梧桐子大。每服五十丸，用米饮送下，不拘时候。

荜澄茄丸

组成：荜澄茄，不拘多少。

功效：温中散寒，行气止痛。

主治：脾胃虚弱，胸膈不快，不进饮食。

用法：上为细末，姜汁打神曲末，煮糊为丸，如梧桐子大。每服七十丸，食后，淡生姜汤吞下。

附子建中汤

组成：肉豆蔻（面裹，煨）、白豆蔻仁、附子（炮，去皮脐）、厚朴（去皮，姜制炒）、白术、干姜（炮）、红豆、神曲（炒）各一两，丁香、胡椒、木香（不见火）、甘草（炙）各半两。

功效：温阳散寒。

主治：脾气虚寒，腹胁胀满，身体沉重，面色萎黄，呕吐不食，水谷不化，大腑自利。

用法：上㕮咀，每服四钱，水一盏半，生姜五片，枣子一枚，煎至七分，去滓，温服，不拘时候。

六君子汤

组成：人参、白术各一两，橘红、半夏（汤洗七次）、枳壳（去瓤，麸炒）、甘草（炙）各半两。

功效：健脾益气，理气化痰。

主治：脾脏不和，不进饮食，上燥下寒，服热药不得者。

用法：上㕮咀，每服四钱，水一盏半，生姜七片，枣子一枚，煎七分，去滓，温服，不拘时候。

胃丹

组成：朱砂（大块不夹石者）五十两，新罗人参、缩砂仁、肉豆蔻（面裹，煨）、荜澄茄、白豆蔻仁、红豆、高良姜（锉，炒）、附子（炮，去

皮脐）、白术、厚朴（姜汁制炒）、丁香（不见火）、藿香叶、五味子、干姜
（炮，去土）、胡椒、益智仁、麦门冬（去心）、草果仁、橘红各四两。

功效：补益脾肾，理气和胃。

主治：善治真阳衰虚，心火怯弱，不养脾上，冲和失布，中州虚寒，
饮食不进，胸膈痞塞；或不食而胀满，或已食而不消，痰逆恶心，翻胃吐
食，脏气虚寒，米谷不化，心腹绞痛，泄利不止。"朱砂禀太阴之精，不经
火煅，以丁、附等脾药，阴炼成丹，平补不僭……应是一切脾胃诸疾，不
问男子、妇人，皆可服之"。

用法："上将人参等二十味，各如法修制，锉如豆大；以银锅一口，用
白沙蜜五十斤，将药一半同蜜拌匀，入银锅内，以夹生绢袋盛贮朱砂，悬
宕锅内，以桑柴火重汤煮四日四夜；换蜜五斤入前药一半和匀，再煮三日
三夜，取砂淘净焙干，入乳钵，用玉锤研，直候十分细，米粽为丸，如绿
豆大，阴干。每服五十粒，加至十五粒，空心食前，用人参汤送下，枣汤
亦得。如或呕吐，用淡姜汤送下。忌猪、羊血"。（《重辑严氏济生方·五脏
门·脾胃虚实论治》）

按：此方证体现了严用和"补脾不如补肾"的思想，中焦虚寒，因真
阳虚衰所致，因此，此时治疗不仅要温补中焦脾土，还需治其本，温补命
门真火以暖脾土。

补真丸

组成：胡芦巴（炒）、附子（炮，去皮脐）、阳起石（煅）、川乌（炮，
去皮）、菟丝子（淘净，酒蒸）、沉香（不见火，别研）、肉豆蔻（面裹，
煨）、肉苁蓉（酒浸，焙）、五味子各半两，鹿茸（去毛，酒蒸，焙）、川巴
戟（去心）、钟乳粉各一两。

功效：温补肾阳。

主治：人之有生，不善摄养，房劳过度，真阳衰虚，坎火不温，不能

上蒸脾土，冲和失布，中州不运；是致饮食不进，胸膈痞塞，或不食而胀满，或已食而不消，大腑溏泄。"此皆真火衰虚，不能蒸蕴脾土而然"。严用和所谓"大抵不进饮食，以脾胃之药治之多不效者"。严用和云："古人云：补肾不如补脾。余谓：补脾不若补肾，肾气若壮，丹田火经上蒸脾土，脾土温和，中焦自治，膈开能食矣。"

用法：上为细末，用羊腰子二对，治如食法，葱、椒、酒煮烂，入少酒糊杵和为丸，如梧桐子大。每服七十丸，空心食前，用米饮、盐汤任下。

（四）肺大肠虚实证

《重辑严氏济生方·五脏门·肺大肠虚实论治》曰："夫肺者，手太阴之经，位居西方，属乎庚辛金，为五脏之华盖，其气象天，其候胸中之气，布清气于皮肤，其政凉，其令肃，其主魄，是肺之司化也，与手阳明大肠之经相为表里。"严用和在"肺大肠虚实论治"中，论及肺与大肠虚寒、实热诸证。所列方剂有泻白散、紫菀茸汤、人参荆芥散、白石英汤、诃黎勒丸、槟榔丸。

病因病机

《重辑严氏济生方·五脏门·肺大肠虚实论治》曰："或因叫呼，或过食煎煿，或饮酒过度，或饥饱失宜，因其虚实，由是寒热见焉。"

1. 虚证

"虚则生寒，寒则声嘶，语言用力，颤掉，缓弱，少气不足，咽中干无津液，虚寒乏气，恐怖不乐，咳嗽及喘，鼻有清涕，皮毛焦枯。诊其脉沉缓者，是肺虚之候也"。

2. 实证

"实则生热，热则胸膈满，鼻赤口张，饮水无度，上气咳逆，咽中不利，肩背生疮，尻、阴、股、膝、髀、腨、胻、足皆痛。脉来浮涩而短者，是不病之脉，脉来不上不下，如循鸡羽，曰病；按之消索如风吹毛，曰死"。

严用和还论及肺与大肠"不病之脉",并从异常脉象判断肺与大肠虚实证之预后,有常脉、病脉、死脉。其曰:"脉来浮涩而短者,是不病之脉也。脉来不上不下,如循鸡羽,曰病;按之消索如风吹毛,曰死。"

治则治法

关于肺与大肠虚实证的治疗,从所用方剂来看,肺气热者,治宜泻肺清热,或清肺养阴;寒邪束肺者,则解表散寒;肺气虚寒者,治宜温肺散寒;有痰者,则配伍化痰止咳之品。

主治方药

泻白散

组成:桑白皮(炙)、桔梗(去芦,锉,炒)、地骨皮(去木)、半夏(汤泡七次)、瓜蒌子、升麻、杏仁(去皮尖)、甘草(炙)各等分。

功效:泻肺清热,平喘止咳。

主治:肺脏气实,心胸壅闷,咳嗽烦喘,大便不利。

用法:上㕮咀,每服四钱,水一盏半,生姜五片,煎至八分,去滓,食后温服。

紫菀茸汤

组成:紫菀茸(洗)、经霜桑叶、款冬花、百合(蒸,焙)、杏仁(去皮尖)、阿胶(蛤粉炒)、贝母(去心)、蒲黄(炒)、半夏(汤泡七次)各一两,犀角(镑)、甘草(炙)各半两,人参半两。

功效:清肺养阴,化痰止咳。

主治:饮食过度,或叫呼走气,或食煎煿,邪热伤肺,咳嗽咽痒,痰多唾血,喘急,胸满,胁痛,不得安卧。

用法:上㕮咀,每服四钱,水一盏半,生姜五片,煎至八分,去滓,食后温服。

人参荆芥散

组成：荆芥穗、麻黄（去根节）、细辛（洗去尘）、桔梗（去芦，锉，炒）、陈皮（去白）、半夏（汤泡七次）、杏仁（去皮尖）、人参、通草、甘草（炙）各半两。

功效：解表散寒，祛痰止咳。

主治：肺感寒邪，或感风热，痰多咳嗽，头目不清，言语不出，咽干痰实；或项背强硬，皮肤不仁。

用法：上咬咀，每服四钱，水一盏半，生姜五片，煎至八分，去滓，食后温服。

白石英汤

组成：白石英、细辛（洗去尘）、五味子、陈皮（去白）、钟乳粉、阿胶（锉，蛤粉炒）、桂心（不见火）、人参、甘草（炙）各半两，紫菀（洗）一两。

功效：益气温肺止咳。

主治：肺气虚弱，恶寒咳嗽，鼻流清涕，喘息气微。

用法：上咬咀，每服四钱，水一盏半，姜五片，煎至八分，去滓，温服，不拘时候。

诃黎勒丸

组成：诃黎勒（面裹，煨）、附子（炮，去皮脐）、肉豆蔻（面裹，煨）、木香（不见火）、吴茱萸（去梗，炒）、龙骨（生用）、白茯苓（去皮）、荜茇各半两。

功效：温中散寒，涩肠止泻。

主治：大肠虚冷，肠鸣泄泻，腹胁气痛，饮食不化。

用法：上为细末，姜汁煮糊为丸，如梧桐子大，每服七十丸，空心米饮送下。

槟榔丸

组成：槟榔、大黄（蒸）、麻子仁（炒，去壳，别研）、枳实（麸炒）、羌活（去芦）、牵牛（炒）、杏仁（去皮尖，炒）、白芷、黄芩各一两，人参半两。

功效：行气导滞通便。

主治：大肠实热，气壅不通，心腹胀满，大便秘实。

用法：上为细末，炼蜜为丸，如梧桐子大，每服四十丸，空心用熟水送下，以大腑流利为度。

（五）肾膀胱虚实证

《重辑严氏济生方·五脏门·肾膀胱虚实论治》曰："夫肾者，足少阴之经，位居北方。属乎壬癸水，左为肾，右为命门，与足太阳膀胱之经相为表里。"严用和在"肾膀胱虚实论治"中，论及肾与膀胱寒热、虚实诸证。所列方剂有玄参汤、十补丸、鹿茸丸、冷补丸、阳起石丸、韭子丸、葵子汤。

病因病机

《重辑严氏济生方·五脏门·肾膀胱虚实论治》曰："肾精贵乎专涩，膀胱常欲气化者也。若快情纵欲，失志伤肾，过投丹石，因其虚实，由是寒热见焉。"亦即，肾贵在藏精而不妄泄，膀胱贵在正常的水液代谢而排泄尿液。若纵情纵欲，过度伤肾，或者过服丹石，燥热伤肾，导致肾精亏虚，肾阳肾阴不足，则生虚实之变，临床可见寒热见证之不同。

《重辑严氏济生方·五脏门·肾膀胱虚实论治》曰："虚则生寒，寒则腰背骨节疼痛，不能俯仰，足胫酸弱，多恶风寒，手足厥冷，呼吸少气，骨节烦疼，脐腹结痛，面色黧黑，两耳虚鸣，肌骨干枯，小便滑数，脉象浮细而数。是肾虚之候也。"又曰："及其实也，实则生热，热则舌燥咽肿，心烦咽干，胸胁时痛，喘嗽汗出，小腹胀满，腰背拘急，体重骨热，小便赤黄，足下热痛，诊其脉象浮紧者，是肾实之候也。"

严用和还论及肾与膀胱"不病之脉"，并从异常脉象判断肾与膀胱虚实证之预后。其曰："脉沉濡而滑者，不病之脉也。脉来如引葛，按之益坚者，肾病；至坚而沉，如弹石辟辟然者，死。"

治则治法

对于肾膀胱虚实证的治疗，从所用方剂来看，实热者，治宜清内热，滋肾阴，或清热利尿通淋；肾阴、肾阳虚者，治宜滋补肾阴，或温补肾阳，补益精血。

主治方药

玄参汤

组成：生地黄（洗）、玄参、五加皮（去木）、黄芩、赤茯苓（去皮）、通草、石菖蒲、甘草（炙）、羚羊角（镑）、麦门冬（去心）。

功效：清内热，滋肾阴。

主治：肾脏实热，心胸烦闷，耳听无声，四肢拘急，腰背俯仰强痛。

用法：上咬咀，每服四钱，水一盏半，姜五片，煎至八分，去滓，温服，不拘时候。

葵子汤

组成：赤茯苓（去皮）、木猪苓（去皮）、葵子、枳实（麸炒）、瞿麦、木通（去节）、黄芩、车前子（炒）、滑石、甘草（炙）。

功效：清热利水通淋。

主治：膀胱实热，腹胀，小便不通，口舌干燥，咽肿不利。

用法：上咬咀，每服四钱，水一盏半，姜五片，煎至八分，去滓，温服，不拘时候。

十补丸

组成：附子（炮，去皮脐）、五味子各二两，山茱萸（取肉）、山药

（锉，炒）、牡丹皮（去木）、鹿茸（去毛，酒蒸）、熟地黄（洗，酒蒸）、肉桂（去皮，不见火）、白茯苓（去皮）、泽泻各一两。

功效：温补肾阳，滋补精血。此方由《金匮要略》肾气丸加味而来，阴阳双补。

主治：肾脏虚弱，面色黧黑，足冷足肿，耳鸣耳聋，肢体羸瘦，足膝软弱，小便不利，腰脊疼痛。"但是肾虚之证，皆可服之"。

用法：上为细末，炼蜜为丸，如梧桐子大，每服七十丸，空心盐酒、盐汤任下。

鹿茸丸

组成：川牛膝（去芦，酒浸）、鹿茸（去毛，酒蒸）、五味子各二两，石斛（去根）、菟丝子（淘净，酒蒸）、棘刺、杜仲（去皮，锉，炒）、川巴戟（去心）、山药（锉，炒）、阳起石（煅）、附子（炮，去皮脐）、川楝子（取肉，炒）、磁石（煅）、官桂（不见火）、泽泻各一两，沉香（别研）半两。

功效：壮元阳，固肾气。

主治：肾虚少气，腹胀腰痛，小腹急痛，手足逆冷，饮食减少，面色黧黑，百节疼痛，日渐无力。

用法：上为细末，酒糊为丸，如梧桐子大，每服七十丸，空心盐酒、盐汤任下。

冷补丸

组成：熟地黄（酒蒸，焙）、生地黄（洗）、天门冬（去心）、川牛膝（去芦，酒浸）、白芍药、地骨皮（去木）、白蒺藜（炒）、麦门冬（去心）、石斛（去根）、玄参、磁石（火煅七次，细研，水飞）、沉香（别研，不见火）各等分。

功效：滋补肾阴，清热润肺。

主治：肾水燥少，不受峻补，口干多渴，耳痒耳聋，腰痛腿弱，小便赤涩，大便或难。

用法：上为细末，炼蜜为丸，如梧桐子大，每服七十丸，空心盐汤、盐酒任下。

阳起石丸

组成：阳起石（煅）、韭子（炒）、肉苁蓉（酒浸）、青盐（别研）、菟丝子（水淘净，酒蒸，焙，别研）、鹿茸（酒蒸）、钟乳粉、沉香（别研，不见火）、原蚕蛾（酒炙）、山茱萸（取肉）、桑螵蛸（酒炙）、山药（锉，炒）各半两。

功效：温补肾阳。

主治：肾脏虚损，阳气全乏。

用法：上为细末，酒糊为丸，如梧桐子大，每服七十丸，空心盐酒、盐汤任下。

韭子丸

组成：赤石脂（煅）、韭子（炒）、川牛膝（去芦，酒浸）、牡蛎（煅）、覆盆子（酒浸）、附子（炮，去皮脐）、桑螵蛸（酒炙）、鹿茸（酒蒸，焙）、肉苁蓉（酒浸）、龙骨（生）各一两，鸡胜胵（烧灰）、沉香（锉，不见火）各半两。

功效：温补肾阳。

主治：膀胱虚冷，小便白浊滑数，日夜无度。

用法：上为细末，酒糊为丸，如梧桐子大，每服七十丸，空心盐汤、盐酒任下。

（六）中风

《重辑严氏济生方·诸风门》曰："医经云：夫风者，百病之长也。由是观之，中风在伤寒之上，为病急卒。岐伯所谓大法有四：一曰偏枯，二曰风痱，三曰风懿，四曰风痹，言其最重者也。外有五脏诸风，皆载之于《千金》矣。"严用和以上论述，可谓是本节之"开宗明义"。其所论中风，大体属于上述病变，亦即真气亏虚，荣卫失度，风气中人所致病证。所列方剂有八味顺气散、小续命汤、星附汤、虎胫骨酒、二香三建汤、搐鼻法、稀涎散、星香散、省风汤、豨莶丸、青龙妙应丸、加减地仙丹、寿星丸、排风汤、换肌丸等。

病因病机

关于中风的病因病机，严用和指出："或因喜怒，或因忧思，或因惊恐，或饮食不节，或劳役过伤，遂致真气先虚，营卫失度，腠理空疏，邪气乘虚而入。"亦即，因情志过极，或饮食不节，或劳役过伤，导致真气先虚，荣卫运行失常，腠理空疏，邪气乘虚而入，可能导致中风。临床表现为半身不遂，肌肉疼痛；或痰涎壅塞，口眼㖞斜，偏废不仁，神志昏乱；或舌强不语，顽痹不知，精神恍惚，惊惕恐怖，或自汗恶风，筋脉挛急等，可谓变证多端。

严用和还论述了中风的转归及预后。如中风"发直吐沫，摇头上撺，面赤如妆，或头面青黑，汗缀如珠，眼闭口开，声如鼾睡，遗尿不知人者"，证属真阴亏损，元气虚脱所致。因外感或内伤，先伤五脏之真阴，或再次内外劳伤，又触冒外邪，必损伤元气。由于阴亏于前，阳伤于后，阴陷于下，而阳乏于上，以致阴阳失衡，精气不交，症见忽而昏愦，卒然仆倒；或出现阴气暴脱，或出现阳气暴脱者，皆属不治。若见"眼闭口开，声如鼾睡，遗尿不知人者，皆不可治"。

治则治法

关于中风的治疗，严用和认为当"推其所自"。推其所自，即推求病因病机之意。其曰："若内因七情而得之者，法当调气，不当治风；外因六淫而得之者，亦当先调气，然后依所感六气，随证治之。"根据所用方剂，治宜健脾化痰，疏肝理气。或祛风散寒，益气温阳；或温化寒痰，散结行气；或祛湿燥痰，化痰利气；或调畅气机，除湿祛痰。对于中风突发晕倒，神昏窍闭者，可通阳开窍，或祛痰通窍醒神。

主治方药

八味顺气散

组成：白术、白茯苓（去皮）、青皮（去白）、香白芷、陈皮（去白）、天台乌药、人参各一两，甘草（炙）半两。

功效：健脾化痰，疏肝理气。

主治：中风，气滞痰阻者。神志昏愦，牙关紧急，痰涎上壅，腹胀气喘，半身不遂，口眼㖞斜，语言謇涩，痰涎壅滞，麻痹不仁，遍身疼痛等。

用法：上为细末，每服三钱，水一大盏，煎至七分，温服，不拘时候。"仍以酒化苏合香丸间服。有风之人，先宜服此，次进治风药"。

小续命汤

组成：防己、麻黄（去根节，汤泡）、人参、桂心（不见火）、黄芩、甘草（炙）、白芍药、杏仁（汤浸，去皮尖，炒）、川芎各一两，附子（炮，去皮脐）一枚，防风（去芦）一两半。

功效：祛风散寒，益气温阳。

主治：卒中风欲仆，身体缓急，口目不正，舌强不语，奄奄忽忽，神情闷乱。"诸风服之皆验，不令人虚"。

用法：上㕮咀，每服四钱，水一盏半，生姜七片，枣二枚，煎至七分，去滓，温服，不拘时候。恍惚者，加茯神、远志；骨节烦痛有热者，去附子，加秦艽一两。

星附汤

组成：附子（去皮，生用）、天南星（生用）各一两，木香（不见火）半两。

功效：温化寒痰，散结行气。

主治：因虚中风，痰涎壅塞，不省人事，脉来沉伏。"服凉药不得者"。

用法：上咬咀，每服四钱，水二盏，生姜九片，煎至七分，去滓，温服。"兼寒者，当用熟星、附；沉困甚，手足厥冷者，加川乌，名曰三生饮；不效者，加天雄，名曰三建汤；痰涎壅塞，声如牵锯，服药不下，宜于关元、丹田二穴多灸之良"。

虎胫骨酒

组成：石斛（去根）、石楠叶、防风（去芦）、虎胫骨（酥炙）、当归（去芦）、茵芋叶、杜仲（锉，炒）、川牛膝（去芦）、川芎、金毛狗脊（燎去毛）、川续断、川巴戟（去心）各一两。

功效：强壮筋骨，驱风散寒止痛。

主治：中风偏枯半死。行劳得风，若鬼所击，四肢不遂，不能行步。"但是一切诸风挛急之证，悉皆治疗"。

用法：上件锉如豆大，以绢囊盛药，以酒一斗，渍之十日。每服一盏，烫热服，不拘时候。

二香三建汤

组成：天雄（生，去皮用）、附子（生，去皮用）、川乌（生，去皮用）各一两，木香（不见火）半两，沉香（旋磨水入）。

功效：逐阴救阳，理气止痛。

主治：男子、妇人中风虚极，六脉俱微，舌强不语，痰涎并多，精神如痴，手足偏废，不能举运。

用法：上咬咀，每服四钱，水二盏，生姜十片，煎至七分，去滓，温服，空心食前。

搐鼻法

组成：细辛（洗去土叶）、猪牙皂角（去子）。

功效：通阳开窍。

主治：卒暴中风，昏塞不醒，牙关紧急，药不得下咽者。

用法：上各一钱，研为细末。每用少许，以纸捻蘸药入鼻，俟喷嚏，然后进药。

稀涎散

组成：半夏（生，切片）大者十四枚，猪牙皂角（炙）一条。

功效：祛痰通窍醒神。

主治：风涎不下，喉中作声，状如牵锯。

用法：上作一服，水二盏，煎一盏，去滓，入姜汁少许，温服。不能咽，徐徐灌之。

星香散

组成：天南星一两（生用），木香二钱。

功效：祛湿燥痰，化痰利气。

主治：诸风及痰厥。风痰上扰，阻于经络，症见痰厥，中风痰盛，体肥者。

用法：上㕮咀，分作二服，水二盏，生姜十片，煎至七分，去滓，温服，不拘时候。

省风汤

组成：半夏（生用）、防风（去芦）、甘草（炙）半两，全蝎（去毒）三个，白附子（生用）、木香、天南星（生用）各半两。

功效：调畅气机，除湿祛痰。

主治：中风痰涎壅塞，口眼㖞斜，半身不遂，不省人事。

用法：上㕮咀，每服半两，水二盏，生姜十片，煎至八分，去滓，温服，不拘时候。此方由《太平惠民和剂局方》省风汤化裁而来，减去清热的黄芩，增加了行气化痰、息风止痉的全蝎、白附子、木香。用木香行气，正体现了严用和治疗中风重视调气的思想。

豨莶丸

组成：豨莶草。

功效：祛风湿，通经络。

主治：中风偏风，口眼㖞斜，时吐涎沫，语言謇涩，筋脉拘挛，手足缓弱，伏床不起之症，悉宜服之。

用法：每服百丸，空心食前，温酒、米饮任下。制法：上五月五日，六月六日，七月七日，收采，洗去土，摘其叶，不拘多少，九蒸九曝。每一次蒸，用少酒蜜水洒之，蒸一饭久，曝干。如此九遍蒸曝，日干为末，炼蜜为丸，如梧桐子大。此草多生于沃壤间，带猪莶气者是。

青龙妙应丸

组成：穿山甲（石灰炒）十五片，全蝎（去毒）三七个，地龙（去土）一两，土蜈蚣（生用）七条，麝香（别研）一字，草乌（生，去皮）一两，没药（别研）三钱，松香半两，斑蝥（糯米炒，去头足）七个，白僵蚕（姜汁炒）半两，五灵脂（去砂石）三钱。

功效：息风止痉，通经活络。

主治：诸风挛急，遍体疼痛，游走无定，百药之所不效者。

用法：上为细末，酒糊为丸，如绿豆大，以青黛为衣。每服二十丸，不拘时候，温酒送下，忌食热物。

加减地仙丹

组成：地龙（炒，去土），五灵脂（去砂石）、乌药、白胶香（别研）、椒红（炒，去汗）、威灵仙、木瓜（去瓤）、赤小豆（炒）、黑豆（炒，去皮）、天仙藤、川乌（炮，去皮）、五加皮、苍术（泔水浸，去黑皮，炒）、木鳖子（去壳油）。

功效：祛风化湿，通络止痛。

主治：风邪冷湿，留滞下焦，足膝拘挛，肿满疼痛，不能步履。

用法：上等分，为细末，酒糊为丸，如梧桐子大。每服七十丸，空心，用盐酒、盐汤任下。

寿星丸

组成：天南星（生用）一斤，琥珀（别研）一两，朱砂（水飞）二两。

功效：化痰开窍，安神定惊。

主治：因病惊忧，涎留心包，精神不守，谵言妄语，不得安卧。

用法：上为细末，和匀，用生姜自然汁打面糊为丸，如绿豆大。每服四十丸，不拘时候，用人参、石菖蒲煎汤送服，淡姜汤亦可。若心气狂甚，入铁艳粉。

排风汤

组成：白术、白鲜皮、川芎、白芍药、当归（去芦）、桂心（不见火）、防风（去芦）、杏仁（去皮尖）、甘草（炙）各一两，独活（去芦）、麻黄（去根，节）、茯苓（去皮）各三两。

功效：养血祛风，安神定志。

主治：风湿虚冷，邪气入脏，狂言妄语，精神错乱。肝风发则面青心闷，吐逆呕沫，胁痛，头眩，不闻人声，偏枯筋急，曲蜷而卧；心风发则面赤，翕然而热，悲伤嗔怒，目张呼唤；脾风发则面黄，身体不仁，不能行步，饮食失味，梦寐颠倒，与亡人相随；肺风发则面白，咳逆，唾脓血，上气奄然而极；肾风发则面黑，手足不遂，腰痛难以俯仰，冷痹骨疼。"诸有此证，令人心惊，志意不定，恍惚多忘，服此汤安心志，聪耳明目，逐脏腑诸风疾，悉主之"。

用法：上㕮咀，每服四钱，水一盏半，生姜七片，枣二枚，煎七分，去滓，温服，不拘时候。服之微汗不妨。"此药大理荣血，摧抑肝邪。肝实有风，脉来浮实有力，目赤胁疼，口苦心烦，错语多怒，宜加羚羊角；热盛者，加犀角；肝虚有风，脉来浮虚无力，当去麻黄，加黄芪；不能言语者，加荆沥"。

换肌丸

组成：苦参三两，大风油一两。

功效：祛风燥湿，攻毒杀虫。

主治：诸癞大风疾。

用法：上将苦参为细末，入大风油及少量酒糊为丸，如梧桐子大。每服五十丸，不拘时候，用温酒送下。仍将苦参汤带热洗之为佳。

（七）中寒

《重辑严氏济生方·诸寒门·中寒论治》曰："《素问》云：冬三月，是谓闭藏。水冰地坼，无扰乎阳；早卧晚起，必待日光。此去寒就温之意也。"严用和指出，"不善调摄，触冒之者"，则会发生"中寒"之病变。治疗方剂，独提出姜附汤。

病因病机

冬三月本当"去寒就温"，特别是体弱之人，更当善于调摄。若"不善调摄"，触冒寒邪，则会出现"中寒"病变。症见"卒然眩晕，口噤失音，四肢强急，或洒洒恶寒，或翕翕发热，面赤多汗……大抵中寒脉必迟紧"。由于寒邪兼夹不同邪气，还可能有其他兼见症状。如"夹风则脉浮，眩晕不仁；兼湿则脉濡，肿满疼痛"。

治则治法

关于中寒的治疗，严用和论述："治之之法，切不可妄下妄吐，惟当温散之。"从所用方剂来看，治宜回阳救逆。

治疗方药

姜附汤

组成：干姜（炮）、附子（炮，去皮脐）、甘草（炙）各等分。

功效：回阳救逆。

主治：寒邪中五脏，口噤，四肢强直，失音不语，或卒然晕闷，手足厥冷。

用法：上㕮咀，每服四钱，水一盏半，生姜五片，煎至七分，去滓，温服，食前。"夹风邪不仁，加防风半两；兼湿肿满，加白术半两；筋脉挛急，加木瓜半两；肢节疼痛，加桂心半两"。

（八）伤寒

《重辑严氏济生方·诸寒门·伤寒论治大要》曰："夫人生天地之间，以气血藉其真，是故天无一岁不寒暑，人无一日不忧苦，故有伤寒、天行瘟疫之病焉。盖冬令为杀厉之气，君子善摄生者，当严寒之时，行住坐卧，护身周密，故不犯寒毒。"论中还指出，"辛苦之徒"感受寒邪后即发"伤寒"病证，不即病者"春则病温，夏则病热"。所列方剂有香苏散、十神汤、五苓散、金沸草散、五积散、枳实柴胡汤等。除枳实柴胡汤外，其他方剂出自《太平惠民和剂局方》。

病因病机

关于伤寒的病因病机，严用和论述："盖冬令为杀厉之气，君子善摄生者，当严寒之时，行住坐卧，护身周密，故不犯寒毒；彼奔驰荷重劳房之人，皆辛苦之徒耳！当阳气闭藏，而反扰动之，则郁发腠理，津液强渍，为寒所薄，肤腠致密，寒毒与荣卫相浑，当是之时，壮者气行则已，怯者则著而成病矣。不即病者，寒气藏于肌骨之间，春则病温，夏则病热，此皆一气使然也。"总之此病与寒毒侵袭有关，摄生不当，或房劳过度，致腠理疏松，寒毒侵袭，或感而即发为伤寒，或寒伏于里，至春则发为春温。

治则治法

关于伤寒病的治疗，严用和论及华佗和张仲景的治法。华佗的治法："一日在皮，当摩膏而火灸之；二日在肤，依法针，解肌发散之，汗出而愈；三日在肌，再亦发汗则愈；四日在胸，宜吐之；五日在腹，六日在胃，宜下之。此华佗之治法也。"关于张仲景的治法，严用和论述："按三阴三阳之法传变，无出仲景之书。盖治伤寒有法，治杂病有方。杂病之方可以异其传，调理伤寒当按定法也。"此处所谓华佗与张仲景治伤寒法，都是根据病位与传变而选择相应治法。根据所用方剂，治宜疏风散寒，解表宣肺，或发表温里，或双解表里，同时酌情配伍温阳化水、顺气和中、降逆化痰之品等。

主治方药

香苏散

组成：香附子（炒香，去毛）、紫苏叶各四两，甘草（炙）一两，陈皮（不去白）二两。

功效：疏风散寒，理气和中。

主治：春病风寒，症见头痛发热，身体强痛者。

用法：上为粗末，每服三钱，水一盏，煎七分，去滓，温服，不拘时候，日三服。若作细末，只服二钱，入盐点服。可加葱白、姜、豉，以增加发汗之力。

十神汤

组成：川芎、甘草（炙）、麻黄（去根节）、升麻各四两，干葛十四两，赤芍药、白芷、陈皮（去瓤）、紫苏（去粗梗）、香附子（杵，去毛）各四两。

功效：宣肺解表，祛风止痛。

主治：春病风寒，症见头痛发热，身体强痛者。

用法：上为细末，每服三钱，水一盏半，生姜五片，煎至七分，去滓，热服，不拘时候。

五苓散

组成：泽泻二十五钱，白术、猪苓（去皮）、赤茯苓（去皮）各十五两，肉桂（去粗皮）十两。

功效：健脾益气，温阳化水。

主治：夏感风暑，症见头痛发热，身疼烦渴者。

用法：上为细末，每服二钱，热汤调下，不拘时候。服讫多饮热汤，有汗出即愈。

按：因此条位于"伤寒论治大要"内容之中，结合五苓散的药物组成，推测此条文所说的"风暑"，可以理解为临床常见的"阴暑"，即夏季感受寒邪之意。因暑多夹湿，故宜用五苓散利湿解表。

金沸草散

组成：旋覆花（去梗）、麻黄（去根节）、前胡（去芦）各三两，荆芥穗四两，甘草（炒）、半夏（汤洗七次，姜汁浸）、赤芍药各一两。

功效：宣肺散寒，降逆化痰。

主治：秋感风冷，症见身热头痛，鼻塞咳嗽者。

用法：上为细末，每服三钱，水一盏半，入生姜三片，枣一个，同煎至八分，去滓，温服，不拘时候。"有寒邪则汗出，风邪盛则解利"。

五积散

组成：白芷、川芎、甘草（炙）、茯苓（去皮）、当归（去芦）、肉桂（去粗皮）、芍药、半夏（汤洗七次）各三两，陈皮（去白）、枳壳（去瓤，炒）、麻黄（去根节）各六两，苍术（米泔浸，去皮）二十四两，干姜（煅）四两，桔梗（去芦头）十二两，厚朴（去粗皮）四两。

功效：发表温里，顺气化痰，活血消积。

主治：冬冒风寒，身热头痛，无汗恶寒。

用法：上除肉桂、枳壳二味别为粗末外，一十三味同为粗末，慢火炒令色转，摊冷，吹入桂、枳壳末令匀。每服三钱，水一盏半，入生姜三片，煎至一中盏，去滓，稍热服。

枳实柴胡汤

组成：枳实（麸炒令紫色，取瓤）半两，柴胡（去苗）二两，黄芩一两半，人参半两，甘草（炙）一两半。

功效：和解表里，降逆止呕。

主治：虚烦昏闷，呕逆恶心，往来寒热，胸膈扪之即痛，日晡所发潮热者。

用法：上杵为粗末，每服四钱，水一盏半，生姜三片，枣一枚，同煎至七分，温服，日三不拘时候。

（九）中暑

《重辑严氏济生方·诸暑门·中暑论治》曰："暑者在天为热，在地为火，在人脏为心。"严用和指出，暑为火热所化，具有酷热之性。中暑，是因暑而受热，暑气伤心所致病变。所列方剂有二气丹、水浸丹、冷香饮子、加味香薷饮。

病因病机

关于中暑的病因病机，严用和指出："中暑所以脉虚者，盖热伤气而不伤形也。且暑者在天为热，在地为火，在人脏为心。是以暑气伤心。令人身热头痛，状类伤寒，但背寒面垢，此为异耳。甚者昏倒不知人，手足微冷，烦渴口燥，或吐或泻，或喘或满，此皆暑气之所为也。"总之，暑邪为火热之邪，暑性升散，暑气通于心；暑气伤心，常令人头痛身热，类似伤寒。中暑者，虽后背寒冷，却面如尘垢；严重者，可出现昏倒不知人，手足微冷，烦渴口燥；或伴有吐、泻，或喘息胀满等症状。因暑为阳邪，其性炎热，暑性升散，故可见到发热、烦渴、口燥、心烦不宁、气短乏力，甚则突然昏倒、不省人事等。

治则治法

关于中暑的治疗，严用和指出："大抵中暑闷乱，切不可便与冷水及卧冷湿地，得冷则死。唯温养，用布衣蘸热汤，熨脐中及气海，或掬热土圈脐心，乃更溺之，候渐苏醒，以米汤徐徐灌之，然后随证调治。"亦即，中暑者，因暑热入里，腠理开张，若骤然饮用冷水或卧冷地，致腠理紧闭，则在里之暑热因不得外泄而不得解。应当用热水外敷或热土敷脐，使腠理开张，同时灌以米汤补充津液，以资汗源，使入里之暑热随汗外出而解。然后再随证予以清热、生津、养阴等法治疗。

严用和还论及"暑风"及所用方剂。其曰："近来江浙之间中暑，多有搐搦不省人事者，屡见之矣。医经所载，诊其脉浮而虚，盖浮则为风，虚则为暑，此中暑而又伤风，故有是证，俗命名谓之暑风。若作惊痫治之，多致不救。仓卒之际，宜以温热水化苏合香丸灌之，候期稍苏，却以黄连香薷散加羌活煎服，作效者多矣。"

主治方药

二气丹

组成：硝石、硫黄等分。

功效：消暑化湿。

主治：伏暑、伤冷，二气交错，中脘痞闷；或头痛，恶心。

用法：上为末，于银石器内，文武火上，炒令鹅黄色，再研细，用糯米糊为丸，如梧桐子大。每服四十丸，新汲水送下，不拘时候。

水浸丹

组成：黄丹一两一分，巴豆（去皮心）二十五枚。

功效：祛暑清热。

主治：伏暑伤冷，冷热不调，口干烦渴。

用法：上同研匀，用黄蜡拌作汁，丸如梧桐子大。每服五丸，以冷水浸少顷，别以新汲水吞下。

按：方中所用黄丹，辛咸性寒，沉阴走血，坠痰退热；而巴豆辛、热，峻下冷积；二药寒热并用，与伏暑、伤冷正好合拍。

冷香饮子

组成：草果仁三两，附子（炮，去皮脐）、橘红各一两，甘草（炙）半两。

功效：醒脾输津，温肾化气。

主治：老人虚人，伏暑烦躁，引饮无度，恶心疲倦，服凉药不得者。

用法：上㕮咀，每服一两，水二碗，生姜十片，煎至半碗，去滓，沉冷，旋旋服，不拘时候。

按：观此方中均为温热之品，以此推测严用和之用意：虽在夏季，但中暑者服用凉药无效时，也应考虑其脾肾虚弱的存在。其饮水无度，属脾为湿困，脾不输津，肾不化气，津不上承所致，故用草果仁、生姜等醒脾化湿，附子温肾化气。

加味香薷饮

组成：香薷半斤，扁豆四两，厚朴（姜制，炒）六两，槟榔二两，黄连（去须）三两。

功效：清热解暑，和胃化湿。

主治：伏暑伤冷，霍乱转筋，烦渴，心腹撮痛，吐利交作，四肢厥冷。

用法：上㕮咀，每服四钱，水一盏，用酒半盏，煎至八分，去滓，沉冷服，不拘时候。

（十）中湿

《重辑严氏济生方·诸湿门·中湿论治》曰："《活人书》云：风雨袭虚，山泽蒸气，令人中湿，湿流关节，身体烦痛，其脉沉缓为中湿。"指出"大抵中湿变证万端"，或夹风，兼寒，或与风、寒二气合则为痹；主要表现为身体关节疼痛、重着、脉沉缓等。治湿之法，"唯当利其小便"。所列方剂有渗湿汤、姜附汤。

病因病机

关于中湿的病因病机，严用和转引《活人书》所云："风雨袭虚，山泽蒸气，令人中湿，湿流关节，身体烦痛，其脉沉缓为中湿。"还论及湿可兼夹其他邪气为病，如其所云："大抵中湿变证万端，夹风者，为烦热，为流走，为拘急；兼寒者，为痛，为浮肿；与风、寒二气合则为痹，皆由中湿而后夹以异气而然也。"

治则治法

关于中湿的治疗，严用和指出："治湿之法，不可大发汗，慎不可以火攻之，唯当利其小便。医经所谓：治湿不利小便，非其治也。"总之，湿为阴邪，湿性黏滞，大发汗则伤阴，用火攻则助热；要给邪以出路，唯当利其小便。从所用方剂可看出，治宜健脾燥湿，或散寒除湿，或祛风胜湿等。

主治方药

抚芎汤

组成：抚芎、白术、橘红各一两，甘草（炙）半两。

功效：健脾燥湿，活血通络。

主治：湿流关节，臂疼手重，不可俯仰；或自汗，头眩，痰逆恶心。

用法：上㕮咀，每服四钱，水一盏半，姜七片，煎至八分，去滓，温服，不拘时候。

渗湿汤

组成：白术二两，人参半两，干姜（炮）、白芍药、附子（炮，去皮脐）、白茯苓（去皮）、桂枝（不见火）、甘草（炙）各半两。

功效：温经止痛，散寒除湿。

主治：坐卧湿地，或被雨露所袭，身重脚弱，关节重疼，发热恶寒；

或多汗恶风，或腿膝浮肿；或小便不利，大腑溏泄。

用法：上㕮咀，每服四钱，水一盏半，生姜五片，大枣一枚，煎至八分，去滓，温服，不拘时候。

羌附汤

组成：羌活（去芦）、附子（炮，去皮脐）、白术、甘草（炙）。

功效：祛风胜湿，通痹止痛。

主治：风湿相搏，身体疼烦，掣痛，不可屈伸，或身微肿不仁。

用法：上等分，㕮咀，每服四钱，水一盏半，生姜五片，煎至七分，去滓，温服，不拘时候。

（十一）白虎历节

《重辑严氏济生方·诸湿门·中湿论治》指出，此病为风寒湿毒留滞经络所致，治疗多以散寒除湿、祛风通络止痛为主。所列方剂有羌活汤、蠲痛丸、虎骨散。

病因病机

《重辑严氏济生方·诸湿门·中湿论治》曰："夫白虎历节病者，世有体虚之人，将理失宜，受风寒湿毒之气，使筋脉凝滞，血气不流，蕴于骨节之间，或在四肢，肉色不变；其病昼静夜剧，其痛彻骨，如虎之啮，名曰白虎之病也。痛如掣者，为寒多；肿满如脱者，为湿多；汗出者，为风多。巢氏云：饮酒当风，汗出入水，遂成斯疾，久而不愈，令人骨节蹉跌，为癫病者，诚有此理也。"又曰："古今以来，无问贵贱，往往苦之，此是风之毒害者也。治诸风历节疼痛，及手足下侧疼痛。"

此病是因素体虚弱，调养不当，感受风寒湿毒之气，致使筋脉凝滞，血气不流，积滞于骨节之间，或积滞于四肢所致。由于感受邪气有所侧重，故证候也各有不同。

治则治法

关于白虎历节的治疗，观其所用方药，似认为白虎历节因感受风寒湿毒所致；因此治疗以散寒除湿、祛风通络止痛为主。

主治方药

羌活汤

组成：羌活（去芦）二两，附子（炮，去皮脐）、秦艽（去芦）、桂枝（不见火）、木香（不见火）、川芎、当归（去芦）、川牛膝（去芦，酒浸）、桃仁（去皮尖，麸炒）、骨碎补、防风（去芦）各一两，甘草（炙）半两。

功效：祛风散寒，温经通络。

主治：白虎历节，风毒攻注，症见骨髓疼痛，发作不定者。

用法：上㕮咀，每服四钱，水一盏半，姜五片，煎至七分，去滓，温服，不拘时候。

蠲痛丸

组成：川乌（生用）一枚，黑豆（生，去皮）七粒，全蝎（去毒）二七个，地龙（去土）半两，麝香（别研）半钱。

功效：祛风散寒，舒筋活血，化瘀通络。

主治：诸风历节，令人骨节疼痛、肿满。

用法：上为细末，清酒糊为丸，如绿豆大，每服十五丸，加至二十丸，临卧膈空，用冷酒吞下，微汗不防。

按：因湿为阴邪，湿伤于下，故会出现手足下侧疼痛。因而，方中采用川乌辛温散寒止痛，全蝎、地龙、麝香等通络止痛。

虎骨散

组成：虎骨（酥炙）二两，花蛇（酒浸，取肉）、天麻、防风（去芦）、川牛膝（去芦，酒浸）、白僵蚕（炒去丝嘴）、川当归（去芦，酒浸）、乳香（别研）、桂心（不见火）各一两，甘草（炙）、全蝎（去毒）各半两，麝香

（别研）一钱。

功效：活血通经止痛。

主治：白虎风，肢节疼痛，发则不可忍。

用法：上为细末，每服二钱，温酒调服；或用豆淋酒调服亦可，不拘时候。

（十二）痼冷积热

《重辑严氏济生方·痼冷积热门·痼冷积热论治》曰："一阴一阳之谓道，偏阴偏阳之谓疾。夫人一身，不外乎阴阳气血相与流通焉耳。如阴阳得其平，则疾不生；阴阳偏胜，则为痼冷积热之患也。"痼冷、积热的根本，在于阴阳偏胜。所列方剂有洞阳丹、豆附丸、利膈汤、三黄丸。

病因病机

关于痼冷积热的病因病机，严用和论曰："所谓痼冷者，阴毒沉痼而不解也；积热者，阳毒蕴积而不散也。故阴偏胜则偏而为痼冷，阳偏胜则偏而为积热。古贤云：偏胜则有偏害，偏害则致偏绝，不可不察也。"若分而言之，痼冷之证，"大抵真阳既弱，胃气不温，复啖生冷、冰雪，以益其寒，阴冱于内，阳不能胜，遂致呕吐涎沫，胃冷憎寒，手足厥逆，饮食不化，大腑洞泄，小便频数，此皆阴阳偏胜痼冷之证也"；积热之证，"其或阴血既衰，三焦已燥，复饵酒、炙、丹石，以助其热；阳炽于内，阴不能制，遂致口苦咽干，涎稠目涩，膈热口疮，心烦喜冷，大便闭结，小便赤淋，此皆阳偏胜而为积热之证也"。

治则治法

关于痼冷积热的治疗，严用和指出："施治之法，冷者热之，热者冷之，痼者解之，积者散之，使阴阳各得其平，则二者无偏胜之患矣。"从所用方剂来看，阳虚阴寒者，治宜温补脾肾，涩肠止泻；热邪内积者，治宜清泻三焦，或宣风清热等。

主治方药

洞阳丹

组成：附子（炮，去皮脐）、钟乳粉各二两，天雄（炮，去皮）三两，川乌（炮，去皮），阳起石（火煅）一两，朱砂（别研细）一两。

功效：温阳散寒止泻。

主治：阳虚阴盛，手足厥冷，暴吐大下，脉细，羸瘦。"伤寒阴证，悉皆治之"。

用法：上为细末，酒煮神曲糊为丸，如梧桐子大。每服五十丸，空心，温酒、盐汤任下。

豆附丸

组成：肉豆蔻（面裹，煨）、附子（炮，去皮脐）、良姜（锉，炒）、诃子（面裹煨）、干姜（炮）、赤石脂（火煅）、阳起石（火煅）、龙骨（生用）、白矾（枯）各二两，白茯苓（去皮）、桂心（不见火）、细辛（洗）各一两。

功效：温补脾肾，涩肠止泻。

主治：久虚下寒，泄泻不止，肠滑不禁，日夜无度，全不进食。"一切虚实泄泻困乏，并皆治之"。

用法：上为细末，酒煮面糊为丸，如梧桐子大，每服七十丸，空心食前，米饮送下。

利膈汤

组成：防风（去芦）、鸡苏叶、桔梗（去芦）、牛蒡子、荆芥穗各一两，川升麻、人参、甘草（炙）各半两。

功效：宣风清热。

主治：上膈壅热，口苦咽干，痰唾稠黏，心烦喜冷，咽喉生疮疼痛者。"但是一切上壅之证，皆可服之"。

用法：上㕮咀，每服四钱，水一盏半，姜五片，煎至八分，去滓，温服，不拘时候。

三黄丸

组成：大黄（酒蒸）、黄连（去须）、黄芩各等分。

功效：清泻三焦。

主治：三焦积热，头目昏痛，肩背拘急，肢节烦疼，热气上冲，口苦唇焦，咽喉肿痛，痰涎壅滞，眼赤睛痛，大便秘涩，或下鲜血者。

用法：上为细末，炼蜜为丸，如梧桐子大。每服五十丸，不拘时候，用温熟水送下。"如脏腑壅实，可加丸数，以利为度"。

（十三）咳喘痰饮

1. 咳嗽

《重辑严氏济生方·咳喘痰饮门·咳嗽论治》曰："夫嗽者，古人所谓咳是也。盖皮毛者，肺之合也。皮毛先受邪气，邪气以从其合也。又经云：五脏六腑皆令人咳，非独肺也。由是观之，皮毛始受邪气，邪气先从其合，然后传为五脏六腑之咳。"论中还指出，外感六淫，内伤七情，皆可影响五脏六腑而咳嗽。除肺之外，其他脏腑阴阳失调，也可引起咳嗽。所列方剂有杏子汤、橘苏散、白术汤、团参饮子、半夏丸、诃子饮、百花膏。

病因病机

关于咳嗽的病因病机，严用和指出："外则六淫所伤，内则七情所感，连滞岁月，致伤五脏，遂成劳咳者多矣。"亦即，咳嗽可分为外感六淫咳嗽、内伤七情咳嗽两类；咳嗽久而不愈，伤及五脏则多成劳咳。

1. 外感六淫咳嗽

因外感六淫邪气有别，其临床表现也各有差异。如伤于风者，憎寒身热，自汗恶风而咳；伤于寒者，憎寒身热，无汗恶寒而咳；伤于暑者，烦渴引饮而咳；伤于湿者，骨节烦疼，四肢重著而咳。

2. 内伤七情咳嗽

七情过极，影响五脏气机，气机失调则咳，各脏之咳证候有别。如"喜伤心者，喉中介介如梗状，甚者咽肿喉痹，谓之心咳；怒伤肝者，两胁下痛，甚则两胠下满，谓之肝咳；思伤脾者，右胁下痛，痛引肩背，甚则不可以动，动则咳剧，谓之脾咳；恐伤于肾者，腰背相引而痛，甚则咳涎，谓之肾咳；忧伤于肺者，喘息有音，甚则唾血，谓之肺咳"。由上可见，严用和重视七情在五脏咳发病中的作用，认为七情过极，会影响五脏气机，甚至直接伤及五脏；心、肝、脾、肾损伤，并通过经络及脏腑之相生相克而影响到肺而出现咳嗽。

因五脏与六腑有表里关系，因而五脏之咳不愈则会传变至与其相表里的腑。即所谓"脏咳不愈则腑受之"。诸如"心咳不已，小肠受之，咳与气俱失；肝咳不已，胆受之，咳呕胆汁；脾咳不已，胃受之，咳而呕，呕甚则长虫出；肺咳不已，大肠受之，咳而遗矢；肾咳不已，膀胱受之，咳而遗溺；久咳不已，三焦受之，咳而腹满，不欲食。此皆聚于胃，关于肺，使人多涕唾，而面浮肿气逆也。又况房劳过度，饥饱失宜，疲极叫呼，劳神伤心，皆令人咳"。严用和还从脉象判断咳嗽的预后。其曰："咳嗽之脉，脉大者生，沉小伏匿者死。"判断咳嗽是否为外感寒邪所致，关键在于脉象。若脉息沉紧，身热无汗，恶寒而咳，则属外感寒邪致咳。

治则治法

关于咳嗽的治疗，严用和指出："治疗之法，当推其所自而调之，无不效者矣。"从所用方剂来看，治宜发散风寒、宣肺化痰，或疏风解表、止咳平喘，或燥湿化痰，或清热化痰，同时可随证配伍益气养阴、润肺利咽之品等。严用和还指出，时人治咳嗽喜用罂粟壳、乌梅等品，罂粟壳性涩、乌梅味酸，收敛伤脾，脾胃壮实者尚可使用，但脾胃虚弱者则不宜用之。

主治方药

杏子汤

组成：人参（去芦）、半夏（汤泡七次）、茯苓（去皮）、细辛（洗）、干姜（炮）、官桂（不见火）、杏仁（去皮尖，炒）、白芍药、甘草（炙）、五味子各等分。

功效：发散风寒，宣肺化痰。

主治：一切咳嗽，"不问外感风寒，内伤生冷，及虚劳咯血，痰饮停积，悉皆治疗"。

用法：上咬咀，每服四钱，水一盏半，生姜五片，煎至七分，去滓，温服，不拘时候。

虽然严用和认为杏子汤可治一切咳嗽，但也唯恐后人不辨证而妄加使用，因而在此方下指出："此药味多辛热，其性稍热。若冷嗽则宜服之，如热嗽岂宜服之？若的因感寒得之，宜加少麻黄去根节煎。何以知其感寒？脉息沉紧，身热无汗，恶寒而咳者是也"。杏子汤全方以干姜、细辛、官桂、半夏等辛温之品组成，更适用于感寒伤冷的咳嗽。但对于外感寒邪所致咳嗽，恐方中解表之力不够。故指出"宜加少麻黄去根节煎"。

橘苏散

组成：橘红、紫苏叶、杏仁（去皮尖）、五味子、半夏（汤泡七次）、桑白皮（炙）、贝母（去心）、白术各一两，甘草（炙）半两。

功效：疏风解表，止咳平喘。

主治：伤风咳嗽，身热有汗，伤风浮脉。"病人夹热，服杏子汤不得者，此药稳当"。

用法：上咬咀，每服四钱，水一盏半，生姜五片，煎至八分，去滓，温服，不拘时候。

白术汤

组成：白术（二两），五味子、半夏（汤泡七次）、白茯苓（去皮）、橘红各一两，甘草（炙）半两。

功效：燥湿化痰，益气止咳。

主治：五脏受湿，咳嗽痰多，上气喘急，身体痛重，脉来濡细。

用法：上㕮咀，每服四钱，水一盏半，生姜五片，煎至八分，去滓，温服，不拘时候。

团参饮子

组成：人参、紫菀茸（洗）、阿胶（蛤粉炒）、百合（蒸）、细辛（洗，去叶土）、款冬花、杏仁（去皮夹，炒）、天门冬（汤浸，去心）、半夏（汤泡七次）、经霜桑叶、五味子各一两，甘草（炙）半两。

功效：益气养阴补血，宣肺化痰止咳。

主治：因抑郁忧思喜怒，饥饱失宜，致脏气不平，咳嗽脓血，渐成肺痿；憎寒壮热，羸瘦困顿，将成劳瘵者。

用法：上㕮咀，每服四钱，水一盏半，生姜五大片，煎至七分，去滓，食后温服。"因气而咳者，宜加木香；咳而唾血有热者，加生地黄；咳而唾血有寒者，加钟乳粉；因疲极而咳嗽者，加黄芪；因咳损而唾血者，加没药、藕节；咳而呕逆，腹满不食者，加白术，仍倍加生姜；咳而小便多者，加益智仁；咳而大便溏者，去杏仁，加钟乳粉；咳而面浮气逆者，加沉香、橘皮煎"。

按：方中人参与炙甘草补肺脾之气，百合与天门冬相配养阴润肺兼清肺热，阿胶养血滋阴润肺，细辛、款冬花、半夏三者化痰止咳，霜桑叶清肺燥，五味子滋阴生津、止咳逆上气，杏仁降气止咳。

半夏丸

组成：瓜蒌子（去壳，别研）、半夏（汤泡七次，焙，取末）各一两。

功效：清热化痰，辛通散结，润肠通便。

主治：肺脏蕴热，痰嗽，胸膈塞满。

用法：上件和匀，生姜自然汁打面糊为丸，如梧桐子大。每服五十丸，食后用姜汤送下。

诃子饮

组成：诃子（去核）一两，杏仁（泡，去皮尖）一两，通草二钱半。

功效：润肺利咽。

主治：久嗽，语声不出。

用法：上㕮咀，每服四钱，水一盏半，煨生姜切五片，煎至八分，去滓，温服，食后。

按：诃子敛肺，杏仁润肺止咳，通草轻淡通利肺金以下行。三药相伍，宣通收敛并施，润肺敛肺利咽，上收内润下利，而肺肃降得复，自然嗽止声出。

百花膏

组成：款冬花、百合（蒸，焙）。

功效：润肺养阴，止咳平喘。

主治：喘嗽不已，或痰中带血。

用法：上等分，为细末，炼蜜为丸，如龙眼大。每服一丸，食后临卧细嚼，姜汤咽下，噙化尤佳。

按：款冬花润肺、化痰、止咳，百合甘微寒，润肺止咳。二药相伍，润肺养阴，止咳平喘。

2. 喘

《重辑严氏济生方·咳喘痰饮门·喘论治》曰："夫喘者，上气也；嗽者，古人所谓咳也。"又曰："《素问》云：诸气者皆属于肺。诸喘者亦属于肺。是以人之一呼一吸谓之息；呼吸之间，脾受其气，通乎荣卫，合乎阴阳，周流一身，无过不及，然后权衡得其平矣。"严用和指出，"脏气不和，荣卫失其常度，不能随阴阳出入以成息"，会使肺气不得宣通而为喘。所列方剂有华盖散、葶苈散、二黄丸、杏参饮、四磨汤、定喘丹、人参胡桃汤、杏仁煎等。

病因病机

关于喘证的病因病机，严用和认为，总属"将息失宜，六淫所伤，七情所感，或因坠堕惊恐，渡水跌仆，饱食过伤，动作用力，遂使脏气不和，荣卫失其常度，不能随阴阳出入以成息，促迫于肺，不得宣通而为喘也"。亦即，平素调摄不当，或外感六淫，或七情内伤，或闪挫跌仆、惊恐用力，都可导致脏腑功能失常，五脏不和，气机失调，而影响肺之宣降，肺气不得宣通而发为喘。

关于此病的预后、转归，严用和指出："诊其脉滑，手足温者生；脉涩，四肢寒者死，数者亦死，谓其形损故也。更有产后喘急，为病尤亟，因产所下过多，荣卫暴竭，卫气所主，独聚于肺，故令喘急，谓之孤阳绝阴，为难治。"

治则治法

喘证的治疗，严用和认为，"当推其所感，评其虚实冷热而治之……临病之际，又加审订，对证用之，以平为期"。从所用方剂来看，风寒外束者，治宜宣肺散寒，止咳平喘；痰热壅肺者，治宜泻肺平喘，排脓化痰；痰饮内停者，治宜温化寒痰；肺气虚寒者，治宜温补肺气，化痰平喘；气机郁滞，肺气上逆者，治宜降气宽中；肺肾不足者，治宜平补肺肾，补虚定喘。

此外，从严用和治疗喘证的用药来看，有两个特点：①药食同源：如人参胡桃煎属于药食同源的临床应用，在医生指导下，掌握用量，适宜病家将养调息。②服药分寒热：定喘丹为冷服，忌热物；而人参胡桃汤为临睡热服。金石类药物，与热粥同服，可顾护胃气。

主治方药

华盖散

组成：杏仁（去皮尖，炒）、紫苏子（微炒）、麻黄（去根节）、赤茯苓（去皮）、橘红、桑白皮（炙）各一两，甘草（炙）半两。

功效：宣肺化痰，止咳平喘。

主治：风寒冷湿之气，伤于肺经，上气喘促不得睡，或声音不出者。

用法：上为细末，每服二钱，水一盏，煎至七分，食后温服。

葶苈散

组成：甜葶苈（炒）、桔梗（去芦）、瓜蒌子、川升麻、薏苡仁、桑白皮（炙）、葛根各一两，甘草（炙）半两。

功效：泻肺平喘，排脓化痰。

主治：过食煎煿，或饮酒过度，致肺壅喘不得卧，及肺痈咽燥不渴，浊唾腥臭。

用法：上㕮咀，每服四钱，水一盏半，生姜五片，煎至八分，去滓，食后温服。

二黄丸

组成：雌黄一钱，雄黄一两。

功效：温化寒痰。

主治：停痰在胸，喘息不通，呼吸欲绝。

用法：上二味，研罗极细，用黄蜡为丸，如弹子大。每服一丸，于半夜时熟煮糯米粥，乘热以药投在粥内，搅转和粥吃。

杏参饮

组成：人参、桑白皮、橘红、大腹皮、槟榔、白术、诃子（面裹煨，取肉）、半夏（汤泡七次）、桂心（不见火）、杏仁（去皮尖，炒）、紫菀

（洗）、甘草（炙）。

功效：温补肺气，化痰平喘。

主治：因坠堕惊恐，渡水跌仆，疲劳筋力，喘急不安。

用法：上等分，咬咀，每服四钱，水一盏半，生姜五片，入紫苏叶七叶，煎至七分，去滓，温服，不拘时候。

四磨汤

组成：人参、槟榔、沉香、天台乌药。

功效：破滞降逆，顺气宽中。

主治：七情伤感，上气喘息，妨闷不食。

用法：上四味，各浓磨水，和作七分盏，煎三五沸，放温服。或下养正丹尤佳。

定喘丹

组成：杏仁（去皮尖，炒，别研）、马兜铃、蝉蜕（洗去土并足翅，炒）各一两，煅砒（别研）一钱。

功效：降逆理肺，化痰平喘。

主治：男子妇人久患咳嗽，肺气喘促，倚息不得睡卧，䶌鮋嗽亦宜服之。

用法：上件为末，蒸枣肉为丸，如葵子大。每服六七丸，临睡用葱、茶清放冷送下。忌热物。

人参胡桃汤

组成：新罗人参（切片）寸许，胡桃（取肉，切片）五个。

功效：平补肺肾，补虚定喘。

主治：胸满喘急，不能睡卧。

用法：上作一服，用水一小盏，生姜五片，煎至七分，去滓，临卧温服。

杏仁煎

组成：杏仁（去皮尖）、胡桃肉。

功效：降逆平喘。

主治：久患肺喘，咳嗽不已，睡卧不得，服之即定。

用法：上等分，研为膏，入炼蜜少许，丸如弹子。每服一丸或二丸，细嚼，用姜汤咽下，食后及临卧服。

3. 痰饮

《重辑严氏济生方·咳喘痰饮门·痰饮论治》曰："饮凡有六，即悬饮、溢饮、支饮、痰饮、留饮、伏饮，巢氏载之详矣。庞安常云：人身无倒上之痰，天下无逆流之水。诚哉斯言！以此思之，人之气道贵乎顺，顺则津液流通，决无痰饮之患。"严用和在论中强调"人之气道贵乎顺，顺则津液流通，决无痰饮之患"，对后世医家诊治阴证、痰证，产生了深远的影响。其在"痰饮论治"中论述的痰饮病，从证候与主治方剂来看，不仅论述饮证，还论及某些痰证。严用和在论述"痰饮"的病因病机、治则治法时，虽然尚未严格地将痰证、饮证区分开来，但在遣方用药上是有所区分的。所列方剂有导痰汤、槟榔散、枳术汤、赤石脂散、五套丸、二生汤。

病因病机

严用和指出："人之气道贵乎顺，顺则津液流通，决无痰饮之患。调摄失宜，气道闭塞，水饮停于胸膈，结而成痰。其为病也，症状非一，为喘，为咳，为呕，为泄，为眩晕，心嘈怔忡，为惧慄寒热疼痛，为肿满挛癖，为癃闭痞隔，未有不由痰饮之所致也。"其所谓"气道"，当指三焦。《难经·三十一难》曰："三焦者，水谷之道路，气之所终始也。"三焦是通行诸气、运行水谷的道路，故称为"气道"。气道顺则津液流通，无生痰之由。倘若三焦气道闭塞，失于通达，则津液不得布散，水饮内停，结而成痰。如上所述，痰饮内停，随气流动，无处不到，为病甚多。

治则治法

关于痰饮之治疗，严用和指出："观夫治饮之法，或下，或汗，或温，或利，此固定法。愚者之见，温利之差，可以无害；汗下之错，为病不浅矣。不若顺气为先，分导次之；气顺则津液流通，痰饮运下，自小便中出。"严用和的上述治疗思想，具有重要的临床指导意义，对后世医家治疗痰证和饮证均产生了深刻的影响。从所用方剂来看，治宜燥湿祛痰，或行气开郁以治痰，或温化水饮以治饮。

主治方药

导痰汤

组成：半夏（汤泡七次）四两，天南星（炮，去皮）、橘红、枳实（去瓤，麸炒）、赤茯苓（去皮）各一两，甘草（炙）半两。

功效：燥湿祛痰，行气开郁。

主治：一切痰厥，头目眩晕；或痰饮留积不散，胸膈痞塞，胁肋胀满，头痛吐逆，喘急痰嗽，涕唾稠黏，坐卧不安，饮食可思。

用法：上㕮咀，每服四钱，水二盏，生姜十片，煎至八分，去滓，温服，食后。

按：方中半夏、天南星辛温性燥，善能燥湿化痰，且又和胃降逆；橘红、枳实燥湿化痰，理气行滞；赤茯苓健脾渗湿；甘草健脾和中，调和诸药。用药以辛温苦为主，辛，能行、能散，温通，苦降，全方体现了"治痰先理气，气顺则痰消"之意。此为严用和自创的治疗痰厥的专方，至今仍在临床广泛应用。

槟榔散

组成：槟榔、半夏（汤泡七次）、杏仁（去皮尖，炒）、桔梗（去芦，锉炒）、橘红、旋覆花（去枝梗）、干姜（炮）、白术各一两，人参、甘草（炙）各半两。

功效：化痰利气。

主治：胸膈痰饮，腹中虚鸣，食不消化；或加呕逆，或臂痛、项痛。

用法：上㕮咀，每服四钱，水一盏半，生姜五片，煎至八分，去滓，温服，不拘时候。

枳术汤

组成：肉桂（去皮，不见火）三分，附子（炮，去皮脐）、细辛（洗去土叶）、白术各一两，桔梗（去芦，锉，炒）、槟榔、甘草（炙）各三分，枳实（麸炒）二分。

功效：温化水饮，行气散结。

主治：饮癖气分诸证。

用法：上㕮咀，每服四钱，水一盏半，生姜七片，煎至七分，去滓，温服，不拘时候。

按：关于"饮癖"，首见于《外台秘要》。现代《简明中医病名辞典》解释为：指因水饮停聚胁下日久所致胁下弦急，时有水声、呕酸、嘈杂、心悬如饥等癖病证候。《医方类聚·癖病诸候·饮癖候》曰："夫饮癖者，由饮水过多，在于胁下不散又遇冷气相冲，致而有痛，呼为饮癖也。其状胁下弦急，时有水声，是其候也。"饮癖为水饮停聚气分，与寒凝结所致，可见心下坚硬如杯，水饮不下。

赤石脂散

组成：赤石脂（煅）二两。

功效：温化水饮。

主治：引饮过多，遂成痰饮，吐水无时，服诸痰药不效者。

用法：上为细末，每服二钱，用姜汤或酒调服，不拘时候。

按：关于赤石脂，《神农本草经》曰："主黄疸泄痢，肠澼脓血。"《本草汇言》曰："渗停水，去湿气。"因赤石脂性味甘涩酸温，有收湿之能，故可温化水饮。

五套丸

组成：半夏（切破）一两，天南星（每个切作十数块，二味洗，水浸三日，每日易水；次用白矾三两，研碎调入内，再浸三日，洗净，焙）、干姜（炮）、高良姜（锉，炒）、白茯苓（去皮）、白术各一两，木香（不见火）、青皮（去白）、陈皮（去白）各半两。

功效：温化痰饮。

主治：胃气虚弱，三焦痞塞，不能宣行水谷，故为痰饮。结聚胸臆之间，令人头目昏眩，胸膈胀满，咳嗽气急，呕逆腹痛；伏于中脘，亦令臂疼不举，腰脚沉重；久而不散，流入于脾；脾恶湿，得水则胀，胀则不能消化水谷，又令腹中虚满而不食也。此方"常服温脾胃，去宿冷，消留滞，化饮食，辟雾露风冷，山岚瘴疠不正非时之气。但是酒癖停饮，痰水不消，累服汤药不能作效者，服之如神"。

用法：上十味为细末，用神曲一两、大麦蘖二两，同碾取末，打糊和药为丸，如梧桐子大。每服三十丸至五十丸，温熟水送下，不拘时候。

二生汤

组成：附子（生，去皮脐）、半夏（生用）。

功效：温胃散寒，化痰止饮。

主治：原书未载主治证候。似属中焦阳虚停饮，当见咳嗽、吐逆等。

用法：上等分，㕮咀，每服四钱，水二盏，生姜十片，煎至七分，去滓，温服、空心。入少木香煎尤佳。

4. 劳瘵

《重辑严氏济生方·咳喘痰饮门·劳瘵论治》曰："夫劳瘵一证，为人之大患。凡受此病者，传变不一，积年染疾，甚至灭门，可胜叹哉。"严用和指出，心肺被虫啮是劳瘵之病根。所列方剂有鳖甲地黄汤、黄芪饮子、蛤蚧丸、太上混元丹、经效阿胶丸、地仙散等。还论及治劳瘵可使用灸法，灸膏肓俞、崔氏穴。

病因病机

严用和认为，劳瘵的病因病机，"若究其根，唯心肺受到虫啮，祸之甚也"。根据其所述病位和传变部位，劳瘵有传五脏和二十四种劳蒸的不同临床表现。

"大抵五脏所传，皆令人憎寒发热，其症状各异，有如传之于肝，则面白木枯，口苦自汗，心烦惊怖；传之于心，则面黑鼻干，口疮喜忘，大便或秘或泄；传之于脾，则面青唇黄，舌强喉梗，吐涎体瘦，饮食无味；传之于肺，面赤鼻白，吐痰咯血，喘嗽毛枯；传之于肾，则面黄耳枯，胸满髀痛，白浊遗沥"。

还有"二十四种劳蒸，亦可因证验之"。热蒸在心，少气烦闷，舌必焦黑；热蒸在小肠，腹内雷鸣，或便秘或泄泻；热蒸在肝，目昏眩晕，躁怒无时；热蒸在胆，耳聋口苦，胁下坚痛；热蒸在肾，耳轮焦枯，腰脚酸痛；热蒸在右肾，情意不定，泄精白絮；热蒸在肺，喘嗽咯血，声音嘶远；热蒸在大肠，右鼻干疼，大肠隐痛；热蒸在脾，唇口干燥，腹胁胀满，胃寒不食；热蒸在胃，鼻口干燥，腹膨自汗，睡卧不宁；热蒸在膀胱，小便黄赤，凝浊如膏；热蒸在三焦，或寒或热，中脘、膻中时觉烦闷；热蒸在膈，心胸噎塞，疼痛不舒；热蒸在宗筋，筋脉纵缓，小腹隐痛，阴器自强；热蒸在回肠，肛门秘涩，传导之时，里急后重；热蒸在玉房，男子遗精，女子白淫；热蒸在脑，眼眵头眩，口吐浊涎；热蒸在皮，肌肤鳞起，毛折发焦；热蒸在骨，板齿黑燥，大杼酸疼；热蒸在髓，肩背疼倦，胻骨酸痛；热蒸在筋，眼昏胁痛，爪甲焦枯；热蒸在脉，心烦体热，痛刺如针；热蒸在肉，自觉身热，多不奈何，四肢瞤动；热蒸在血，毛发焦枯，有时鼻衄，或复尿血等。

治则治法

关于劳瘵的治疗，严用和指出"治法，先宜去根，次须摄养调治"，还提到"亦有早灸膏肓俞、崔氏穴而得愈者。若待其根深蒂固而治之，则无及矣。平时得三五方，用之颇验，漫录于后，以为备治"。从所用方剂来看，气阴不足者，治以益气养阴清热；元气大亏，气血阴阳俱虚者，治以滋补精血、温肾助阳等。

主治方药

鳖甲地黄汤

组成：柴胡（去芦）、当归（去芦，酒浸）、麦门冬（去心）、鳖甲（醋炙）、石斛（去根）、白术、熟地黄（酒浸，焙）、茯苓（去皮）、秦艽（去芦）各一两，人参、肉桂（不见火）、甘草（炙）各半两。

功效：清虚热，补肺阴。

主治：热劳，手足烦，心怔忡，妇人血室有干血，身体羸瘠，饮食不为肌肉。

用法：上㕮咀，每服四钱，水一盏半，生姜五片，乌梅少许，煎至七分，去滓，温服，不拘时候。"此药专治热劳，其性差寒，脾胃强者方可服饵；虚甚而多汗者，不宜服"。

黄芪饮子

组成：黄芪（蜜炙）一两半，当归（去芦，酒浸）、紫菀（洗，去须）、石斛（去根）、地骨皮（去木）、人参、桑白皮、附子（炮，去皮脐）、鹿茸（酒蒸）、款冬花各一两，半夏（汤泡七次）、甘草（炙）各半两。

功效：补肺气，养阴清热。

主治：诸虚劳损，症见四肢倦怠，骨节酸痛，潮热乏力，自汗怔忡，日渐黄瘦，胸胁痞塞，不思饮食，咳嗽痰多，甚则唾血者。

用法：上㕮咀，每服四钱，水一盏半，生姜七片，枣一枚，煎至七分，去滓，温服，不拘时候。"此药温补营卫，枯燥者不宜进；唾血不止者，加阿胶、蒲黄各半两"。

按：此方中以附子、鹿茸、当归、黄芪性温之品居多，佐以石斛、地骨皮、桑白皮等性寒之品，重在温补荣卫。故素体阴虚，津液亏少者，不宜使用。

蛤蚧丸

组成：蛤蚧（酥炙）一枚，皂角（不蛀者，酥炙，去皮子）两锭，款冬花、木香（不见火）、杏仁（去皮尖，童子小便浸一昼夜，控干，蜜炒）、天麻、半夏（汤泡七次）、熟地黄（酒蒸，焙）、五味子各一两，丁香半两。

功效：补肺气，助肾阳，定喘咳。

主治：积劳咳嗽，日久不瘥。

用法：上为细末，炼蜜为丸，如梧桐子大。每服十五丸，加至二十丸，食后生姜汤下。

太上混元丹

组成：紫河车（用少妇首生男子者良，带子全者，于东流水洗断血脉，入麝香二钱在内，以线缝定，用生绢包裹，悬胎于沙瓮内，入无灰酒五升，慢火熬成膏子）一具，沉香（别研）、朱砂（别研，水飞）各一两，人参、苁蓉（酒浸）、乳香（别研）、安息香（酒煮，去砂石）各二两，白茯苓（去皮）三两。

功效：补益精血，温阳益气。

主治：劳瘵真元虚损，虚劳怯弱者。

用法：上为细末，入河车膏子，和药末，杵千百下，丸如梧桐子大，每服七十丸，空心，温酒送下，沉香汤尤佳。"详此丹以紫河车为主，但佐使之药太轻，无病人久服可以轻身延年，补损扶虚。而若病重之人服之，却宜用增添之法也。男子真阳气衰，荣卫虚耗，腰背疼痛，自汗怔忡，痰多咳喘，梦遗白浊，潮热心烦，脚膝无力，宜于内加：鹿茸（酒蒸）、川巴戟（去心）、钟乳粉、阳起石（火煅）、附子（炮，去皮脐）、黄芪（去芦）各二两，桑寄生（无则以川续断代）、生鹿角（镑）、龙骨、紫菀各一两。上依前法修制，和前药末，杵和前膏子为丸，汤使如前，或沉香汤下。妇人血海虚损，荣卫不足，多致潮热心烦，口干喜冷，腹胁刺痛，腰痛腿痛，痰多咳嗽，惊惕怔忡，经候不调，或闭断不通，宜于内加：当归（去芦，酒浸）、石斛（去根）、紫石英（煅，醋淬七次，水飞）、柏子仁（微炒，别研）、鹿茸（酒浸）、鳖甲（醋炙）各二两，卷柏叶一两，川牛膝（去芦，酒浸）一两半。上依前法修制，和前药末，杵和前膏子为丸，汤使如前任下。虚寒者，加炮熟附子二两；咳嗽者，加紫菀茸二两"。

经效阿胶丸

组成：阿胶（蛤粉炒）、生地黄（洗）、卷柏叶（锉，炒）、山药（锉，炒）、大蓟根、五味子、鸡苏各一两，柏子仁（炒，别研）、人参、茯苓（去皮）、百部（洗，去心）、防风（去芦）、远志（甘草水煮，去心）、麦门冬（去心）各半两。

功效：滋阴清热止血。

主治：劳嗽，并咳血、唾血。

用法：上为细末，炼蜜为丸，如弹子大。每服一丸，细嚼，浓煎小麦汤或麦门冬汤咽下。

地仙散

组成：地骨皮（去木）二两，防风（去芦）一两，甘草（炙）半两。

功效：滋阴，清热，生津。

主治：骨蒸肌热，一切虚劳烦躁。

用法：上㕮咀，每服四钱，水一盏半，生姜五片，煎至八分，去滓，温服，不拘时候。

灸法

治疗劳瘵，除内服汤剂，还可应用艾灸。《重辑严氏济生方·咳喘痰饮门·劳瘵论治》曰："有早灸膏肓俞、崔氏穴而得愈者。"此法运用时，共分三次点两穴，谓之四花穴。灸两穴各百壮，三次共六穴，各取离日量度，度讫即下火，唯须三月三日艾最佳。疾瘵，百日内慎饮食、房室，安心于静处将息。若一月后觉未痊，复初穴上再灸。

灸法可治多种骨蒸，如胞蒸，小便赤黄；玉房蒸，男遗尿失精，女月漏不调；脑蒸，头眩闷热；髓蒸，觉髓沸热；骨蒸，齿黑；筋蒸，甲焦；血蒸，发焦；脉蒸，急缓不调；肝蒸，或时眼前昏眩；心蒸，舌焦，或疮或时胸满闷；脾蒸，唇焦折或口疮；肺蒸，口干生疮；肾蒸，耳干焦；膀胱蒸，右耳焦；胆蒸，眼目失光；胃蒸，舌下痛；小肠蒸，下泄不禁；大肠蒸，右鼻孔疼痛；三焦蒸，乍寒乍热；肉蒸，别人觉热自觉冷；皮蒸，皮肉生鸡皮起；气蒸，通身壮热，不自安息。

严用和使用灸法时，对于艾炷大小、采艾时间及艾灸用火，均非常讲究。如艾炷大小，须令脚跟足三分；若不足三分，恐覆孔穴不备，穴中经脉火气不行，即不能抽邪气引正气。治小儿，必以中指取穴为准。艾叶的采摘时间：以端午日，日未出时采摘较佳。艾灸时用火：凡取火者，宜敲石取火，或水晶镜子取火，天阴则以槐木取火。慎不可用松、柏、柿、桑、枣、榆、柳、竹等木火，用灸必害肌血。

（十四）宿食

《重辑严氏济生方·宿食门·宿食论治》曰："《难经》云：脾气通于口，口和则知谷味矣。心气通于舌，舌和则知五味矣。是知谷味、五味，莫不经由口舌而入于胃也。"因而，宿食之病多因素体脾胃虚弱，加之饮食不节，致饮食停蓄于胃脘所致。所列方剂有黑丸子、如意丸、阿魏丸等。

病因病机

关于宿食的病因病机，《重辑严氏济生方·宿食门·宿食论治》曰："善摄生者，谨于和调，使一饮一食，入于胃中，随消随化，则无滞留之息；若禀受怯弱，饥饱失时，或过餐五味、鱼腥、乳酪，强食生冷果菜，停蓄胃脘，遂成宿滞。"若胃中有宿食停留，轻则吞酸呕恶，胸膈满闷，噫气噎膈；或泄泻，或利下不止；久则积聚，结成癥瘕，面黄羸瘦。若宿食内停日久，还会出现诸种变证。

治则治法

关于宿食的治疗，严用和指出："大率才有停滞，当量人虚实，速宜克化之，不可后时，弄成沉疴也。"亦即，当根据脾胃之气的强弱，及时采用消导之法，令宿食得以速去。否则脾胃损伤，容易形成沉疴痼疾。从所用方剂来看，主要治法有消积、止痢、化痰、下气、行滞等。

主治方药

黑丸子

组成：乌梅肉七个，百草霜三钱，杏仁（去皮尖，别研）三七枚，巴豆（去壳并油）二枚，半夏（汤泡七次）九枚，缩砂仁三七枚。

功效：去积滞，止泻痢。

主治：中脘有宿食，吞酸恶心，口吐清水，噫宿腐气；或心腹疼痛，及中虚积聚，飧泄，赤白痢下。

用法：上为细末，和匀，用薄糊为丸，如黍米大。每服十五丸，加至二十丸，用熟水送下，姜汤亦得。更看虚实增损丸数。或因食生冷、鱼脍等，用治中汤送下亦可。

按：上述用法中提到的治中汤，出自《太平惠民和剂局方》。方由人参、甘草、干姜、白术、青皮、陈皮组成，可健脾益气，温中行气。

如意丸

组成：枳壳（去瓤）、槟榔、橘红、半夏（汤泡七次）、蓬术、京三棱、干姜（炮）、黄连（去须）各二两，巴豆三七粒（连壳用）。

功效：化痰，逐瘀，下气，行滞。

主治：虚中积冷，气弱有伤，不能传化，心下坚痞，两胁胀满，心腹疼痛，噫宿腐气；及霍乱吐泻，米谷不消，久痢赤白，脓血相杂，久病黄色羸瘦，及腹中一切食癥之疾，并皆治之。

用法：上件，除巴豆外，锉如豆大，用好醋合巴豆煮干，去巴豆，余药焙，为细末，薄糊为丸，如绿豆大。每服十丸，加至十五丸，用茶清、姜汤任下，食后临卧服。有孕妇人不宜服。

按：因中焦脾胃虚寒，运化无力，遂至宿食内停，日久成积。故在行气消积的同时，配伍化痰逐瘀之品，寒温并用，辛开苦降，以奏化痰消积之功。

阿魏丸

组成：阿魏（酒浸化，旋入）、官桂（不见火）、蓬术（炮）、麦蘖（炒）、神曲（炒）、青皮（去瓤）、萝卜子（炒）、白术、干姜（炮）各半两，百草霜三钱，巴豆（去壳、油）三七个。

功效：消痞积，温脾胃。

主治：脾胃怯弱，食肉食面，或食生果，停滞中焦，不能克化，症见腹胀疼痛，呕恶不食，或痢或秘者。

用法：上件，为细末，和匀，用薄糊为丸，如绿豆大。每服二十丸，不拘时，姜汤送下。面伤用面汤下；生果伤胃，麝香汤送下。

（十五）呕吐翻胃噎膈

1. 呕吐

《重辑严氏济生方·呕吐翻胃噎膈门·呕吐论治》曰："夫人受天地之

中以生，莫不以胃为主。盖胃受水谷，脾主运化，生血生气，以充四体者也。若脾胃无所伤，则无呕吐之患。"呕吐主要责之于脾胃受伤。所列方剂有理中汤、丁香半夏丸、大藿香散、旋覆花汤、竹茹汤、赤芍药汤、玉浮丸、胃丹等。

病因病机

关于呕吐的病因病机，严用和指出："饮食失节，温凉不调，或喜腥脍乳酪，或贪生冷肥腻，动扰于胃，胃即病矣，则脾气停滞，清浊不分，中焦痞满，遂成呕吐之患焉。然此特论饮食过伤，风凉冷湿之作由致也，又如忧思伤感，宿寒在胃，中脘伏痰，胃受邪热、瘀血停蓄，亦能令人呕吐。"

治则治法

关于呕吐的治疗，严用和指出："治疗之法，详具于后，临病之际，更加审谛而用之，无不得其宜矣。"从所用方剂来看，治宜温中散寒，或健脾和胃，或降逆止呕，或理气解郁等。

主治方药

理中汤

组成：人参、甘草（炙）、干姜（炮）、白术各等分。

功效：益气健脾，温中去湿。

主治：过食生冷，或饮寒浆，遂成吐下，胀满，食不消，心腹痛。

用法：上为锉散，每服四钱，水一大盏，煎至七分，去滓，温服，不拘时候。加减法：吐甚者，加半夏、生姜煎；或饮食不节，过食生冷、肥腻、腥脍，吐逆不止，加青皮、陈皮煎理中汤；夏月患霍乱吐利，宜进香薷饮，已载诸疟门中；或因伤风伤湿吐逆，皆宜用五苓散，多加生姜煎；伤风加葱白、生姜煎，最佳。

按：此方载于"霍乱门·霍乱论治"，但加减之法与此有别。

丁香半夏丸

组成：丁香（不见火）一两，干姜（炮）、半夏（汤泡七次）、橘红各二两，白术一两半。

功效：温中和胃，散寒止呕。

主治：宿寒在胃，呕吐吞酸。

用法：上为细末，生姜自然汁打糊为丸，如梧桐子大。每服五十丸，食前，淡姜汤送下。

大藿香散

组成：藿香叶、半夏曲、白术、木香（不见火）各一两，白茯苓（去皮）、桔梗（去芦，锉，炒）、人参、枇杷叶（拭去毛）、官桂（不见火）、甘草（炙）各半两。

功效：理气解郁。

主治：忧、愁、思、虑、悲、恐、惊，七情伤感，气郁于中，变成呕吐，或作寒热，眩晕，痞满，不进饮食。

用法：上为细末，每服三钱，水一大盏，生姜五片，枣子一枚，煎至七分，去滓，温服，不拘时候。

旋覆花汤

组成：旋覆花（去梗）、半夏（汤泡七次）、橘红、干姜（炮）各一两，槟榔、人参、甘草（炙）、白术各半两。

功效：降逆止呕。

主治：痰伏中脘，吐逆、眩晕。

用法：上㕮咀，每服四钱，水一盏半，生姜七片，煎至七分，去滓，温服，不拘时候。

竹茹汤

组成：葛根三两，半夏（汤泡七次）二两，甘草（炙）一两。

功效：清热除烦止呕。

主治：胃受邪热，心烦，喜冷，呕吐不止。

用法：上㕮咀，每服五钱，水二盏，入竹茹枣许大，姜五片，煎至七分，去滓，取清汁，微冷，细细服，不拘时候。

赤芍药汤

组成：赤芍药二两，半夏（汤泡七次）一两半，橘红一两。

功效：活血祛痰，降逆和胃。

主治：瘀血蓄胃，心下满，食入即呕血，名曰血呕。

用法：上㕮咀，每服四钱，水一盏半，姜七片，煎至七分，去滓，温服，不拘时候。

玉浮丸

组成：人参、白僵蚕（炒去丝）、白术、干姜（炮）、丁香、肉豆蔻（面裹煨）、橘红、白豆蔻仁、麦蘖（炒）、附子（炮，去皮脐）、木香（不见火）、南星（炮）、槟榔、半夏（汤泡七次）、甘草（炙）。

功效：温肾健脾，和胃止呕。

主治：男子妇人，脾胃虚弱，一切呕吐，及久新翻胃，"不问得病之由，皆可服之，真良方也"。

用法：上等分，为细末，每药二分，用生面一分和匀，入百沸汤煮令浮，搅和，再取生姜自然汁搜和丸，如梧桐子大。每服二钱，用淡姜汤下，不拘时候。病甚者，不过三服。恶热药者，去附子；大便秘者，去肉豆蔻。严用和认为，此方可以治疗一切因脾胃虚弱所致呕吐，无问男女，不论新病、久病，均可使用本方。

胃丹

组成：朱砂（大块不夹石者）五十两，新罗人参、缩砂仁、肉豆蔻（面裹，煨）、荜澄茄、白豆蔻仁、红豆、高良姜（锉，炒）、附子（炮，去皮脐）、白术、厚朴（姜汁制炒）、丁香（不见火）、藿香叶、五味子、干姜（炮，去土）、胡椒、益智仁、麦门冬（去心）、草果仁、橘红各四两。

功效：补益脾肾，理气和胃。

主治：善治真阳衰虚，心火怯弱，不养脾土，冲和失布，中州虚寒，饮食不进，胸膈痞塞；或不食而胀满，或已食而不消，痰逆恶心，翻胃吐食，脏气虚寒，米谷不化，心腹绞痛，泄利不止。"朱砂禀太阴之精，不经火煅，以丁、附等脾药，阴炼成丹，平补不僭……应是一切脾胃诸疾，不问男子、妇人，皆可服之"。

用法："上将人参等二十味，各如法修制，锉如豆大；以银锅一口，用白沙蜜五十斤，将药一半同蜜拌匀，入银锅内，以夹生绢袋盛贮朱砂，悬宕锅内，以桑柴火重汤煮四日四夜；换蜜五斤入前药一半和匀，再煮三日三夜，取砂淘净焙干，入乳钵，用玉锤研，直候十分细，米粽为丸，如绿豆大，阴干。每服五十粒，加至十五粒，空心食前，用人参汤送下，枣汤亦得。如或呕吐，用淡姜汤送下。忌猪、羊血"（《重辑严氏济生方·五脏门·脾胃虚实论治》）。

按：关于"胃丹"的以上内容，转载于"五脏门·脾胃虚实论治"。

2. 翻胃

《重辑严氏济生方·呕吐翻胃噎膈门·翻胃评治》曰："夫翻胃者，本乎胃，食物呕吐，胃不受纳，言胃口翻也。"指出外感六淫或七情感伤，损伤脾胃，不能消磨谷食，遂成翻胃。所列方剂有太仓丸、入药灵砂、青金丹、丁附散等。

病因病机

关于翻胃的病因病机，《重辑严氏济生方·呕吐翻胃噎膈门·翻胃评治》曰："多因胃气先逆，饮酒过伤，或积风寒，或因忧思恛忱，或因蓄怒抑郁，宿食痼癖，积聚冷痰，动扰脾胃，不能消磨谷食，致成斯疾。"亦即，翻胃多因胃气上逆所致，若平素饮酒过度，或外感风寒，或因七情感伤，或冷痰积聚，导致脾胃内伤，不能消磨水谷，停滞中焦，遂导致翻胃。严用和还指出，男女皆可能患翻胃之病，但其病因病机则有所不同。"女子得之，多由血气虚损；男子得之，多因下元冷惫"。

呕吐是翻胃的主要见证，但具体临床各有不同。有刚进食便吐者，也有饮食良久而后呕吐者。受病异同及其发病机理，临证治疗时当详细诊察。

治则治法

因翻胃为胃气上逆所致，故治疗上当和胃、理气、宽中。从所用方剂来看，治宜温中散寒、健脾和胃、降逆止呕。服药无效者，还可以配合艾灸，取穴中脘、足三里等。严用和治疗翻胃，十分重视顾护胃气。如脾胃虚弱者，餐后服药，并用淡姜汤送服以温胃。对于重症，粥药不下者，借助附子、丁香药力，与粟米粥同煮，以求胃气和顺，药食得以入胃。

主治方药

太仓丸

组成：陈仓米（用黄土炒米熟，去土不用）一升，白豆蔻二两，丁香一两，缩砂仁二两。

功效：温中和胃，降逆止呕。

主治：脾胃虚弱，不进饮食，翻胃不食，亦宜服之。

用法：上为细末，用生姜自然汁泛丸，如梧桐子大。每服百丸，食后用淡姜汤送下。

入药灵砂

组成：灵砂末一两，丁香末、木香末、胡椒末各半钱。

功效：散寒暖胃。

主治：翻胃呕吐，食饮不下。

用法：上件和匀，煮枣圈肉杵和为丸，如绿豆大。每服五十粒，生姜米饮送下，不拘时候。

青金丹

组成：水银八钱，生硫黄（别研）一钱。

功效：温暖脾肾。

主治：一切吐逆。

用法：上二件，入无油铫内，用慢火化开，以柳木篦子拨炒，或有烟焰，以醋洒之，结成砂子，再研为细末，用棕尖杵和为丸，如绿豆大。每服三十丸，用生姜橘皮煎汤送下，不拘时候。

按：青金丹，又名二气丹，用于治疗虚冷，阴阳痞隔，吐逆。观此方药物组成，均为矿物质，此方现在临床已很少使用，如使用请遵医嘱。

丁附散

组成：大附子一只。

功效：温胃止吐。

主治：翻胃吐逆，粥药不下者。

用法：上坐于砖上，四面著火，渐渐逼热，淬入生姜自然汁中浸一霎时，再用火逼，再淬，约尽姜汁半碗为度。削去皮，焙干为末，入丁香末二钱和匀，每服二钱，水一盏，粟米少许，煎至七分，滤去粟米，带温服之，不拘时候，不过三服。

灸法

翻胃者服药不效，可使用艾灸治疗。分别选取中脘、足三里。中脘一穴，在脐上四寸；足三里一穴，在膝下三寸，各灸七壮或九壮。

3. 五噎五膈

《重辑严氏济生方·呕吐翻胃噎膈门》曰："《素问》云：三阳结，谓之膈。"篇中论及五膈、五噎。五膈，为忧膈、恚膈、寒膈、热膈、气膈；五噎，为忧噎、思噎、劳噎、食噎、气噎。严用和首次将噎、膈并称，提出

"噎膈"病名。所列方剂有五噎散、五膈散、瓜蒌实丸。

病因病机

关于噎膈的病因病机，《重辑严氏济生方·呕吐翻胃噎膈门·五噎五膈论治》曰："气之与神并为阳也，逸则气神安，劳则气神耗。倘或寒温失宜，食饮乖度，七情伤感，气神俱忧，使阳气先结，阴气后乱，阴阳不和，脏腑生病，结于胸膈，则成膈；气留于咽嗌，则成噎。五膈者，忧、恚、寒、热、气也；五噎者，忧、思、劳、食、气也。其为病者，令人胸膈痞闷，呕逆噎塞，妨碍饮食，胸痛彻背，或胁下支满，或心忪喜忘，咽噎，气不舒。"此外，还论及胸痹之见证。胸痹为"下虚，气上控膈"所致，症见"心下坚满痞急，肌中苦痹，缓急如刺，不得俯仰"。

治则治法

关于五噎五膈的治法，严用和指出"治疗之法，调顺阴阳，化痰下气"，使"阴阳平匀，气顺痰下，膈噎之疾无由作矣"。从所用方剂来看，治宜理气健脾，化痰降逆止呃。

主治方药

五噎散

组成：人参，半夏（汤泡七次），桔梗（去芦，锉，炒），白豆蔻仁，木香（不见火），杵头糠，白术，荜澄茄，沉香（不见火），枇杷叶（拭去毛），干、生姜各一两，甘草（炙）半两。

功效：降逆止呃。

主治：五噎，食不下，呕呃痰多，咽喉噎塞，胸背满痛。

用法：上为细末，每服二钱，水一中盏，生姜七片，煎至六分，食后，温服。

五膈散

组成：枳壳（去瓤，麸炒）、木香（不见火）、青皮（去白）、大腹子、白术、半夏曲（锉，炒）、丁香（不见火）、天南星（汤泡，去皮）、干姜（炮）、麦蘖（炒）、草果仁各一两，甘草（炙）半两。

功效：理气健脾，化痰降逆。

主治：五膈，胸膈痞闷，诸气结聚，胁肋胀满，痰逆恶心，不进饮食。

用法：上为细末，每服二钱，水一中盏，生姜五片，煎至六分，温服，不拘时候。

瓜蒌实丸

组成：瓜蒌实（别研）、枳壳（去瓤，麸炒）、半夏（汤泡七次）、桔梗（炒）各一两。

功效：理气散结。

主治：胸痞，胸中痛彻背，喘急妨闷。

用法：上为细末，姜汁打糊为丸，如梧桐子大。每服五十丸，食后，用淡姜汤送下。

4. 咳逆

《重辑严氏济生方·呕吐翻胃噎膈门·咳逆论治》曰："夫咳逆之病，考详诸书，无该载者，唯孙真人云：咳逆遍寻方论，无此名称，但古人以咳逆为哕耳。"可见严用和所谓"咳逆"与"哕"同义。俗称打呃，指胃气上逆、咽喉间频频呃呃作声，是胃膈气逆之征。论中指出，胃中虚寒或胃虚膈热，均可使胃气上逆而咳逆。治疗所用方剂，有羌活附子散、橘皮汤、柿蒂汤。还可治以灸法。

病因病机

关于咳逆的病因病机，严用和认为，可分寒、热两端。其一，"因吐利之后，胃中虚寒，遂成此证"。其二，因"胃虚膈上热"所致。此外，若老人、虚人、久病及妇人产后见咳逆者，多为胃气衰败之象。

治则治法

关于咳逆的治疗，从所用方剂来看，当区分胃寒或胃热，即辨证施治。属胃中虚寒者，则温胃散寒，降逆止哕；属胃虚膈上热者，则补虚清热，和胃降逆。

主治方药

羌活附子散

组成：羌活（去芦）、附子（炮，去皮脐）、茴香（炒）各半两，干姜（炮，去土）、丁香各一两。

功效：温中散寒，和胃降逆。

主治：吐利后，胃寒咳逆。

用法：上为细末，每服二钱，水一盏，入盐少许，煎至七分，空心热服。

橘皮汤

组成：橘皮（去白）二两，人参、甘草（炙）各半两。

功效：补虚清热，和胃降逆。

主治：吐利后胃中虚，膈上热，咳逆者。

用法：上锉散，每服四钱，水一盏半，竹茹一小块，生姜五片，枣二枚，煎至七分，去滓，温服，不拘时候。

柿蒂汤

组成：柿蒂、丁香各一两。

功效：温胃散寒，行气降逆。

主治：阴寒停滞于胃，症见胸满、咳逆不止者。

用法：上㕮咀，每服四钱，水一盏半，姜五片，煎至七分，去滓，热服，不拘时候。

5. 灸法

咳逆不止者,除治以汤剂外,还可使用灸法治疗。取穴:男左女右。在胸壁上,妇人屈乳头向下尽处,骨间凹陷动脉搏动处。丈夫及乳小者,距离乳头以一指为宽度,骨间凹陷动脉搏动处。艾炷如小豆许,灸三壮。

(十六)胀满

《重辑严氏济生方·胀满门·胀满论治》曰:"大抵人之脾胃,主于中州,大腹小腹是其候也。若阳气外强,阴气内正,则脏气得其平。"胀满亦无由以生。指出胀满是因脾胃气机失于冲和所致。所列方剂有平肝饮子、紫苏子汤、枳实汤、朴附汤、强中汤、桂香丸、独圣汤、大正气散等。

病因病机

关于胀满的病因病机,论中指出:"苟或将理失宜,风寒暑湿得以外袭,喜怒忧思得以内伤,食啖生冷,过饮寒浆,扰动冲和,如是阴气当升而不升,阳气当降而不降,中焦痞结,必成胀满。"亦即,平素将养不当,风寒暑湿从外入侵,喜怒忧思内伤脾胃;或过食生冷,损伤脾胃,致脾胃冲和失常,脾气不升,胃气不降,中焦痞塞,因而胀满。而且,如若"胀满不已,变证多端,或肠鸣气走辘辘有声;或两胁、腰背痛连上下;或头痛呕逆,或胸闷不食,或大小便为之不利,未有不因胀满而使焉。更有五疸、水气、脚气及妇人血膨,皆令人胀满"。此外,严用和还从脉象推测胀满的预后。其曰:"若论其脉,脉浮者可治,脉虚小者为难治。"

治则治法

关于胀满的治疗,从所用方剂来看,主要治法为理气健脾,祛湿除满。中焦虚寒者,治以温中散寒;中焦蕴热者,治以清热消痞,通腑导滞;兼有肾阳虚,则温补脾肾。

主治方药

平肝饮子

组成：防风（去芦）、桂枝（不见火）、枳壳（去瓤，麸炒）、赤芍药、桔梗（去芦，锉，炒）各一两，木香（不见火）、人参、槟榔、当归（去芦，酒浸）、川芎、橘红、甘草（炙）各半两。

功效：疏肝理气，平胃除满。

主治：喜怒不节，肝气不平，邪乘脾胃，心腹胀满，连两胁妨闷，头晕呕逆，脉来浮弦。

用法：上㕮咀，每服四钱，水一盏半，姜五片，煎至七分，去滓，温服，不拘时候。

紫苏子汤

组成：紫苏子（一两），大腹皮、草果仁、半夏（汤泡七次）、厚朴（去皮，姜制，炒）、木香（不见火）、橘红、木通、白术、枳实（去瓤，麸炒）、人参、甘草（炙）各半两。

功效：理气健脾。

主治：忧思过度，邪伤脾肺，心腹膨胀，喘促胸满，肠鸣气走，辘辘有声，大小便不利，脉虚紧而涩。

用法：上㕮咀，每服四钱，水一盏半，生姜五片，枣二枚，煎至七分，去滓，温服，不拘时候。

枳实汤

组成：枳实（去瓤，麸炒）半两，厚朴（姜制，炒）一两，大黄（酒蒸）、甘草（炙）各三钱，桂心（不见火）二钱半。

功效：清热消痞，通腑导滞。

主治：热胀，腹胀发热，大便秘实，脉多洪数。

用法：上㕮咀，每服四钱，水一盏半，生姜五片，枣二枚，煎至七分，去滓，温服，不拘时候。

朴附汤

组成：附子（炮，去皮脐）、厚朴（姜制，炒）。

功效：温补脾肾，下气消积。

主治：寒胀，老人虚人中寒下虚，心腹膨胀，不喜饮食，脉来浮迟而弱。

用法：上二味等分，咬咀，每服四钱，水二盏，姜七片，枣子二枚，煎至八分，去滓，温服，不拘时候。"少加木香尤佳"。

强中汤

组成：干姜（炮，去土）、白术各一两，青皮（去白）、橘红、人参、附子（炮，去皮脐）、厚朴（姜制，炒）、甘草（炙）各半两，草果仁、丁香各三两。

功效：温中健脾行气。

主治：脾胃不和，食啖生冷，过饮寒浆，多致腹胀，心下痞满，有妨饮食，甚则腹痛。

用法：上咬咀，每服四钱，水一盏半，生姜五片，大枣二枚，煎至七分，去滓，温服，不拘时候。"呕者加半夏半两，或食面致胀满，加萝卜子半两"。

桂香丸

组成：肉桂（不见火）一两，麝香（别研）一钱。

功效：温通散寒止痛。

主治：大人小儿过食杂果，腹胀气急。

用法：上为细末，饭丸如绿豆大，大人十五丸，小儿七丸，不拘时候，熟水送下，未痊再服。

按：方中麝香辛温，肉桂辛甘大热，故可温通散寒止痛。

独圣汤

组成：盐（五合）。

功效：催吐。

主治：脾胃不足，过食瓜果，心腹胀坚，痛闷不安。

用法：上用水一升煎消，顿服，自吐下即定。或因食麦，令人腹胀，酒和姜汁饮一两杯即消。

大正气散

组成：厚朴（姜制，炒）、藿香叶、半夏（汤泡七次）、橘红、白术各一两，甘草（炙）、槟榔、桂枝（不见火）、枳壳（去瓤，麸炒）、干姜（炮）各半两。

功效：健脾祛湿。

主治：脾胃怯弱，风寒湿气伤动冲和，心腹胀满，有妨饮食。

用法：上㕮咀，每服四钱，水一盏半，生姜五片，枣子二枚，煎至七分，去滓，温服，不拘时候。

（十七）霍乱

《重辑严氏济生方·霍乱门·霍乱论治》曰："人生禀命，以五脏为主，应乎五行，本于五味。《素问》云：阴之所生，本在五味。"指出霍乱主要是因"饮食不节"所伤。所列方剂有理中汤、姜附汤、通脉四逆汤、加味香薷饮、麦门冬汤。此外，亦可使用洗法、渍法、灸法等。

病因病机

关于霍乱的病因病机，"霍乱论治"中指出："过食尚乃有伤，何况饱食豚脍，复餐乳酪，海陆百品，无所不啖，眠卧冷席，多饮寒浆，胃中诸食结而不消，阴阳二气壅而反戾，挥霍之间，变成吐利，此名霍乱。轻者脚多转筋，甚者遍体转筋。"由上可见，严用和所论霍乱，是因"胃中诸食结而不消，阴阳二气壅而反戾"所致。此外，严用和还指出："夏月伏暑，亦令人吐利，伤寒亦令人吐利。"伏暑、伤寒之吐利，与霍乱之病因病机有所不同。霍乱的预后转归："大抵霍乱，脉来浮洪者可治，脉来微而迟，气少不语者不可治。"因脉浮洪者，正气尚盛，故尚可治疗；若脉象微而迟，气少不语者，说明气阴不足，预后不佳。

治则治法

关于霍乱的治疗，严用和指出："当察其由，施以治法。"从所用方剂来看，运脾化湿为基本治法，临证中再根据寒湿、湿热与暑湿的不同，分别采用温化寒湿、清化湿热、清暑祛湿、健运脾胃之法。

主治方药

理中汤

组成：人参、甘草（炙）、干姜（炮）、白术各等分。

功效：益气健脾，温中去湿。

主治：过食生冷，或饮寒浆，遂成吐下，胀满，食不消，心腹痛。

用法：上为锉散，每服四钱，水一大盏，煎至七分，去滓，温服，不拘时候。"若脐上筑者，肾气动也，去术加桂一两；吐多者，去术加生姜、半夏各半两；利多者，复用术；心悸者，加茯苓一两；渴水者，倍术一两；腹痛者，倍干姜一两；腹满者，去术加附子、厚朴各半两；病退而不食者，加白豆蔻、橘红、麦蘖各半两"。

姜附汤

组成：干姜（炮）、附子（炮，去皮脐）、甘草（炙）各等分。

功效：温阳健脾。

主治：霍乱转筋，手足厥冷，多汗呕逆。

用法：上㕮咀，每服四钱，水一盏半，生姜五片，煎至七分，去滓，温服，食前。利不止加少肉蔻，气乏加人参。

按： 此方转引自"诸寒门·中寒论治"。

通脉四逆汤

组成：吴茱萸（炒）二两，附子（炮，去皮脐）一两，桂心（去皮，不见火）、通草、细辛（洗去叶土）、白芍药、甘草（炙）各半两，当归（去芦）三钱。

功效：温经散寒，活血通脉。

主治：霍乱多寒，肉冷脉绝。

用法：上㕮咀，每服四钱，水一盏，酒半盏，生姜七片，枣子一枚，煎至七分，去滓，温服，不拘时候。

加味香薷饮

组成：香薷半斤，扁豆四两，厚朴（姜制，炒），槟榔二两，黄连（去须）三两。

功效：清热解暑，和胃化湿。

主治：夏月伏暑，霍乱，吐利不止，烦闷多渴。

用法：上㕮咀，每服四钱，水一盏，用酒半盏，煎至八分，去滓，沉冷服，不拘时候。

按：此方转引自"诸暑门·中暑论治"。

麦门冬汤

组成：麦门冬（去心）、橘皮（去白）、半夏（汤泡七次）、白茯苓（去皮）、白术各一两，人参、甘草（炙）各半两，小麦半合。

功效：健脾化湿，生津止渴。

主治：霍乱已愈，烦热不解，多渴，小便不利。

用法：上㕮咀，每服四钱，水一盏半，生姜五片，乌梅少许，煎至八分，去滓，温服，不拘时候。

洗法

组成：蓼一把。

功效：下水气，止霍乱。

主治：霍乱转筋。

用法：蓼一把，去两头，水三升，煮取二升，放温重洗。

渍法

组成：盐。

功效：温散寒湿。

主治：寒湿霍乱，吐泻伤阳，津液亏虚，转筋入腹者。

用法：盐多用，煎汤于槽中，暖渍之。

灸法

组成：盐，艾。

功效：回阳救逆。

主治：霍乱已死，腹中有暖气者。

用法：盐纳脐中，灸二七壮。

（十八）黄疸

《重辑严氏济生方·黄疸门·五疸论治》曰："古方论有黄疸，有疸病，命名不同，其实一也。详观他书，黄有三十六种，疸有五种。三十六种黄者，《圣惠方》载之备矣。五疸之证感之多者，不容不详。其五疸者，黄汗、黄疸、谷疸、酒疸、女劳疸是也。"严用和认为"五疸"为临床所多见，故详加论述。五疸，除女劳疸以外，其他均与脾胃湿热内蕴有关。所列方剂有黄芪散、茵陈散、谷疸丸、葛根汤、茵陈汤、加减五苓汤、秦艽饮子、滑石散。

病因病机

五疸有黄汗、黄疸、谷疸、酒疸、女劳疸之分，病因病机各有不同。据《重辑严氏济生方·黄疸门·五疸论治》所论，黄汗，"身体俱肿，汗出不渴，状如风水，汗出染衣，黄如柏汁，脉象自沉。此由脾胃有热，汗出后入水浴，水入汗孔中"，湿热交争所致。黄疸，"食后即饥，身体、面目、爪甲、牙齿及小便俱黄，欲安卧，或身体多赤多青，必发寒热。此由酒食过度，脏腑热极，水谷相并，积于脾胃，复为风湿所搏，结滞不散，热气郁蒸所为也"。亦即，由于过度饮酒，湿热内生，又外感风湿，湿热郁蒸，外透不得，故发为黄疸。谷疸，"由大饥大食，胃气冲蒸所致也"。症见"食毕即头眩，心中郁闷不畅，发黄"。谷疸是因饮食不节，损伤脾胃，中焦湿热蕴蒸所致。酒疸，是"由饮酒多，进谷少，胃内生热，因大醉当风入水而致"。症见"身目发黄，心中懊痛，足胫满，小便黄，面发赤斑"。酒疸因饮酒过度，湿热内生，外感寒湿，湿热蕴蒸而发。女劳疸，"由大劳大热，不能保摄，房后入水所致"。症见"身目皆黄，发热恶寒，小腹满急，小便不利"。女劳疸多因房劳伤肾，肾虚外感湿邪所致。

治则治法

关于黄疸的治疗，从所用方剂来看，主要治法为清热利湿。临证中根据湿热轻重，部位不同，分别兼以疏肝利胆，或益气健脾，或活血化瘀，或清热利尿等。严用和还具体指出："其间多渴而腹胀者，其病难疗。又有时气伤风、伤寒、伏暑，亦令人发黄。五疸，口淡，怔忡，耳鸣，脚弱，微寒发热，小便白浊，当作虚证治，不可妄投凉剂，愈伤血气。"

主治方药

黄芪散

组成：黄芪（去芦，蜜水炙）、赤芍药、茵陈各二两，石膏四两，麦门冬（去心）、豉各一两，甘草（炙）半两。

功效：益气健脾，清热利湿。

主治：黄汗。

用法：上㕮咀，每服四钱，水一盏半，姜五片，煎至八分，去滓，温服，不拘时候。

茵陈散

组成：茵陈、木通、栀子仁各一两，大黄（炒）一两，瓜蒌一个，石膏二两，甘草（炙）半两。

功效：疏肝利胆，清热利湿。

主治：黄疸。

用法：上咬咀，每服四钱，水一盏半，生姜五片，葱白一茎，同煎至八分，去滓，温服，不拘时候。

谷疸丸

组成：苦参三两，龙胆草一两，牛胆一枚。

功效：清热利湿。

主治：谷疸。

用法：上为细末，用牛胆汁入少炼蜜为丸，如梧桐子大。每服五十丸，空心食前，熟水或生姜甘草汤送下。

葛根汤

组成：葛根二两，枳实（去瓤，麸炒）、栀子仁、豉各一两，甘草（炙）半两。

功效：清热利湿，消疸退黄。

主治：酒疸。

用法：上咬咀，每服四钱，水一盏半，煎至八分，去滓，温服，不拘时候。

茵陈汤

组成：茵陈二两，大黄一两，栀子仁三钱。

功效：化瘀清热利湿。

主治：时行瘀热在里，郁蒸不消，化为发黄。

用法：上咬咀，每服四钱，水一盏半，煎至八分，去滓，温服，不拘时候。

加减五苓汤

组成：赤茯苓（去皮）、猪苓（去皮）、泽泻、白术、茵陈各等分。

功效：解暑祛湿，清热利尿。

主治：伏暑郁而发黄，烦渴，小便不利。

用法：上为咬咀，每服四钱，水一盏半，煎至八分，去滓，温服，不拘时候。

秦艽饮子

组成：秦艽（去芦）、当归（去芦，酒浸）、芍药、白术、官桂（去皮，不见火）、茯苓（去皮）、熟地黄（酒蒸）、橘红、小草（即远志）、川芎各一两，半夏（汤泡）、甘草（炙）各半两。

功效：补虚除湿。

主治：五疸，口淡，耳鸣，脚弱，微寒发热，小便白浊。

用法：上咬咀，每服四钱，水一盏半，姜五片，煎至七分，去滓，温服，不拘时候。

滑石散

组成：滑石一两半，白矾（烧令汁尽）一两。

功效：清热生津，利水通淋。

主治：女劳疸，身目俱黄，恶寒发热，小腹满急，小便艰难。

用法：上件药，捣细，罗为散。每服不计时候，以大麦粥饮调下二钱，小便出黄水为度。

（十九）泄泻

《重辑严氏济生方·大便门·泄泻论治》曰："《素问》曰：春伤于风，夏必飧泄，邪气留连，乃为洞泄。"论中指出，中湿、感寒、暑热或七情内伤，均可导致泄泻。所列方剂有胃风汤、加味五苓汤、火轮丸、戊己丸、白术附子汤、四柱散、六柱散、加味治中汤、禹余粮丸等。

病因病机

关于泄泻的病因病机，严用和指出："此由荣卫不足，腠理空疏，春伤于风，邪气留连于肌肉之内，后因肠胃虚怯，以乘袭之，遂成泄泻。"具体而言，"湿胜则濡泄，寒甚为泄，暑热乘之亦为泄；至于七情伤感，脏气不平，亦致溏泄。邪气久客肠胃，则为不禁之患矣"。若"饮食不节，过食生冷而成泄泻者，乃脾胃有伤也"。总之，泄泻是外感邪气，七情所伤，脏气不平，伤及脾胃所致。"滑泄之证，最忌五虚。五虚者，脉细、皮寒、少气、泄利前后、饮食不入，得此必死。其有生者，浆粥入胃，泄注止，则虚者活"。

主治方药

关于泄泻的治疗，严用和指出："医疗之法，寒则温之，风则散之，热则清之，湿则分利之，此不易之法……但停滞泄泻一证，直须积滞已消，然后用以断下药。今人往往便固止之，蕴积于中，而成痢疾者多有之。其如七情伤感所致，兼以调气药，随证主治，则不失其机要矣。"从所用方剂来看，除湿止泻是基本治法，临证中根据湿热轻重、湿邪所在部位分别配伍健脾益气、温胃散寒、温中涩肠等治疗。

主治方药

胃风汤

组成：人参、白茯苓、川芎、桂心（不见火）、当归（去芦）、白芍药、白术、甘草。

功效：补虚祛湿，祛瘀化湿。

主治：肠胃不足，风冷乘之，水谷不化，泄泻注下，腹中虚满；及肠胃受湿，下如豆汁；或下瘀血，日夜无度，并宜服之。

用法：上等分，咬咀，每服四钱，水一盏半，入粟米百余粒，煎至七分，去滓，空心稍热服。

加味五苓汤

组成：赤茯苓（去皮）、泽泻、木猪苓（去皮）、肉桂（不见火）、白术各一两，车前子半两。

功效：健脾利湿。

主治：伏暑热二气及冒湿泄泻注下；或烦，或溺，或小便不利。

用法：上咬咀，每服四钱，水一盏半，生姜五片，煎至八分，去滓，温服，不拘时候。"或进来复丹亦可"。

按：来复丹出自《太平惠民和剂局方》，方剂由玄精石、硝石、硫黄、陈皮、青皮、五灵脂组成。有和济阴阳、理气止痛、祛痰开闭之功。

火轮丸

组成：干姜（炮）、附子（炮，去皮脐）、肉豆蔻（面裹，煨）。

功效：暖胃散寒止泻。

主治：肠胃虚寒，心腹冷痛，泄泻不止。

用法：上等分，为细末，米糊为丸，如梧桐子大。每服五十丸，空心，米饮送下。

戊己丸

组成：黄连（去须）、吴茱萸、白芍药各等分。

功效：清热除湿，缓急止痛。

主治：脾胃不足，湿热乘之，泄泻不止，米谷不化，肠鸣腹痛。

用法：上为细末，米糊为丸，如梧桐子大。每服五十丸，空心，米饮送下。

白术附子汤

组成：白术二两，附子（炮）、茯苓（去皮）各一两。

功效：健脾祛湿。

主治：肠胃虚湿，肠鸣泄泻，或自多汗。

用法：上㕮咀，每服四钱，水一盏半，生姜七片，枣子一枚，煎至七分，去滓，温服，不拘时候。

四柱散

组成：白茯苓（去皮）、附子（炮，去皮脐）、人参、木香（不见火）各一两。

功效：温补元气。

主治：元脏气虚，真阳耗散，两耳常鸣，脐腹冷痛，头眩目晕，四肢怠倦，小便滑数，泄泻不止。

用法：上为细末，每服三钱，水一盏半，生姜五片，入盐少许，煎至七分，食前温服。"滑泄不止，加肉豆蔻、诃子煎，名曰六柱散"。

加味治中汤

组成：干姜（炮）、白术、青皮（去白）、陈皮（去白）、缩砂仁各一两，人参（去芦）、甘草（炙）各半两。

功效：散寒止痛。

主治：肠胃不足，饮食不节，过食生冷，肠鸣腹痛，泄泻注下。

用法：上㕮咀，每服四钱，水一盏半，生姜五片，枣子一枚，煎至七分，去滓，温服，不拘时候，"或兼进感应丸"。

按：感应丸出自《太平惠民和剂局方》，由百草霜、杏仁（汤浸一宿，去皮，研烂如膏）、木香、丁香、炮姜、肉豆蔻仁、巴豆（去皮膜，研细，出油尽如粉）组成，有温中消积之功。

禹余粮丸

组成：禹余粮石（煅）、赤石脂（煅）、龙骨、荜茇、诃子（面裹煨）、干姜（炮）、肉豆蔻（面裹煨）、附子（炮）。

功效：温中补虚，涩肠止泻。

主治：肠胃虚寒，滑泄不禁者。

用法：上等分，为细末，醋糊为丸，如梧桐子大。每服七十丸，米饮送下，食前。

（二十）痢疾

《重辑严氏济生方·大便门·痢疾论治》曰："今之所谓痢疾者，即古方所谓滞下是也。盖尝推原其故矣。胃者，脾之腑也，为水谷之海，荣卫充焉；大肠者，肺之腑也，为传导之官，变化出焉。"论中指出，痢疾多由于饮食积滞，脾胃不充，大肠虚弱，风冷暑湿乘虚而入所致。所列方剂有黑丸子、四味阿胶丸、驻车丸、胃风汤、乌梅丸、当归丸、香茸丸、茜根丸、香连丸、秘传香连丸、艾姜丸、灵砂丹、枣肉丸、乳豆丸、固肠丸等。

病因病机

关于痢疾的病因病机，严用和指出："夫人饮食起居失宜，运动劳役过其度，则脾胃不充，大肠虚弱，而风冷暑湿之邪，得以乘间而入，故为痢疾也。"又曰："夫泻、痢两证，皆因肠胃先虚。虚则六淫得以外入，七情得以内伤。至于饮食不节，过食生冷，多饮寒浆，洞扰肠胃，则成注下。注下不已，余积不消，则成滞下。"若"饮食起居失其宜，运动劳役过度，则脾胃不充，大肠虚弱，而风冷暑湿之邪，乘虚而入，故为痢疾也"。痢疾因所伤邪气不同，而有不同见证。如"大凡伤热则为赤，伤冷则为白，伤风则纯下清血，伤湿则下如豆羹汁，冷热交并则赤白兼下"。还有"饮服冷酒物，恣情房室，劳伤精血，而成久毒痢者"。

治则治法

关于痢疾的治疗，严用和指出："每遇此证，必先导涤肠胃，次正根本，然后辨气风冷暑湿而为之治法。故伤热而赤者，则清之；伤冷而白者，则温之；伤风而纯下清血者，则祛逐之；伤湿而下豆羹汁者，则分利之；又如冷热交并者，则温凉以调之；伤损而成毒痢者，则化毒以保卫之。夫如是药无不应，而疾无不愈者矣。"关于毒痢的治疗，严用和还具体论述："然常叹世人，初感此病，往往便用罂粟壳、石榴皮、诃子肉、豆蔻辈以止涩之，殊不知痢疾多因饮食停滞于肠胃所由致，倘不先以巴豆等药，以推其积滞，逐其邪秽，鲜有不致精神危困，久而羸弱者，余尝鉴焉。"总之，痢疾的治疗，先宜通导祛邪，再根据寒热虚实辨证施治。因此病不论虚实，肠中总有邪滞，且气血失于调畅。因此，消导、去滞、调气、和血、行血为治痢的基本方法。在具体运用时，须根据证候的虚实缓急而灵活运用。具体而言，初痢宜通，久痢宜涩（补）；热痢清之，寒痢温之；寒热交错者，温清并举；虚实夹杂者，通涩兼施。初痢多属实证，清肠、清热、解毒、化湿、燥湿为常用方法；忌过早补涩，忌峻下攻伐，忌分利小便，以免留邪或伤及正气。久痢多属虚证，中焦气虚，脾胃亏损，阳气不振，滑脱不禁，故应用温养之法，兼以收涩固摄。反复发作之休息痢，则多见本虚标实之证。治疗应始终明确祛邪与扶正的辨证关系，以顾护胃气为本。其次治痢，尚需调和气血。

主治方药

黑丸子

组成：乌梅肉七个，百草霜三钱，杏仁（去皮尖，别研）三七枚，巴豆（去壳并油）二枚，半夏（汤泡七次）九枚，缩砂仁三七枚。

功效：去积滞，止泻痢。

主治：脾胃怯弱，饮食过伤，留滞不化，遂成痢下。

用法：上为细末，和匀，用薄糊为丸，如黍米大。每服十五丸，加至二十丸，用熟水送下，姜汤亦可。

按： 痢疾患者肠中多有留滞不化之物，故治疗时先宜用消导之品。临证使用黑丸子，当根据人体体质强弱，病位深浅，适当增减药量，祛邪而不伤正。因泻下而正气虚弱者，后期治疗当缓补、慢补以扶助正气。此方在《重辑严氏济生方·宿食门》内，主治"中脘有宿食"，症见吞酸恶心，口吐清水，噫宿腐气，或心腹疼痛，泄泻，伴有不消化食物，赤白痢下者。二者可互参。

四味阿胶丸

组成：黄连（去须）四两，茯苓（去皮）二两，赤茯苓三两，阿胶（蛤粉炒）一两。

功效：清热利水滋阴。

主治：协热下利，其色黄，烦躁多渴，脐腹疼痛，小便不利。

用法：上为细末，醋糊为丸，如梧桐子大。每服五十丸，空心食前，用米饮下。

驻车丸

组成：黄连（去须）六两，阿胶（蛤粉炒）、当归（去芦，焙，洗）各三两，干姜（炮）二两。

功效：寒热同用，化湿滋阴。

主治：冷热不调，下痢赤白，日夜无度，腹痛不可忍者。

用法：上为细末，醋煮米糊为丸，如梧桐子大。每服五十丸，加至七十丸，空心，用米饮送下。

胃风汤

组成：人参、白茯苓、川芎、桂心、当归、白芍药、白术、甘草。

功效：补虚祛湿，祛瘀化湿。

主治：风冷乘虚入客肠胃，水谷不化，泄泻注下，腹胁虚满，肠鸣疞痛；或肠胃受湿，下如豆羹汁；或下瘀血，日夜无度者。

用法：水煎，入粟米百余粒，煎至七分，去滓，空腹稍热服。

按：此方引自"大便门·泄泻论治"。

乌梅丸

组成：乌梅肉二两，黄连（去须）三两，当归（去芦）、枳壳（去瓤，麸炒）各一两。

功效：清热调血止痢。

主治：热留肠胃，下痢纯血，脐腹疞痛；或先经下痢，未断服热药，蕴毒伏热，渗成血痢，皆治之。

用法：上为细末，醋糊为丸，如梧桐子大。每服七十丸，空腹食前，米饮送下。

当归丸

组成：当归（去芦，酒洗）、芍药、附子（炮，去皮）、白术、干姜、厚朴（姜汁制）、阿胶（蛤粉炒）各一两，乌梅肉二两。

功效：温中健脾，涩肠止痢，理气止痛。

主治：冷留肠胃，下痢纯白，腹痛不止。

用法：上为细末，醋糊为丸，如梧桐子大。每服五十丸，空心，用米饮送下。

香茸丸

组成：麝香（别研，临时入）半钱，鹿茸（燎去皮毛，酥炙）一两。

功效：温肾回阳。

主治：下痢危困。

用法：上鹿茸为细末，方入麝香，以灯心煮枣肉为丸，如梧桐子大。每服五十丸，空心食前，用米饮送下。"若每料滴乳香半两，尤有效"。

茜根丸

组成：茜根（洗）、川升麻、犀角（镑）、地榆（洗）、当归（去芦，洗）、黄连（去须）、枳壳（去瓤，麸炒）、白芍药。

功效：清热利湿，解毒止痢。

主治：一切毒痢及蛊注，下血如鸡肝，心烦腹痛，由毒痢及蛊注痢，湿毒内郁所致者。

用法：上等分，为细末，醋煮米糊为丸，如梧桐子大。每服七十丸，空心，食米饮送下。

香连丸

组成：木香（二寸，分作二段，一段用糯米炒，去米不用，一段生用），黄连（去须，一半用吴茱萸炒，去茱萸不用，一半生用）半两。

功效：理气，清热，温中，止痢。

主治：阴阳相搏，冷热不调，或泻或痢。

用法：上为细末，米糊为丸，如梧桐子大。每服七十丸，白痢用干姜汤下，赤痢用甘草汤下，赤白痢用甘草干姜汤下，血痢用醋汤下，并食前服。

秘传香连丸

组成：木香（切片）二两，黄连（去须）四两，生姜（切片）四两。

功效：理气，清热，止痢。

主治：赤痢。

用法：上三味，先铺生姜在锅底，次铺黄连在姜上，次又铺木香于黄连上，用新汲井水三碗煎干，不要搅动，候煎干取出三味焙干，碾为细末，以醋调陈仓米粉，打糊为丸，如小梧桐子大。每服七十丸，空心、食前，米饮汤送下。

艾姜丸

组成：艾叶（陈者）四两，干姜（炮，去灰）二两。

功效：温中止痢。

主治：白痢。

用法：上二味，各碾为末，用醋调陈仓米粉，打糊为丸，如小梧桐子大。每服七十丸，空心食前，米饮送下。

灵砂丹

组成：硇砂（别研）一两，朱砂（别研）一分。

功效：消积止痢。

主治：积痢"不问久新"，并"治积疟、食疟"。

用法：上用黄蜡半两，巴豆三七粒，去壳，同于银石器内，重汤煮一伏时，候巴豆紫色为度，去二七粒，只将一七粒与前二味同研极均，再熔前蜡，搜和成剂，每旋丸如绿豆大。每服五丸至七丸。水泻用生姜汤下，白痢用艾汤下，赤痢用乌梅汤下。服时须极空腹，服毕，一时不可吃食，临卧服之尤佳，可食淡粥一日。疟疾，用乳香汤面东服，于不发日晚间服。

枣肉丸

组成：破故纸（炒）四两，木香（不见火）一两，肉豆蔻（面裹煨香，去面不用）二两。

功效：温补脾肾，行气止痢。

主治：脾肾虚寒，或肠鸣泄泻，腹胁虚胀；或胸膈不快，饮食不化。

用法：上为细末，灯心煮枣肉为丸，如梧桐子大。每服七十丸，用姜盐汤送下，空心食前。

乳豆丸

组成：钟乳粉一两，肉豆蔻（面裹煨香，去面不用）半两。

功效：温阳止痢。

主治：大肠虚寒，滑泄不止。

用法：上为细末，煮枣肉，杵和为丸，如梧桐子大。每服七十丸，空心食前，用米饮送下。

固肠丸

组成：附子（炮，去皮脐）一只，肉豆蔻（面裹煨香，去面不用）。

功效：温中行气，涩肠止泻。

主治：大肠久冷，滑泄不禁者。

用法：上为细末，醋糊为丸，如梧桐子大。每服七十丸，食前，用陈米饮送下。关于此病的预后转归，论曰："今之人，久泻不止，多投来复丹，误矣。"来复丹，内用硝石、硫黄，皆有通利之性；青皮、陈皮，又有消导之性，不宜服用。若见夏月暴泻，可以服，但必须慎重。所谓"久泻不止，多投来复丹"，属于误治。

（二十一）秘结

《重辑严氏济生方·大便门·秘结论治》曰："《素问》云：大肠者，传导之官，变化出焉。平居之人，五脏之气，贵乎不偏，然后津液流通，肠胃益润，则传送如经矣。"指出摄养失常，外邪乘之，失治误治等，致三焦不利，肠胃壅结则致便秘。记载了风秘、气秘、湿秘、寒秘、热秘等五种便秘证候。所列方剂有威灵仙丸、润肠丸、半硫丸、麻仁丸、枳壳丸、橘杏丸、紫苏麻仁粥、槟榔散、皂角丸，以及蜜煎导法等。

病因病机

关于秘结的病因病机，严用和指出："摄养乖理，三焦气涩，运掉不得，于是乎壅结于肠胃之间，遂成五秘之患。""多因肠胃不足，风寒湿热乘之，使脏气壅滞，津液不能流通，所以秘结"；或"发汗利小便及妇人新产亡血，走耗津液，往往皆令人秘结"。亦即，大便秘结，是因摄养失常，外邪乘之，三焦不利，肠胃壅结所致。

治则治法

关于便秘的治疗，严用和指出："燥则润之，湿则滑之，秘则通之，寒则温利之"，此属"一定之法"。但"年高之人，以致秘结者，非少壮可比，多服大黄，恐伤真气"。强调老年人气血亏虚，即使大便秘结，亦当慎用或避免攻下，以免更伤正气，如威灵仙丸。从所用方剂来看，主要使用宣通、益气、滑润、下气宽肠等法。

主治方药

威灵仙丸

组成：威灵仙（洗，去芦）、黄芪（去芦，蜜水炙）各一两，枳实（麸炒）半两。

功效：温润肠腑而通便。

主治：老人肠胃虚，津液不能内润，气涩不能运掉，大便秘结。"不论风、冷、气、秘，皆可服之"。

用法：上为细末，炼蜜为丸，如梧桐子大。每服七十丸，空心食前，用米饮送下。

按：此方"内用威灵仙，取其主诸风，宣通五脏，去腹内冷气滞气；内用黄芪，取其补气，使气充得以运掉，蜜炙取以滑润之义；枳实取其下气宽肠。药用三品，专用不杂，老人秘结大相宜也。临病之际，更以前方详审虚实选而用之可也"。

润肠丸

组成：肉苁蓉（酒浸，焙）二两，沉香（别研）一两。

功效：润肠通便。

主治：发汗、利小便亡津液，大腑秘结。

用法：上为细末，用麻子仁汁打糊为丸，如梧桐子大。每服七十丸，空心，用米饮送下。

按：此方补肾不伤阴，通下不伤正，方中肉苁蓉润肠通便补肾阳不伤阴，沉香温中行气，麻子仁润肠通便，正适用于正气不足之老人、虚人。

半硫丸

组成：生硫黄（研细）、半夏（汤浸，焙，取末）。

功效：温肾通便。

主治：年高冷秘，及疝癖冷气。

用法：上等分和匀，用生姜自然汁打面糊为丸，如梧桐子大。每服五十丸，空心，温酒、姜汤任下。

按：多用于年高之人，属肾阳虚衰，脾胃气虚，气化不及，大肠传导不利者。

麻仁丸

组成：大麻仁（别研如膏）、川大黄（锉碎，微炒）、厚朴（去皮，锉，姜汁炒）、赤芍药各二两，杏仁（去皮尖，别研）、枳实（去瓤，麸炒）各一两。

功效：清热行气，润肠通便。

主治：肠胃不调，热结秘涩。

用法：上为细末，炼蜜为丸，如梧桐子大。每服七十丸，空心，米饮送下，以利为度。强羸临时加减。

枳壳丸

组成：炒枳壳、皂角、大黄、羌活、木香、橘红、桑白皮、白芷。

用法：上为细末，炼蜜为丸，空腹时，以米汤或姜汤送服。

功效：理气通便泄热。

主治：肠胃气壅风盛，症见大便秘实者。

按：此方在"五脏门·脾胃虚实论治"中，主治"脾实，心腹壅滞，四肢疼闷，两胁胀满，大小便不利"之证。二者可互参。

橘杏丸

组成：橘红（取末）、杏仁（汤浸，去皮尖）。

功效：顺气导滞。

主治：气秘，"老人、虚弱人皆可服"。

用法：上二味等分和匀，炼蜜为丸如梧桐子大。每服七十丸，空心用米饮送下。

按：气机郁滞所致便秘，多欲便而不得便，或兼见腹部胀满。本药既可通畅大肠之气机，又可润肠通便，且作用柔和。

紫苏麻仁粥

组成：紫苏子、麻子仁。

功效：顺气润肠通便。

主治：津亏肠燥，大便秘结。

用法：上二味，不拘多少，研烂，水滤取汁，煮粥食之。

槟榔散

组成：槟榔不拘多少。

功效：行气，化湿，通便。

主治：肠胃有湿，大便秘涩。

用法：上为细末，每服二钱，用蜜汤点服，不拘时候。

按：槟榔消积导滞，善行胃肠之气，气行则水湿得运，且可推动糟粕下行。

皂角丸

组成：皂角（炙，去子）、枳壳（去瓤，麸炒）。

功效：化痰消积。

主治：大肠有风，大便秘结。"尊年之人尤宜服之"。

用法：上等分，为细末，炼蜜为丸，如梧桐子大。每服七十丸，空心食前，用米饮送下。

按：论中强调此方"治风秘，专而有效，不可不知"。

蜜导法

组成：蜜、猪胆汁。

功效：润肠通便。

主治：肠燥便秘。

用法：每用蜜三合，入猪胆汁两枚在内，煎如饧，出冷水中，捏如指大，长三寸许，纳下部，立通。

（二十二）惊悸怔忡健忘

1. 惊悸

《重辑严氏济生方·惊悸怔忡健忘门·惊悸论治》曰："夫惊悸者，心虚胆怯所致也。且心者，君主之官，神明出焉；胆者，中正之官，决断出焉。心气安逸，胆气不怯，决断思虑得其所矣。"指出惊悸的形成，主要责之于心虚、胆怯。所列方剂有温胆汤、远志丸。

病因病机

关于惊悸的病因病机，严用和指出："惊悸者，心虚胆怯之所致也。"若因事有所大惊，或闻虚响，或见异相，登高陟险，惊忤心神，气与涎郁，遂使惊悸。惊悸不已，变生诸证，或短气悸乏，体倦自汗，四肢浮肿，饮食无味，心虚烦闷，坐卧不安，皆心虚胆怯之候也。亦即，凡各种原因导致心虚胆怯之人，一旦遇事有所大惊，如忽闻巨响，突见异物；或登高涉险，即心惊神摇，不能自主，惊悸不已，渐次加剧；稍遇惊恐，即作心悸，而成本病。若治疗不当，进而可能出现短气、心悸、乏力、神疲、体倦、自汗、四肢浮肿、饮食无味、坐卧不安等变证。

治则治法

关于惊悸的治疗，严用和指出，"治之之法，宁其心以壮胆气，无不瘥者矣"，亦即，对于惊悸的治疗，宜安心神，壮胆气。从所用方剂来看，主要治法为理气化痰、宁神定志、和胃利胆等。

主治方药

温胆汤

组成：半夏（汤泡七次）、竹茹、枳实（去瓤）各二两，陈皮（去白）

三两，白茯苓（去皮）一两半，甘草（炙）一两。

功效：理气化痰，和胃利胆。

主治：心虚胆怯，触事易惊，梦寐不祥，异象感惑，遂致心虚胆怯，气郁生涎，涎与气搏，复生诸证。或短气悸乏，或复自汗，四肢浮肿，饮食无味，心虚烦闷，坐卧不安。

用法：上㕮咀，每服四钱，水一盏半，生姜五片，枣子一枚，煎至七分，去滓，温服，不拘时候。

远志丸

组成：远志（去心，姜汁淹）、石菖蒲各二两，茯神（去皮木）、白茯苓（去皮）、人参、龙齿各一两。

功效：宁神定志。

主治：因事受惊吓，心气不足，症见梦寐不祥，登高涉险，神魂不安，惊悸恐怯者。

用法：上为细末，炼蜜为丸，如梧桐子大，辰砂为衣。每服七十丸，用熟水送下，食后临卧。

2. 怔忡

《重辑严氏济生方·惊悸怔忡健忘门·怔忡论治》曰："夫怔忡者，此心血不足也。盖心主于血，血乃心之主，心乃形之君，血富则心君自安矣。"指出怔忡主要责之于心血不足。所列方剂有益荣汤、龙齿丹、法丹、茯苓饮子、排风汤、寿星丸。

病因病机

关于怔忡的病因病机，严用和指出："此心血不足也。"具体而言，"汲汲富贵，戚戚贫贱，又思所爱，触事不意，真血虚耗，心帝失辅，渐成怔忡不已"。若治疗不及时，变生诸证，则可见"舌强恍惚，善忧悲，少颜色"等心病之候。除因心血虚，血不养心而致怔忡外，"冒风寒暑湿，闭塞诸经，令人怔忡"或"五饮停蓄，堙塞中脘，亦令人怔忡"。总之，外邪入侵，水饮停蓄，闭塞中焦气机，皆可导致怔忡。

治则治法

怔忡的病位主要在心，心血不足是其主要病机。故严用和认为，怔忡的治疗，"法当专补真血，真血若富，心帝有辅，无不愈者"。此法主要针对心血虚血不养心之证而言。对于外邪或者水饮所致怔忡，则应攻补兼施。因此，严用和在"怔忡论治"中，进一步强调"当随其证，施以治法"。严用和还指出，怔忡若延误治疗，将会变生诸多证候，诸如舌强、恍惚、善忧悲、少颜色，皆属于心病之候。从所用的方剂看，治以温阳补血养心，或镇惊安神定志，或健脾化痰开窍等。

主治方药

益荣汤

组成：当归（去芦，酒浸）、黄芪（去芦）、小草（即远志）、酸枣仁（炒，去壳）、柏子仁（炒）、麦门冬（去心）、茯神（去木）、白芍药、紫石英（细研）各一两，木香（不见火）、人参、甘草（炙）各半两。

功效：养心安神。

主治：思虑过度，耗伤心血，心帝无辅，怔忡恍惚，善悲忧，少颜色，夜多不寐，小便或浊。

用法：上㕮咀，每服四钱，水一盏半，生姜五片，枣一枚，煎至七分，去滓，温服，不拘时候。

龙齿丹

组成：龙齿、附子（炮，去皮脐，切片，姜汁浸一宿）、远志（去心，甘草煮）、酸枣仁（炒，去壳，别研）、当归（去芦，酒浸）、官桂（去皮，不见火）、琥珀（别研）、南星（锉，姜汁浸一宿）各一两，木香（不见火）、紫石英（煅，醋淬七遍）、沉香（别研）、熟地黄（酒蒸，焙）各半两。

功效：温阳补血，镇惊安神。

主治：心血虚寒，怔忡不已，痰多恍惚。

用法：上为细末，炼蜜为丸，如梧桐子大，朱砂为衣。每服五十丸，用枣汤送下，不拘时候。

法丹

组成：朱砂五十两，新罗人参、远志（去心，甘草煮）、熟地黄（洗净，酒蒸焙）、白术、石菖蒲、当归（去芦，酒浸焙）、麦门冬（去心）、黄芪（去芦）、茯苓（去皮）、茯神（去木）、柏子仁（拣净）、木鳖仁（炒，去壳）、石莲肉（去心，炒）、益智仁各五两。

功效：养心益血，安魂定魄，宁心志，止惊悸，顺三焦，和五脏，助脾胃，进饮食，聪明耳目，悦泽颜色，轻身耐老，不僭不燥，"神验不可具述"。

主治：忧愁思虑，谋用过度；或因惊恐，伤神失态，耗伤心血，怔忡恍惚，梦寐不安。

用法：心丹亦名法丹，以颗粒辰砂加心药煮炼。制法："上加人参等十四味，各如法修制，锉碎拌匀；次将此药衮和，以夹生绢袋盛贮，用麻线紧系袋口；于火上安大银锅一口，着长流水，令及七分，重安银罐入白沙蜜二十斤；将药袋悬之中心，勿令著底，使蜜浸袋令没；以桑柴烧锅滚沸，勿令火歇，煮三日；蜜焦黑，换蜜再煮；候七日足，住火取出，淘去众药，洗净砂令干，入牛心内，蒸七次。蒸煮砂时，别安银锅一口，暖水；候大锅水耗，从锅弦添温水，候牛心蒸烂熟，取砂再换牛心，如前法蒸，凡换七次；其砂已熟，即用沸水淘净，焙干，入乳钵，玉杵研，直候十分细，米粽为丸，如豌豆大，阴干。每服十粒至二十粒，食后，参汤、枣汤、麦门冬汤任下"（《重辑严氏济生方·五脏门·心小肠虚实论治》）。

按：此方转引自"五脏门·心小肠虚实论治"。

茯苓饮子

组成：赤茯苓（去皮）、半夏（汤泡七次）、茯神（去木）、橘皮（去白）、麦门冬（去心）各一两，沉香（不见火）、甘草（炙）、槟榔各半两。

功效：健脾化痰安神。

主治：痰饮蓄于心胃，怔忡不已。

用法：上㕮咀，每服四钱，水一盏半，生姜五片，煎至七分，去滓，温服，不拘时候。

排风汤

组成：白术、白鲜皮、川芎、白芍药、当归（去芦）、桂心（不见火）、防风（去芦）、杏仁（去皮尖）、甘草（炙）各一两，独活（去芦）、麻黄（去根，节）、茯苓（去皮）各三两。

功效：安心志，聪耳明目，逐脏腑诸风疾。

主治：风虚冷湿闭塞诸经，令人怔忡。

用法：上㕮咀，每服四钱，水一盏半，生姜七片，枣二枚，煎七分，去滓，温服，不拘时候。服之微汗不妨。治怔忡，"宜加炒酸枣仁煎"。

按：此方转引自"诸风门·中风论治"。

寿星丸

组成：天南星（生用）一斤，琥珀（别研）一两，朱砂（水飞）二两。

功效：化痰开窍，安神定惊。

主治：惊扰思虑，气结成痰，留蓄心包，怔忡惊惕，痰逆恶心，睡卧不安。

用法：生姜汁糊丸，人参、石菖蒲煎汤送服，淡姜汤亦可。若心气狂甚，入铁艳粉。

按：此方转引自"诸风门·中风论治"。

3. 健忘

《重辑严氏济生方·惊悸怔忡健忘门·健忘论治》曰："脾主意与思，心亦主思。"指出思虑过度或劳伤心脾是健忘的主要病机。治以补益心脾的归脾汤。

病因病机

关于健忘的病因病机，严用和认为，"思虑过度，意舍不精，神宫不职，使人健忘"。因"脾主意与思"，心主神明，"亦主思"，故主要责之于心、脾。

治则治法

关于健忘的治疗，严用和指出："治之之法，当理心脾，使神意清宁，思则得之矣。"从所用方剂来看，治宜养血安神，补心益脾。

治疗方药

归脾汤

组成：白术、茯神（去木）、黄芪（去芦）、龙眼肉、酸枣仁（炒，去壳）各一两，人参、木香（不见火）各半两，甘草（炙）二钱半。

功效：养血安神，补心益脾。

主治：思虑过度，劳伤心脾，健忘怔忡。

用法：上咬咀，每服四钱，水一盏半，生姜五片，枣子一枚，煎至七分，温服，不拘时候。

4. 虚烦

《重辑严氏济生方·惊悸怔忡健忘门·虚烦论治》曰："夫虚烦者，心虚烦闷是也。"指出此虚烦主要责之于阴虚内热。所列方剂有竹叶汤、小草汤、地仙散。

病因病机

关于虚烦的病因病机，严用和指出："今虚损之病，阴虚生内热所致也。"具体而言，因"摄养乖方，荣卫不调，使阴阳二气，有偏胜之患，或阴虚而阳盛，或阴盛而阳虚"，遂致心神不安而烦。如"伤寒大病不复，霍乱吐泻之后，及妇人产后"，及"虚火之人，心火内蒸"等，都可致心烦。虚烦主要是"阴虚生内热"使然。总之，导致虚热内生的原因很多，阴阳偏盛偏衰、气血津液亏虚，或素有虚火之人，均可致虚热内生，热扰心神而心烦。

治则治法

因虚烦是因虚而烦，故治疗原则为益气养血，滋阴和阳，以收阴平阳秘、退热除烦之功。应根据病因病机，配伍养阴生津、补益气血、养心除烦之品。从所用方剂来看，治宜养阴生津，清心除烦；或补气养血，宁心安神等。

主治方药

竹叶汤

组成：竹叶、麦门冬（去心）、人参、茯苓（去皮）、小麦（炒）、半夏（汤泡七次）各一两，甘草（炙）半两。

功效：滋阴生津，养心除烦。

主治：伤寒大病后，及霍乱吐泻后，心虚烦闷，内热不解。

用法：上㕮咀，每服四钱，水一盏半，姜五片，煎至八分，去滓，温服，不拘时候。

小草汤

组成：小草（即远志）、黄芪（去芦）、当归（去芦，酒浸）、麦门冬（去心）、石斛（去根）、酸枣仁（炒，去壳）、人参、甘草（炙）各半两。

功效：补气养血，宁心安神。

主治：虚劳因心火炎于上，肾水亏于下，症见忧思过度、遗精白浊、虚烦不安者。

用法：上㕮咀，每服四钱，水一盏半，姜五片，煎至八分，去滓，温服，不拘时候。

地仙散

组成：地骨皮（去木）二两，防风（去芦）一两，甘草（炙）半两。

功效：养阴清热。

主治：伤寒后，伏暑之后，烦热不安，及虚劳烦热。

用法：上㕮咀，每服四钱，水一盏半，姜五片，煎至八分，去滓，温服，不拘时候。

按：此方转引自"咳喘痰饮门·劳瘵论治"。

（二十三）心痛

《重辑严氏济生方·心腹痛门·心痛论治》曰："夫心痛之病，医经所载凡有九种，一曰虫心痛，二曰疰心痛，三曰风心痛，四曰悸心痛，五曰食心痛，六曰饮心痛，七曰寒心痛。八曰热心痛，九曰去来心痛。"又曰："夫心乃诸脏之主，正经不可伤，伤之则痛。"论中指出心痛为中焦气机壅滞所致。所列方剂有加味七气汤、九痛丸、愈痛散、芜荑散、烧脾散、却痛散、立应散。

病因病机

关于心痛的病因病机，《重辑严氏济生方·心腹痛门·心痛论治》曰："其名虽不同，而其所致，皆因外感六淫，内沮七情，或饮啖生冷、果食之类，使邪气搏于正气，邪正交击，气道闭塞，郁于中焦，遂成心痛。"又曰："心痛之病，有真心痛，有厥心痛。心乃五脏六腑之所主，法不受病。其痛甚，手足青而冷者，名曰真心痛。此神去气竭，旦发夕死，夕发旦死。或六淫七情之所伤，五脏之气冲逆，其痛乍间乍甚成疹而不死者，名曰厥心痛。此皆邪气乘于心支别络也。"总之，心痛是因感受外邪、情志不遂、饮食不节等，邪正交击，气道闭塞，郁于中焦所致。邪气客于心络为真心痛，邪气客于心之别络者则为厥心痛。若神去气竭者，则旦发夕死，夕发旦死。心痛见证多端，如心腹刺痛不可忍，时发时止，发则欲死等。此外，寸口脉紧，心脉拘急，也属于心痛之见证。又有痛其而心脉沉伏者，也属于同类病证。

治则治法

关于心痛的治疗，严用和指出："治法当推其所自而调之，痛无不止矣。"还特别指出："大抵痛为实，痛宜下，寒宜温，温利之药，却痛散主之；若妇人血刺心痛仓卒，取功效之速，立应散主之；其诸心痛各方审处而用之，以平为期。"从所用方剂来看，治宜行气止痛，或温中散寒止痛，或活血止痛，以及消积杀虫等。

主治方药

加味七气汤

组成：半夏（汤泡七次）三两，桂心（不见火）、延胡索（炒，去皮）各一两，人参、甘草（炙）各半两，乳香三钱。

功效：破气行滞止痛。

主治：喜、怒、忧、思、悲、恐、惊七气为病，发则心腹刺痛不可忍，时发时止，发则欲死。"外感风寒湿气作痛，亦宜服之"。

用法：上㕮咀，每服四钱，水一盏半，生姜七片，枣一枚，煎至七分，去滓，食前温服。"妇人血痛，加当归煎"。

九痛丸

组成：附子（炮，去皮脐）二两，干姜（炮）、吴茱萸（炒）、狼毒（锉，醋拌，炒黄）、人参各一两，巴豆（去壳油）半两。

功效：温中散寒，通下止痛。

主治：九种心痛，腹胁气胀，不欲饮食者。

用法：上为细末，炼蜜为丸，如梧桐子大。每服三丸，热汤送下，不拘时候。

愈痛散

组成：五灵脂（去砂石）、延胡索（炒，去皮）、蓬莪术（煨，锉）、良姜（锉，炒）、当归（去芦，洗）。

功效：温中祛寒，活血止痛。

主治：急心痛，胃痛。

用法：上等分，为细末，每服二钱，热醋汤调服，不拘时候。

芜荑散

组成：干漆（捶碎，炒火烟尽）一两，雷丸、芜荑各半两。

功效：消积杀虫。

主治：大人、小儿蛔咬心痛，大便不可忍，或吐青黄绿水涎沫，或吐虫出，发作休止。

用法：上为细末，每服三钱，温水七分盏，调和服，不拘时候。甚者不过三服，小儿每服半钱重。

烧脾散

组成：干姜（炮）、厚朴（姜制，锉，炒）、草果仁、缩砂仁、神曲（锉，炒）、麦蘖（炒）、橘红、良姜（锉，炒）、甘草（炙）各等分。

功效：健脾温胃，散寒止痛。

主治：饮啖生冷果菜，寒留中焦，心脾冷痛不可忍，及老幼霍乱吐泻。

用法：上为细末，每服三钱，用热盐汤点服，不拘时候。

却痛散

组成：高良姜（锉如骰子，火煨）一两，巴豆（去壳）五枚。

功效：温中散寒，通下止痛。

主治：寒气攻心，心痛不可忍者。

用法：上和，炒令转色，去巴豆不用，研为细末。每服二钱，用热酒调服，不拘时候。

立应散

组成：延胡索（去皮，炒令转色，不可焦）不拘多少。

功效：活血化瘀，行气止痛。

主治：妇人血刺心痛。

用法：上为细末，每服二钱，酒一盏，煎至七分服，不拘时候。不能饮者，以陈米饮调下，酒调亦得。"二者不若酒煮快"。

按：从以上用药可以看出，严用和治心痛喜用热酒送服药物。寒冷攻心所致疼痛，痛势急重，借助酒的温通散寒作用以助药力。如却痛散、立应散。

（二十四）自汗

《重辑严氏济生方·诸汗门·自汗论治》曰："《难经》云：心之液为汗。凡自汗出者，皆心之所主也。人之气血应乎阴阳，和则平，偏则病。"论中指出，汗证主要责之于心之阴阳偏虚。具体而言，"伤风、中暑、伤湿、喜怒、惊悸、房室、虚劳、历节、肠痈、痰饮、产后等病"，凡属阴阳偏虚之病变，皆可出现汗证。自汗主要是因阳虚所致。所列方剂有桂枝汤、消暑丸、术附汤、黄芪汤、芪附汤。

病因病机

关于自汗的病因病机，严用和指出："凡自汗出者，皆心之所主也。"因"人之气血应乎阴阳，和则平，偏则病。阴虚阳必凑，故发热自汗；阳虚阴必乘，故发厥自汗"。更有"盗汗之证，睡着汗自出，亦由心虚所致"。又"脉来微而涩，濡而虚，虚而弱，皆主自汗"。由于诸多疾病皆有阴阳偏虚之病理变化，故亦多见汗证。

治则治法

自汗以虚为主，故补虚是治疗自汗的基本原则。临床当针对具体病证，辨明其证候与病机，而治以益气、温阳、滋阴、养血、调和营卫等法。从所用方剂来看，主要治法有：温阳、益气补虚、祛暑止汗、散寒祛湿、解肌发表、调和营卫等。

主治方药

桂枝汤

组成：桂枝（不见火）、白芍药各一两，甘草（炙）半两。

功效：解肌发表，调和营卫。

主治：伤风，脉浮，自汗，恶风。

用法：上㕮咀，每服四钱，水一盏半，生姜五片，大枣二枚，煎至八分，去滓，温服，不拘时候。"发汗，汗不止者，谓之漏风。宜加炮熟附子煎"。

消暑丸

组成：半夏（好醋五升煮干）一斤，茯苓（去皮）半斤，甘草半斤。

功效：祛暑止汗。

主治：中暑脉虚，自汗烦渴。

用法：上为细末，生姜自然汁为丸，如梧桐子大。每服百丸，熟水咽下，不拘时候。"此药臻至修治，用之极效。中暑为患下即苏，伤暑发热头痛，用之犹验。夏中常服，止渴利小便，虽多饮水亦不为害。应是暑药，皆不及之"。

按：方中半夏用醋制，以降低毒性；茯苓去皮，精于炮制。严用和认为，此方主治中暑、伤暑，有较好效果。此方还可作为夏季常服之暑药，可止渴、利小便，疗效比其他暑药为佳。

术附汤

组成：白术四两，附子（炮，去皮脐）一两半，甘草（炙）二两。

功效：散寒祛湿止汗。

主治：中湿，脉细，自汗，体重。

用法：上㕮咀，每服四钱，水一盏半，姜七片，煎至七分，去滓，温服，不拘时候。

黄芪汤

组成：黄芪（去芦，蜜水炙）一两半，白茯苓（去皮）、熟地黄（酒蒸）、肉桂（不见火）、天门冬（去心）、麻黄根、龙骨各一两，五味子、小麦（炒）、防风（去芦）、当归（去芦，酒浸）、甘草（炙）各半两。

功效：补虚止汗。

主治：喜怒惊恐，房室虚劳，致阴阳偏虚；或发厥自汗，或盗汗不止，悉宜服之。

用法：上㕮咀，每服四钱，水一盏半，生姜五片，煎至七分，去滓，温服，不拘时候。发厥自汗，加熟附子；发热自汗，加石斛。

芪附汤

组成：黄芪（蜜水炙）、附子（炮，去皮脐）各等分。

功效：温阳益气。

主治：气虚阳弱，虚汗不止，肢体倦怠者。

用法：上㕮咀，每服四钱，姜五片，水一盏半，煎至七分，去滓，温服。

（二十五）眩晕

《重辑严氏济生方·眩晕门·眩晕论治》曰："《素问》云：诸风掉眩，皆属于肝。则知肝风上攻，必致眩晕。所谓眩晕者，眼花屋转，起则眩倒是也。"此突出眩晕主病在肝。论中指出外感、内伤均能导致"脏气不平"而眩晕。所列方剂有羌附汤、三五七散、加味香薷饮、芎术汤、小芎辛汤、玉液汤、芎归汤、沉香磁石丸。

病因病机

关于眩晕的病因病机，严用和基于《素问》所论，强调"肝风上攻，必致眩晕"。又曰："六淫外感，七情内伤，皆能所致。当以外证与脉别之。风则脉浮，有汗，项强不仁；寒则脉紧，无汗，筋挛掣痛；暑则脉虚，烦闷；湿则脉细，沉重，吐逆。及其七情所感，遂使脏气不平，郁而生涎，结而为饮，随气上逆，令人眩晕。"或者，"疲劳过度，下虚上实，金疮吐衄、便利，及妇人崩中失血，皆令人眩晕"。亦即，情志不遂，年老体弱，饮食不节，久病劳倦，跌仆坠损，感受外邪等，均可导致肝风内动，清窍不宁，或清阳不升而发为眩晕。外感六淫风邪所致眩晕，可见脉浮、汗出、项强不仁；寒邪所致眩晕，可见脉紧、无汗、筋挛掣痛；暑邪所致眩晕，可见脉虚、烦闷；湿邪所致眩晕，可见脉细、沉重、吐逆。而七情内伤所致眩晕，可见眉棱骨痛、眼不可开、寸脉多沉等。可从脉象差异，区分外感与内伤致病。

治则治法

关于眩晕的治疗，严用和认为，"随其所因治之，乃活法也"。从所用方剂来看，主要治法有祛风散寒、祛湿通窍、清热解暑、平肝潜阳等。

主治方药

羌附汤

组成：羌活（去芦）、附子（炮，去皮脐）、白术、甘草（炙）。

功效：祛风除湿。

主治：中风头眩，恶风自汗，或身体不仁。

用法：上等分，㕮咀，每服四钱，水一盏半，生姜五片，煎至七分，去滓，温服，不拘时候。

按：此方转引自"诸湿门·中湿论治"。

三五七散

组成：天雄（炮，去皮）、细辛（洗去叶土）各三两，干姜（炮）、山茱萸（取肉）各五两，防风（去芦）、山药（锉，炒）各七两。

功效：温补肾阳，祛风散寒。

主治：阳虚，风寒入脑，头痛、目眩晕转，如在舟车之上，耳内蝉鸣，或如风雨之声。"应风寒湿痹，脚气缓弱等疾，并皆治之"。

用法：上为细末，每服二钱，用温酒调服，食前。

加味香薷饮

组成：香薷半斤，扁豆四两，厚朴（姜制，炒）六两，槟榔二两，黄连（去须）三两。

功效：清热解暑，和胃化湿。

主治：中暑眩晕，烦闷不舒。

用法：上㕮咀，每服四钱，水一盏，用酒半盏，煎至八分，去滓，沉冷服，不拘时候。

按：此方转引自"诸暑门·中暑论治"。

芎术汤

组成：川芎、半夏（汤泡七次）、白术各一两，甘草（炙）半两。

功效：祛湿通窍。

主治：冒雨中湿，眩晕呕逆，头重不食。

用法：上㕮咀，每服四钱，水一盏半，姜五片，煎至八分，去滓，温服，不拘时候。

小芎辛汤

组成：川芎一两，细辛（去芦）、白术（去芦）、甘草（炙）各半两。

功效：散寒，祛湿，通窍。

主治：风寒在脑，或感湿头重头痛，眩晕欲倒，呕吐不定。

用法：上锉散，每服四钱，水一盏半，姜五片，茶芽少许，煎至七分，不拘时候，温服。

玉液汤

组成：大半夏（洗净，汤泡七次，切作片子）。

功效：燥湿化痰。

主治：七情伤感，气郁生涎，随气上逆，头目眩晕，心嘈忪悸，眉棱骨痛。

用法：上件，每服四钱，水二盏，生姜七片，煎至七分，去滓，入沉香水一呷温服，不拘时候。

芎归汤

组成：川芎、当归（去芦，酒浸）。

功效：养血补血通窍。

主治：一切失血过多，眩晕不苏。

用法：上等分，咬咀，每服三钱，水一盏半，煎至七分，去滓，温服，不拘时候。

沉香磁石丸

组成：沉香（别研）半两，磁石（火煅，醋淬七次，细研，水飞）、胡芦巴（炒）、川巴戟（去心）、阳起石（煅，研）、附子（炮，去皮脐）、椒红（炒）、山茱萸（取肉）、山药（炒）各一两，青盐（别研）、甘菊花（去枝萼）、蔓荆子各半两。

功效：补肾壮阳，平肝潜阳。

主治：上盛下虚，头目眩晕，耳鸣耳聋。

用法：上为细末，酒煮米糊为丸，如梧桐子大。每服七十丸，空心盐汤送下。"仓卒不能办此，沉香汤送下养正丹（方见'咳喘痰饮门·喘论治'）亦可"。

（二十六）胁痛

《重辑严氏济生方·眩晕门·胁痛论治》曰："夫胁痛之病，医经曰：两胁者，肝之候。"论中指出胁痛与肝病密切相关，多因过度疲劳及情志不遂使然。所列方剂有枳芎散、推气散、神保丸、肥气丸、息贲汤。

病因病机

关于胁痛的病因病机，严用和指出："肝病者，两胁下痛。多因疲极、嗔怒、悲哀、烦恼、谋虑、惊忧，致伤肝脏。肝脏既伤，积气攻注，攻于左则左胁痛，攻于右则右胁痛，移逆两胁则两胁俱痛。"亦即，两胁为肝经所过之地，肝经气机郁滞，肝气不舒，因而胁痛。胁痛若"久而不愈，流注筋脉，或腰脚重坠，或两股筋急，或四肢不举，渐至脊膂挛急疼痛。气遇风搏，则胁下结块；气遇寒搏，则胁肋骨痛，下连小腹，上引心端"。此外，肥气、息贲等病证，也可引起胁痛，应当注意鉴别。从病位而言，"肝之积，名曰肥气，在左胁下，大如覆杯，其病左胁下痛，连引小腹，足寒转筋。肺之积，名曰息贲。在右胁下，覆大如杯，其病喘息奔溢"。

治则治法

关于胁痛的治疗，因胁痛与肝密切相关，故治胁痛重在治肝。从下列方剂来看，是以疏肝和络止痛为基本治法，结合运用疏肝理气、和胃止痛、消聚化积之法。

主治方药

枳芎散

组成：枳实（炒）、川芎各半两，粉草（炙）二钱半。

功效：疏肝解郁，理气止痛。

主治：左胁刺痛，不可忍。

用法：上为细末，每服二钱，姜枣煎汤调服，酒调亦可，不拘时候。

推气散

组成：枳壳（去瓤，麸炒）、桂心（去粗皮，不见火）、片姜黄（洗）各半两，甘草（炙）三钱。

功效：疏肝理气和胃。

主治：右胁疼痛，胀满不食。

用法：上为细末，每服二钱，姜枣煎汤调服，热酒调服亦可，不拘时候。

神保丸

组成：木香、胡椒各一分，全蝎七枚，巴豆（去皮心，研）十枚。

功效：宣通脏腑，理气止痛。

主治：膀胱气，胁下痛；或病项筋痛，久而不愈，流入背膂。

用法：上为细末，入巴豆令均，汤浸蒸饼为丸，如绿豆大，朱砂为衣。每服七粒，用茴香酒送下，食前。

肥气丸

组成：青皮（去白，锉炒）一两，川当归（去芦，洗，焙）一两，蛇含石（火煅，醋淬七次）三分，苍术（削去皮，米泔浸一宿，锉，炒）一两，蓬术（切）、京三棱（切）、铁艳粉（与三棱、蓬术同入醋煮一伏时）各一两半。

功效：消聚化积。

主治：肝之积，在左胁下，如覆杯，有头足，如鱼鳖状；久治不愈，发咳逆痎疟，连岁不已。

用法：上为细末，醋煮米糊为丸，如绿豆大。每服四十丸，当归浸酒，食前服。

息贲汤

组成：半夏（汤泡七次）、吴茱萸（炒）、桂心（不见火）各七钱半，人参、桑白皮（炙）、葶苈（微炒）、甘草（炙）各三钱半。

功效：清肺下气，平喘散结。

主治：肺之积，在右胁下，大如覆杯，久久不愈；病洒洒寒热，气逆喘咳，发为肺痈。

用法：上㕮咀，每服四钱，水一盏半，生姜七片，枣二枚，煎至七分，去滓，食前温服。

按：本方出自《三因极一病证方论》，方中半夏燥湿化痰，降逆止呕，消痞散结；吴茱萸散寒止痛，疏肝下气；桑白皮清肺化痰，降气平喘；葶苈子降气平喘；人参补脾益肺，大补元气；甘草调和诸药；生姜调和脾胃。全方攻补兼施，攻邪不伤正。

（二十七）诸疝

《重辑严氏济生方·诸疝门·诸疝论治》曰："巢氏云：疝者，痛也。"又曰："疝有七证，厥疝、癥疝、寒疝、气疝、盘疝、附疝、狼疝是也。"论中指出疝病多由荣卫虚弱，风冷邪气入腹所致。所列方剂有聚香饮子、益智仁汤、桂枝乌头汤、玄附汤、金铃子散、狼毒丸。此外，还有外治法、熨法等。

病因病机

关于疝病的病因病机，论曰："皆由荣卫虚弱，饮食寒温不调，致风冷邪气乘虚入于腹中，遂成诸疝。发则小腹疼痛，痛或绕脐，或逆上抢心，引心背痛；甚则手足厥冷，自汗呕逆，或大小便秘难。大抵诸疝之脉当弦紧。盖弦者寒也，紧者痛也。"不同类型疝证的临床表现。"厥疝则心痛、足冷，食已则吐；癥疝，腹中气乍满，气积如臂；寒疝因寒饮食，卒然胁下腹中痛；气疝腹中乍满乍减而痛；盘疝腹中痛引脐旁；附疝腹痛连脐下，有积聚；狼疝小腹与阴相引而痛"。而且，诸疝不愈，邪气留滞，会成为积聚。"其为病，或左或右，胁下有如覆杯；或脐上下如臂；或腹大如盘，羸瘦少气，洒淅恶寒，嗜卧，饮食不为肌肤；或腹满呕泄；或遇寒则痛。其脉厥而紧，浮而牢，皆积聚之脉。牢强急者生，虚弱急者不可治"。

治则治法

关于疝病的治疗，偏寒者当温，偏热者当清，痰湿者当除，气陷者当补，气滞者当理气。从所用方剂来看，主要治法有温阳散寒、行气止痛、疏肝行气导滞、活血通络等。

主治方药

聚香饮子

组成：檀香、木香、乳香、沉香、丁香（并不见火）、藿香叶子各一两，延胡索（炒，去皮）、片姜黄（洗）、川乌（炮，去皮尖）、桔梗（去芦，锉，炒）、桂心（不见火）、甘草（炙）各半两。

功效：行气止痛。

主治：七情所伤，遂成七疝，心腹胀痛，痛引腰胁连背，不可俯仰。

用法：上㕮咀，每服四钱，水一盏半，生姜七片，枣一枚，煎至七分，去滓，温服，不拘时候。

桂枝乌头汤

组成：大乌头（去皮尖）二两半，桂心（不见火）、白芍药各三两，甘草（炙）二两。

功效：温中散寒。

主治：风寒疝，腹中痛，逆冷，手足不仁，身体疼痛，灸刺不能疗；及贼风入腹，五脏拘急，不得转侧，发作叫呼阴缩。

用法：上㕮咀，每服四大钱，水二盏，生姜七片，枣一枚，入蜜半匙，煎至七分，去滓，食前温服。

益智仁汤

组成：益智仁、干姜（炮）、甘草（炙）、茴香（炒）各三钱，乌头

（炮，去皮）、生姜各半两，青皮（去白）二钱。

功效：温补肾阳，散寒止痛。

主治：疝痛连小腹拳搐，叫呼不已。诊其脉沉紧，是肾经有积冷所致。

用法：上㕮咀，每服四钱，水二盏，入盐少许，煎至七分，去滓，空心食前，温服。

玄附汤

组成：延胡索（炒，去皮），附子（炮，去皮脐），木香（不见火）半两。

功效：温阳散寒止痛。

主治：七疝，心腹冷痛，肠鸣气走，身寒自汗，大腑滑泄。

用法：上㕮咀，每服四钱，水一盏半，生姜七片，煎至七分，去滓，温服，不拘时候。

金铃子散

组成：川楝子（去皮核，取肉一两；用巴豆七枚，去壳，同炒令黄色，去巴豆）。

功效：行气疏肝，泄热止痛。

主治：七疝，寒注下焦，少腹引外肾疼痛，大便多闭者。

用法：上为细末，每服二钱，热盐酒调服，空心食前。

按：本方取巴豆同炒，取其辛热，峻下冷积之功；巴豆同川楝子配伍，可峻下冷积，理气止痛。

狼毒丸

组成：狼毒（锉，炒）一两，芫花（醋炒）、川乌（炮，去皮尖）各一两，椒红（炒）、干姜（炮）、干漆（炒烟尽）、三棱、鳖甲（醋煮）、没药各半两，全蝎（去毒）九枚。

功效：破积导滞，散寒活血。

主治：七疝久而不愈，发作无时，脐腹坚硬疼痛。

用法：上为细末，醋糊为丸，如梧桐子大。每服四十丸，空心姜汤温服任下。

熨法

组成：盐。

功效：散寒止痛。

主治：寒疝。

用法：盐半斤，炒极热，以故帛包熨痛处。

（二十八）阴癩

《重辑严氏济生方·诸疝门·阴癩论治》曰："夫阴癩之证有四种，一曰肠癩，二曰气癩，三曰卵胀，四曰水癩是也……病则卵核肿胀，偏有大小，或坚硬如石，或脐腹绞痛，甚则肤囊肿胀，多成疮毒。轻者时出黄水，甚则成痈溃烂。"论中指出此病是因不善摄养、七情内伤、外感寒湿、劳役过度所致，病变涉及肝、肾两脏。所列方剂有橘核丸、牡丹皮散。或采用灸法外治以温经散寒。

病因病机

关于阴癩的病因病机，论曰："《圣惠》云：肾气虚，风冷所侵，流入于肾，不能宣散而然也。《三因》云：阴癩属肝，系宗筋，胃阳明养之。考之众论，多由不自卫生，房室过度，久蓄忧思恐怒之气，或坐卧冷湿处，或劳役无节，皆能致之。"亦即，阴癩由不善摄养、七情内伤、外感寒湿、劳役过度所致，病与肝肾相关。关于此病的预后转归，论曰："大抵卵胀、肠癩皆不易治。"卵胀、肠癩均为临床疑难病证，不易治愈；而气癩、水癩，用灸法治疗容易痊愈。此外，有小儿出生即有卵胀或肠癩者，则属于先天性疾患。

治则治法

关于阴癞的治疗，严用和指出："大抵卵胀、肠癞皆不易治，气癞、水癞之易愈也。又有小儿有生以来便如此者，乃宿疾也。四癞治法，橘核丸用之屡验。"分析橘核丸组成及功效，可知其以散寒行气、消肿止痛为法。

主治方药

橘核丸

组成：橘核（炒）、海藻（洗）、昆布（洗）、海带（洗）、川楝子（取肉，炒）、桃仁（麸炒）各一两，厚朴（去皮，姜汁炒）、木通、枳实（麸炒）、延胡索（炒，去皮）、桂心（不见火）、木香（不见火）各半两。

功效：散寒行气，消肿止痛。

主治：四种癞病，卵核肿胀；或成疮毒，轻则时出黄水，甚则成痈溃烂。

用法：上为细末，酒糊为丸，如梧桐子大。每服七十丸，空腹盐酒、盐汤任下。"虚寒甚者，加炮川乌一两；坚胀不消者，加硇砂二钱，醋煮旋入"。

牡丹皮散

组成：防风（去芦）、牡丹皮（去木）。

功效：祛风散寒，活血止痛。

主治：小儿癞卵偏坠。

用法：上等分，为细末，每服二钱，温酒调服。如不饮酒，盐汤点服亦可。

灸法

阴癞外治之法，阴卵偏大疼痛者可用。关元穴位于下腹部，有温肾壮阳、培补元气之功。故选取关元穴，穴在脐下三寸，灸百壮效果佳。

（二十九）癫痫

《重辑严氏济生方·癫痫门·癫痫论治》曰："夫癫痫病者，考之诸方所说，名称不同，难于备载。《别录》有五痫之证……此五痫应乎五畜，五畜应乎五脏者也。发则眩晕颠倒，口眼相引，目睛上摇，手足搐搦，背脊强直，食倾乃苏。"关于小儿癫痫的"发病之原"，指出"夫痫病者，十岁以下为痫，大抵发病之原皆因三种，风痫、惊痫、食痫是也"。论中指出，癫痫的发生，与先天禀赋及外感、内伤等诸种因素相关。所列方剂有鸱头丸、控涎丸、乳朱丹、蛇黄丸、惺神散。

病因病机

关于癫痫的病因病机，论曰："原其所因，皆由惊动，脏气不平，郁而生涎，闭塞诸经，故有是证。或在母腹中受惊，或幼小受风寒暑湿，或因饥饱失宜，逆于脏气而得之。"总之，癫痫的发生与先后天多种因素相关，但其中"受惊"，是值得关注的重要因素；癫痫的关键病机，是"脏气不平，郁而生涎，闭塞诸经"。此外，小儿有风痫、惊痫、食痫之证，"其发之状，卒然仆地，口眼相引，或目睛上摇，或手足掣纵，或脊背强直，颈项反折，或摇头弄舌，或数啮齿，皆其证也"。关于此病的预后转归，论曰："但正发搐掣之时，勿捉持之，捉之则曲捩不随也。"

治则治法

关于癫痫的治疗，严用和指出："可随所感，施以治法。"关于小儿痫证，认为"因此三种变作诸痫，若不早治，久成痼疾……但正发搐掣之时，勿捉持之，捉之则曲捩不随也。前方论治详矣，续得二方，用之屡验，又可以为备治之要。"从下列方剂来看，治以开郁化痰、息风定痫为主，结合化瘀、逐饮、清热、安神等法。

主治方药

鸱头丸

组成：飞鸱头（烧炭）一枚，虢丹（细研）五钱，皂角（酥炙）五挺。

功效：涤痰息风定痫。

主治：风痫不问长幼，发作渐频，呕吐涎沫。

用法：上为细末，用糯米糊为丸，如绿豆大，每服十五丸，加至二十丸，以粥饮送下，不拘时候。

按：此方无论老少皆可使用。《本草发明》记载："鸱头即俗呼老鸦者。主头风眩，颠倒痫疾。"虢丹为铅丹之别称，少量内服可坠痰截疟；皂角逐风痰，利九窍。

控涎丸

组成：生川乌（去皮）、半夏（洗）、僵蚕（不炒，此三味锉碎，生姜汁浸一宿）各半两，全蝎（去毒）七个，铁粉三钱，甘遂一钱半。

功效：涤痰逐饮。

主治：诸痫久不愈，顽痰聚散无时，变生诸证，悉皆治之。

用法：上为细末，生姜自然汁打糊为丸，如绿豆大，朱砂为衣。每服十五丸，食后，用姜汤吞下，忌食甘草。

乳朱丹

组成：乳香（别研）、朱砂（细研，水飞）。

功效：化瘀定痫。

主治：癫痫。

用法：上用乳香熔化，拌和朱砂为剂，丸如龙眼大。每服一丸，侧柏叶浸酒磨化，烫温服，不拘时候。

按：乳香行气活血，朱砂清心热、镇惊安神，侧柏叶凉血。

蛇黄丸

组成：蛇黄（以猪胆汁拌入，火煅通红，取出，地上出火毒，研令极细）小者二十枚。

功效：镇惊化痰开郁。

主治：五痫困积，风热风痰攻心。

用法：上用狗胆一枚，取汁和粟米饭和丸，如绿豆大。每服十五丸，温酒送下，不拘时候，吐涎乃效，长幼皆可服。

按：蛇黄，又称蛇含石，安神镇惊活血；狗胆，清肝息风。

惺神散

组成：雄鸱鸮（用瓷罐盛，以黄泥固济，煅火煅令红）一枚。

用法：上为细末，每服二钱，入麝香少许，温酒调服，熟水亦得，不拘时候。

功效：息风逐痰。

主治：惊痫潮作，仆地不醒，口吐涎沫。

（三十）诸疟

《重辑严氏济生方·诸疟门·诸疟论治》曰："《素问》云：夫疟疾皆生于风。又云：夏伤于暑，秋必病疟。此四时之气使然也。"常见的疟病类型，有瘴疟、寒疟、温疟、食疟、牝疟、牡疟等。所列方剂有养胃汤、清脾汤、万安散、红丸子、加味香薷饮、鳖甲饮子、七枣汤、果附汤。

病因病机

关于疟病的病因病机，严用和论曰："此四时之气使然也。或乘凉过度，露卧湿处，饮冷当风，饥饱失时，致令脾胃不和，痰积中脘，遂成此疾。所谓无痰不成疟。"疟病是脾胃不和，痰结中脘所致。所谓"无痰不成疟"，更是切中病机之关键。从疟之发病及其临床特征来看，"夫病之始发也，必先起于毫毛，伸欠乃作，寒栗鼓颔，头痛如破，渴欲饮冷；或先寒后热，或先热后寒，或热多寒少，或寒多热少，或但热不寒，或但寒不热，或一日一发，或间日一发，或三日一发……疟之名状不一，有所谓瘅疟、寒疟、温疟、食疟、牝疟、牡疟之类，皆寒热二气之所变化也"。关于疟病的转归，"久而不愈，胁下痞满结为癥瘕，称为疟母"。还论及疟病"一日一发者，易治；间日一发者，难愈；三日一发者，尤其难愈"。

治则治法

关于疟病的治疗，严用和基于"无痰不成疟"的病机论，以祛痰截疟为治疟的基本原则；并根据疟病之不同类型，"各分受病之由，以意消息，施以治法"。又曰："疟脉多弦，弦数者多热，弦迟者多寒；弦小紧者可下之，弦迟者可温之，脉紧数者发汗、针灸之，脉浮大者宜吐之。"从下列方剂来看，治法以祛痰截疟为主，根据虚实寒热，又有温中化痰、清热化痰、消食化痰、清热解暑、软坚散结之不同。

主治方药

养胃汤

组成：浓朴（姜制，炒）、藿香叶、半夏（汤泡七次）、白茯苓（去皮）各一两，人参、甘草（炙）、橘红各三分，草果仁、苍术（米泔水浸一宿，削去皮，锉，炒）各半两。

功效：温中化痰截疟。

主治：寒多热少，或但寒不热，头痛恶心，胸满脘呕，身体疼痛，栗栗振寒；面色青白，不进饮食，脉来弦迟者。

用法：上㕮咀，每服四钱，水一盏半，生姜七片，枣子一枚，煎至八分，去滓，温服。多寒者，内加附子煎。

清脾汤

组成：青皮（去白）、厚朴（姜制，炒）、白术、草果仁、柴胡（去芦）、茯苓（去皮）、半夏（汤泡七次）、黄芩、甘草（炙）各等分。

功效：清热化痰截疟。

主治：瘅疟，脉来弦数，但热不寒，或热多寒少，膈满能食，口苦舌干，心烦渴水，小便黄赤，大腑不利。

用法：上哎咀，每服四钱，水一盏半，姜五片，煎至七分，去滓，温服，不拘时候。

按：瘅疟属于阳热炽盛、阴液耗伤的疟病。

万安散

组成：苍术（泔水浸，去黑皮，锉，炒）、厚朴（姜制，炒）、陈皮（去白）、槟榔、常山（酒浸一宿）、甘草（炙）。

功效：祛痰截疟。

主治：一切疟疾，得病之初，以其气壮，进此药以取效。气虚胃弱及妊妇不宜服之。

用法：上六味，各一钱半重，和匀，用水二盏，酒一盏，煎至一盏半，去滓，夜露一宿，当发日，分作两服。烫温早晨进一服，俟其发时，再进一服。忌食热物片时。

按：疟疾之初，正气尚盛，邪入不深，用常山、槟榔等药涌吐痰涎，截疟下气以祛邪。对于气虚胃弱、正气不足者以及妊娠妇女，则不宜服用。

红丸子

组成：蓬术，京三棱（醋煮），胡椒一两，青皮（炒香）三两，阿魏一钱（醋化）。

功效：壮脾胃，消宿食，治冷疟，去膨胀。

主治：专治食疟。

用法：上为末，别用陈仓米末同阿魏，醋煮糊为丸，如梧桐子大。每服五十丸，加至百丸，用姜汤吞下；或因食生果成疟，用麝香汤吞下。

按：据《三因极一病证方论》记载，食疟因饮食饥饱伤及胃气，或诸疟饮食不节而成；症见寒热往来，善饥而不能食，食后胀满，腹中绞痛，病以日作。

加味香薷饮

组成：香薷半斤，扁豆四两，厚朴（姜制，炒）六两，槟榔二两，黄连（去须）三两。

功效：清热解暑，和胃化湿。

主治：伏暑成疟，烦闷多渴，微微振寒，寒罢大热，小便黄赤，或背寒面垢。

用法：上㕮咀，每服四钱，水一盏，用酒半盏，煎至八分，去滓，沉冷服，不拘时候。

按：此方转引自"诸暑门·中暑论治"。

鳖甲饮子

组成：鳖甲（醋炙）、白术、黄芪（去芦）、草果仁、槟榔、川芎、橘红、白芍药、甘草（炙）、厚朴（姜制，炒）。

功效：补气活血，软坚散结。

主治：疟疾久不愈，胁下痞满，病人形瘦，腹中结块，时发寒热，名曰疟母。

用法：上等分，㕮咀，每服四钱，水一盏半，生姜七片，枣子一枚，乌梅少许，煎至七分，去滓，温服，不拘时候。

七枣汤

组成：附子（炮裂，以盐水浸再炮，如此七次，不浸，去皮脐）。

功效：温里散寒，祛湿止泻。

主治：五脏气虚，阴阳相胜；凡疟疾"不问寒热先后，与夫独作、叠作、间日，悉主之"。

用法：上㕮咀，水半碗，生姜七片，枣七枚，煎至八分盏，当发日，去滓，空心温服。川乌亦可用。

果附汤

组成：草果仁、附子（炮，去皮脐）。

功效：温中截疟。

主治：脾寒疟疾不愈，振寒少热，面青不食，或大便溏泄，小便反多者。

用法：上等分，哎咀，每服半两，水二盏，生姜七片，枣一枚，煎至七分，去滓，温服，不拘时候。

灸法

主治疟疾久不愈者。于大椎中第一骨节处，灸三七壮，立效。或灸第三骨节亦可。凡疟疾久不愈者，均可使用，不问男女。

（三十一）水肿

《重辑严氏济生方·水肿门·水肿论治》曰："夫水之始起也，目里微肿，如卧蚕起之状，颈脉动，喘，时咳，阴股间寒，足胫肿，腹乃大，为水已成，以手按其腹，随手而起，如裹水之状，此其候也。又有蛊胀，腹满不肿；水肿，面目四肢俱肿。"论中指出，水肿多因脾肾阳虚，不能蒸腾和运化水液所致。所列方剂有实脾散、复元丹、疏凿饮子、葶苈丸、鸭头丸、麻黄甘草汤、七皮饮、赤小豆汤、三仁丸、脾约麻仁丸、加味肾气丸、涂脐膏等。

病因病机

《重辑严氏济生方·水肿门·水肿论治》曰："水肿为病，皆由真阳怯少，劳伤脾胃，脾胃既寒，积寒化水。盖脾者，土也；肾者，水也。肾能摄水，脾能舍水，肾水不流，脾舍堰塞。是以上为喘呼咳嗽，下为足膝肤肿，面浮腹胀，小便不利，外肾或肿；甚则肌肉崩溃，足胫流水，多致不救。岐伯所谓：水有肤胀、鼓胀、肠覃、石瘕，种类不一，皆聚水所致。"

治则治法

关于水肿的治疗，严用和指出："先实脾土，脾实则能舍水；土得其政，面色纯黄，江河通流，肾水行矣，肿满自消。次温肾水，骨髓坚固，气血乃从。极阴不能化水而成冰，中焦温和，阴水泮流，然后肿满自消而形自盛，骨肉相保，巨气乃平。"亦即，水肿的治疗，当以温补脾肾为要；先实脾土，次温肾水。肾阳足则水液气化如常，脾气健则水津四布而水肿自消。

主治方药

实脾散

组成：厚朴（去皮，姜制，炒）、白术、木瓜（去瓤）、木香（不见火）、草果仁、大腹子、附子（炮，去皮脐）、白茯苓（去皮）、干姜（炮）各一两，甘草（炙，半两）。

功效：实脾土，温阳健脾，行气利水。

主治：阴水，先实脾土。

用法：上叹咀，每服四钱，水一盏半，生姜五片，枣子一枚，煎至七分，去滓，温服，不拘时候。

按：此处"阴水"，即脾肾阳虚，肾失气化，脾失健运，阳不化水，水湿内停之水。附子、干姜温阳健脾；茯苓、白术健脾渗湿；木瓜除湿醒脾和中；厚朴、木香、大腹子行气导滞，化湿行水；草果温中燥湿；生姜、大枣益气健脾；炙甘草调和诸药。全方脾肾同治，以温脾阳为主；行气与利水共行，寓行气于温利之中。

复元丹

组成：附子（炮）二两，木香（煨）、茴香（炒）、川椒（炒出汗）、独活（去芦）、厚朴（姜制，炒）、橘红、吴茱萸（炒）、桂心（不见火）、白术、肉豆蔻（面裹煨）、槟榔各半两，泽泻一两。

功效：温阳实脾，利气行水。

主治：阴水，次温肾水。

用法：上为细末，面糊为丸，如梧桐子大。每服七十丸，用紫苏汤送下，空心食前。

疏凿饮子

组成：泽泻、赤小豆（炒）、商陆、羌活（去芦）、大腹皮、椒目、木通、秦艽（去芦）、槟榔、茯苓皮。

功效：疏风解表，行气利水。

主治：水气，通身洪肿，喘呼气急，烦躁多渴，大小便不利，服热药不得者。

用法：上等分，㕮咀，每服四钱，水一盏半，生姜五片，煎至七分，去滓，温服，不拘时候。

按：此方用于年少血热生疮，疮毒内陷，变为肿满者。方中商陆苦寒，专行诸水。羌活、秦艽、大腹皮、茯苓皮、姜皮，行在表之水，使之从皮肤而散；槟榔、赤小豆、椒目、泽泻、木通行在里之水，使之从二便而去。诸药相合，共奏疏风解表、行气利水之功。

葶苈丸

组成：甜葶苈半两，白术半两，桑白皮，赤茯苓，防己三分，牵牛（半生半熟）半两，羌活、陈皮、泽泻各三分，郁李仁（汤去皮，熬紫色，称三分，与葶苈二味别研如膏，令极细）。

功效：宣肺利水。

主治：肿满，水气蛊胀。

用法：上为细末，与上二味同研，炼蜜和，入白内杵之，丸如桐子大。初服十丸，空心晚食前，一日二服，生姜橘皮汤下；不知，加至二三十丸，以知为度。或加萝卜子、甘遂二分，切片炒。

鸭头丸

组成：甜葶苈（略炒）、猪苓（去皮）、汉防己各一两。

功效：泻肺利水平喘。

主治：水肿，面赤烦渴，面目肢体悉肿，腹胀喘急，小便涩少。

用法：上为细末，绿头鸭血为丸，如梧桐子大。每服七十丸，用木通汤送下。

麻黄甘草汤

组成：麻黄（去根节）四两，甘草二两。

功效：发汗解表，宣肺利水。

主治：水肿，从腰以上俱肿，以此汤发汗。

用法：上㕮咀，每服三钱，水一盏半，煮麻黄再沸，内甘草煎至八分，取汗，慎风冷。"有人患气促，积久不瘥，遂成水肿，服之有效。但此药发表，老人不可轻用，更易详审"。

七皮饮

组成：大腹皮、陈皮、茯苓皮、生姜皮、青皮、地骨皮、甘草皮各半两。

功效：行气消胀，利水渗湿。

主治：皮水。

用法：上为细末，每服三钱，水一大盏，煎至八分，温服，无时候。

赤小豆汤

组成：赤小豆（炒）、当归（去芦，炒）、商陆、泽泻、连翘仁、赤芍药、汉防己、木猪苓（去皮）、桑白皮（炙）、泽漆各半两。

功效：清热解毒、利湿消肿。

主治：年少血气俱热，遂生疮疥，变为肿满；或烦或渴，小便不利。

用法：上㕮咀，每服四钱，水一盏半，生姜五片，煎至八分，去滓，温服，不拘时候。热甚者，加犀角二钱半。

三仁丸

组成：郁李仁、杏仁（炮，去皮尖）、薏苡仁各一两。

功效：利水消肿，润肠通便。

主治：水肿喘急，大小便不利。

用法：上为细末，用米糊为丸，如梧桐子大。每服四十丸，不拘时候，米饮下。

脾约麻仁丸

组成：麻仁（别研）五两，枳实（麸炒）半斤，厚朴（去粗皮，姜制）半斤，芍药半斤，大黄（去皮，蒸切）一斤，杏仁（烫去皮，炒黄，别研）五两。

功效：清热解毒，通腑消肿。

主治：肾肿，遍身水肿，行走困难，二便不通者。

用法：上前二味，别研如泥，用四味为细末，入臼杵匀，蜜丸如梧子大。每服二十丸，临卧温水下，以大便通利为度，未利再服。"此是古法今治，肾肿水光，只一二服，以退为度，不必利可也"。

加味肾气丸

组成：附子（炮）二两，白茯苓（去皮）、泽泻、山茱萸（取肉）、山药（炒）、车前子（酒蒸）、牡丹皮（去木）各一两，官桂（不见火）、川牛膝（去芦，酒浸）、熟地黄各半两。

功效：温肾助阳，化气行水。

主治：肾虚，腰重脚重，小便不利。

用法：上为细末，炼蜜为丸，如梧桐子大。每服七十丸，空心，米饮下。

涂脐膏

组成：地龙、猪苓（去皮）、针砂各一两。

功效：利水消肿。

主治：水肿，小便绝少。

用法：上为细末，擂葱涎调成膏，敷脐中约一寸高阔，绢帛束之，以小便多为度，日两易。

按：关于针砂，清代张秉成《本草便读》记载："针砂，消水肿以除瘅，散瘿瘤而化积。辛咸无毒，镇坠多功。针砂，此乃作针家磨锉之细末也。"

（三十二）脚气

《重辑严氏济生方·脚气门·脚气论治》曰："《千金》言：脚气皆由感风毒所致，又经云：地之寒暑风湿皆作蒸气，足常履之，遂成脚气。然古来无脚气之说，黄帝时名为厥，两汉之间名曰缓风，宋齐之后谓之脚气。其名虽不同，其实一也。以此观之，寒暑风湿，皆能致此，非特风毒而已矣。"又曰："脚气之病，初得不觉，因他病乃始发动；或奄然大闷，经两三日方乃觉之；先从脚起，或缓弱疼痹，或行起忽倒，或两胫肿满，或足膝枯细；或心中怔悸，或小腹不仁，或举体转筋；或见食吐逆，恶闻食气；或胸满气急，或遍体酸痛，此其候之不同也。"可见脚气是指正气不足，感受风寒湿所致脚痛、脚肿类疾病，证候复杂且多变化，病及脏腑、肢体等。所列方剂有独活寄生汤、槟榔汤、大腹皮散、加减槟榔汤、加味四斤丸、神乌丸。

病因病机

关于脚气的病因病机，从外因而言，"寒暑风湿，皆能致此，非特风毒而已"。具体而言，"大抵寒中三阳，所患必冷；暑中三阴，所患必热……若论其脉浮而弦者，起于风；濡而弱者，起于湿；洪而数者，起于热；迟而涩者，起于寒"。从内因而论，严用和强调指出："观夫脚气，皆由肾气虚而生。"提示此病属肾气虚在先，感受外邪在后。男女病脚气虽皆有肾气虚见证，但二者亦有差异。"男子得之，受病于肾；妇人得之，受病于血海"。指出妇人病脚气者，多是由于血海空虚在先，兼有恚嗔怨怼，感怀悲伤，气机不畅；而男子病脚气，则多起因于肾气亏虚。

治则治法

关于脚气病的治疗，严用和指出："治疗之法，脚气虽曰壅疾无补法，惟当泻之，理固然也。愚者之见，亦可补之。当顺四时之序而补泻之。春夏宜汗利，秋冬乘疾小歇，微加滋补。不然则血日衰，必使年年遇蒸热而疾作也。此外，更宜针之灸之。若用汤淋洗者，医之大禁也。"又曰："风者，汗而愈；湿者，温而愈；热者，下而愈；寒者，熨而愈。"还强调"脚气名曰壅疾，贵乎疏通"。因病属风寒湿热之邪入里，致气血壅滞，故治疗脚气之大要是泻其实，疏通其壅滞。因脚气实属本虚标实，多因肾气先虚，而后感受六淫邪气，故严用和指出脚气治疗亦可使用补法。具体如何补泻？其提出当因时制宜，如春夏人体阳气外发，治疗则顺应天时，采用汗法、外透之法，使风寒湿邪随汗外达；而秋冬人体阳气逐渐内潜，则同样顺应天时，微加滋补以补已虚之正气。否则，病久日深，邪正相争，正气更虚，寒湿、湿热深入，则易成痼疾。秋冬之季"乘疾小歇，微加滋补"，亦有夏病冬治之意。

至于具体治法，则根据外感六淫邪气的不同，而采取不同的治疗手段。如病起于风者，可治以汗法；病起于湿者，可治以温化之法；病起于热者，可治以通下泄热之法；病起于寒者，熨灸温里散寒则愈。严用和喜用灸法，对于脚气的治疗亦不例外。此外，还指出脚气的禁忌是不能用药汤淋洗，以此为"医之大禁"。脚气不能用药汤淋洗的原因，如《证治汇补》曰："脚气……药汤淋洗，恐邪入经络，皆在所禁。"从所用方剂来看，治疗以祛风湿、止痹痛为主，配合健脾、温肾、活血、利水、理气等法。

主治方药

独活寄生汤

组成：川独活三两，桑寄生（如无以续断代）、杜仲（炒去丝）、川牛膝（去芦，酒浸）、细辛（洗去叶土）、官桂（不见火）、白茯苓（去皮）、防风（去芦）、川芎、川当归（去芦）、人参、熟地黄、芍药、秦艽（去土）各二两，甘草（炙）半两。

功效：祛风湿，止痹痛。

主治：肝肾虚弱，或久履湿冷之地，或足汗脱履，或洗足当风，为湿毒内攻，两胫缓纵，挛痛痹弱；或皮肉紫破有疮，足膝挛重。

用法：上㕮咀，每服四钱，水一盏半，姜五片，煎七分，去滓，温服，不拘时候。"气虚下利，或中脘不快者，除地黄，倍加生姜；妇人新产，患腹痛不可转动，及腰部痛挛痹弱，不可屈伸者，亦宜服之，大能除风消血"。

按：此方攻补兼施，对于素体气虚伴见下利，或中脘不快者，去地黄，倍加生姜以和胃；对于妇人新产，气血大亏，外感风寒，患腹痛不可转动，及腰部痛挛痹弱，不可屈伸者，亦宜服之。如此治疗，既能祛风散寒，又能养血活血止痛。

槟榔汤

组成：槟榔、香附子（去毛）、陈皮（去白）、紫苏叶、木瓜（去瓤）、五加皮、甘草（炙）各一两。

功效：理气活血利水。

主治：一切脚痛，顺气防壅。

用法：上㕮咀，每服四钱，水一盏半，生姜五片，煎至八分，去滓，温服。"妇人脚气多由血虚，加当归半两；室女脚痛多由血实，加赤芍药一两半；大便秘结，虚弱者加枳实，壮盛者加大黄，并不拘时候"。此方为脚气治标之剂，临证使用时，则应根据病情加减。

大腹皮散

组成：大腹皮三两，干宣木瓜（去瓤）二两，紫苏子（微炒）、槟榔、荆芥穗、乌药、橘红、紫苏叶各一两，萝卜子（炒）半两，沉香（不见火）、桑白皮（炙）、枳壳（去瓤，麸炒）各一两半。

功效：健脾和胃，利水通便。

主治：诸证脚气肿满，小便不利。

用法：上㕮咀，每服四钱，水一盏半，姜五片，煎至八分，去滓，温服，不拘时候。

加减槟榔汤

组成：槟榔、陈皮（去白）、紫苏叶各一两，甘草（炙）半两。

功效：顺气防壅。

主治：一切脚气。脚气名曰壅疾，贵乎疏通，春夏宜服之。

用法：上㕮咀，每服半两，水一盏半，生姜五片，煎至八分，去滓，温服，不拘时候。"如脚痛不已者，加宣木瓜、五加皮煎；妇人脚痛，加当归煎；室女脚痛，多是肝血盈实，宜加赤芍药煎，师尼寡妇，亦宜服之；中满不食者，加枳实煎；痰逆或呕者，加半夏煎；脚痛大便不通者，用此汤下青木香丸，如更不通加大黄煎；小便不利者，加木通煎；转筋者，加吴茱萸煎；脚肿而痛者，加大腹皮、木瓜煎；足痛而热者，加地骨皮煎"。

加味四斤丸

组成：虎胫骨（酥炙）二两，天麻、宣木瓜（去皮瓤，蒸）一个，肉苁蓉（酒润，焙）、川乌（炮，去皮）各一两，川牛膝（洗，去芦，酒润）一两半，没药（别研）、乳香（别研）各半两。

功效：补肝肾，养精血，壮筋骨。

主治：肝肾俱虚，精血不足，足膝酸弱，步履无力。如受风寒湿气，以致脚痛脚弱者，最宜服之。

用法：上为细末，入木瓜膏杵和，入少酒糊为丸，如梧桐子大。每服七十丸，空心食前，用温酒、盐汤任下。

神乌丸

组成：川乌（炮，去皮脐，切片，炒令变色）、虎胫骨（酥炙）、海桐皮、川萆薢各一两，川牛膝（去芦，酒浸）、肉苁蓉（酒浸）各一两半，金毛狗脊（燎去毛）半两。

功效：温肾散寒，祛湿利水。

主治：远年日近干湿脚气。

用法：上为细末，用木瓜膏子为丸，如梧桐子大。每服七十丸，空心食前，用温酒送下。造木瓜膏法：先用好艾叶，以盐水洒湿，蒸炊久，再洒再蒸，凡三次；用宣木瓜一个，去皮瓤，切下盖，作瓮子，填艾叶在内，却用盖子合定，再蒸极软，取去艾叶不用，只将木瓜细研为膏。

（三十三）消渴

《重辑严氏济生方·消渴门·消渴论治》曰："医经所载，有消渴、内消、强中三证。消渴者，多渴而利；内消者，由热中所作，小便多，于所饮食物皆消作小便，而反不渴，令人虚极短气；强中者，茎长兴盛，不交精液自出。皆当审处，施以治法。"所列方剂有加减肾气丸、荠苨丸、猪肚丸。

病因病机

关于消渴的病因病机，严用和论曰："消渴之疾，皆起于肾。盛壮之时，不自保养，快情纵欲，饮酒无度，喜食脯炙醢醯，或服丹石，遂使肾水枯竭，心火燔炽，三焦猛烈，五脏干燥，由是消渴生焉。"亦即，平素不善养生，房室无度，饮酒无常，过食肥甘厚腻，或过服丹石等辛温燥热之品，致使肾水亏虚，不能上济心水，心火炽盛，燔灼三焦，五脏干燥，因而导致消渴。

治则治法

关于消渴的调摄，严用和指出："其所慎者三：一饮酒，二房劳，三碱食及面。能慎此者，虽不服药而可自愈。不如此者，纵有金丹，亦不可救，深思慎之。"至于消渴病之治疗，认为"皆当审处，施以治法"，即辨证施治之意。还提出，"大抵消渴之人，愈与未愈，常防患痈疾"。从下列方剂来看，重在滋肾水，养肾阴，使肾水上济于心，则心火不亢，心肾相交，水火阴阳协调，使消渴得愈。具体治法以滋水降火、养阴清热为主。

主治方药

加减肾气丸

组成：山茱萸（取肉）、白茯苓（去皮）、牡丹皮（去木）、熟地黄（酒蒸）、五味子、泽泻、鹿角（镑）、山药（锉，炒）各一两，沉香（不见火）、官桂（不见火）各半两。

功效：滋水降火。

主治：劳伤肾经，肾水不足，心火自用；口舌焦干，多渴而利，精神恍惚，面赤心烦，腰痛脚弱，肢体羸瘦，不能起止。

用法：上为细末，炼蜜为丸，如梧桐子大。每服七十丸，用盐汤、米饮任下。弱甚者，加附子一两，兼进黄芪汤。

按：此方由金匮肾气丸加五味子、鹿角、沉香而成。

荠苨丸

组成：荠苨、大豆（去皮）、茯神（去木）、磁石（煅，研极细）、玄参、瓜蒌根、石斛（去根）、地骨皮（去木）、熟地黄（酒浸）、鹿角各一两，沉香（不见火）、人参各半两。

功效：滋阴清热。

主治：强中为病，茎长兴盛，不交精液自出；消渴之后，多作痈疽，多由过服丹石所致。

用法：上为细末，用猪肾一具，煮如食法，令烂，杵和为丸，如梧桐子大。每服七十丸，空心，用盐汤送下。如不可丸，入少酒糊亦可。

猪肚丸

组成：猪肚（治如食法）一枚，黄连（去芦）、小麦（炒）各五两，天花粉、茯苓（去木）各四两，麦门冬（去心）二两。

功效：清热养阴。

主治：阴虚内热消渴，症见小便多者。

用法：上五味为末，内猪肚中缝，塞安甑中，蒸之极烂，木臼中杵和丸，如梧桐子大。每服七十丸，米饮送下，随意服之。如不能丸，入少炼蜜。

（三十四）淋利

《重辑严氏济生方·小便门·淋利论治》曰："淋闭之为病，种凡有五，气、石、血、膏、劳是也。气淋为病，小便涩，常有余沥；石淋为病，茎中痛，溺卒不得出；膏淋为病，尿似膏出；劳淋为病，劳倦即发，痛引气冲；血淋为病，热即发，甚则尿血，候其鼻头色黄者，小便难也……夫淋、利两证，医经曰：膀胱不利为癃，不约为遗尿。又云：膀胱者，州都之官，津液藏焉，气化则能出焉。人之有生，将理失宜，役用过度，劳伤肾经，肾脏有热，热留膀胱，流入胞脏，遂成淋病。肾脏有寒，寒积膀胱，注于胞脏，小便频数或遗尿而不禁，遂成利病。"由上可见，严用和所谓"淋利"，包括"淋病"和"利病"。亦即，热结下焦可致"淋病"，下焦虚寒可致"利病"。所列方剂有地肤子汤、通草汤、琥珀散、小蓟饮子、宣气散、木通散、鹿角胶丸、破故纸丸、菟丝子丸、草薢丸、缩泉丸。

病因病机

本篇详于对"淋闭"，即"淋病"病因病机的论述。如《重辑严氏济生方·小便门·淋利论治》曰："膀胱不利为癃闭，此由饮酒房劳，或动役冒热，或饮冷逐热，或散石发动，热结下焦，遂成淋闭。亦有温病后，余热不散，霍乱后当风取凉，亦令人淋闭。淋闭之为病，种凡有五：气、石、血、膏、劳是也。"关于"利病"（小便频数或遗尿而不禁）的病因病机，如前所述，为"肾脏有寒，寒积膀胱，注于胞脏，小便频数或遗尿而不禁，遂成利病"。

治则治法

关于"淋利"的治疗，严用和论曰："热则清利之，寒则温固之。清利之法，已具前论；温固之策，备载后方，临病之际，更在详酌焉。"亦即，热结下焦，小便赤涩不通者，治宜清热利尿；下焦虚寒，小便频数或遗尿者，则宜温肾固泉缩尿。从所用方剂来看，治疗"淋病"以清热通淋为主，配以活血化瘀、凉血止血、行气利尿等。治疗"利病"以缩泉止尿为主。

主治方药

地肤子汤

组成：地肤子一两，知母、黄芩、猪苓（去皮）、瞿麦（去茎叶）、枳实（麸炒）、升麻、通草、葵子、海藻（洗）各半两。

功效：清热通淋。

主治：下焦热结，小便赤黄不利，数起出少，茎痛或血赤。"温病后余热及霍乱后当风取凉过度，饮酒房劳，及行步冒热，冷饮逐热，热结下焦，及散石热动关格，小腹坚，胞胀如斗，诸有此淋，悉皆治之"。

用法：上㕮咀，每服四钱，水一盏半，生姜五片，煎至七分，去滓，温服，不拘时候。忌甘草。

通草汤

组成：通草、王不留行、葵子、茆根（即白茅根）、桃胶、瞿麦、当归（去节，洗）、蒲黄（炒）、滑石各一两，甘草（炙）半两。

功效：清热通淋。

主治：诸淋。

用法：上咬咀，每服四钱，水一盏半，姜五片，煎至八分，去滓，温服，不拘时候。

琥珀散

组成：琥珀，不拘多少。

功效：化瘀通淋。

主治：小便不通。

用法：上为细末，每服二钱，用萱草根煎汤调服，灯心汤调服亦可。

按：此方中琥珀，甘平，无毒，具有消瘀血、通五淋之功。萱草根，味甘，性凉，清热利湿，凉血止血，配伍使用凉血化瘀通淋。

小蓟饮子

组成：生地黄（洗）四两，小蓟根、滑石、通草、蒲黄（炒）、淡竹叶、藕节、当归（去芦，酒浸）、山栀子仁、甘草（炙）各半两。

功效：清热通淋、凉血止血。

主治：下焦结热血淋。

用法：上咬咀，每服四钱，水一盏半，煎至八分，去滓，温服，空心食前。

宣气散

组成：甘草、木通各三钱，栀子二钱，葵子、滑石各一钱。

功效：利尿通淋。

主治：小便不通，脐腹急痛。

用法：上为末，每服半钱，灯心汤调下。

木通散

组成：木通、滑石各一两，黑牵牛（头末）半两。

功效：行气通利，导水湿外出。

主治：小便不通，小腹疼痛不可忍。

用法：上为末，每服一钱，水半盏，灯心十茎，葱白一茎，煎三分，食前温服。

按：此方中黑牵牛味辛，气热，能导水湿肿满，有行水气及通利之功，配伍木通、滑石可利尿通淋。

鹿角胶丸

组成：鹿角胶半两，油头发灰、没药（别研）各三钱。

功效：补肾填精，凉血通淋。

主治：房损伤中，小便尿血。

用法：上为末，用茅根汁打糊为丸，如梧桐子大，每服五十丸，空腹盐汤下。

按：此方中鹿角胶温补下元，生精血；油头发灰、没药活血化瘀，茅根即白茅根，清热生津利尿，几者配伍寒热并用，共奏补肾填精、凉血通淋之功。

破故纸丸

组成：破故纸（盐炒）、茴香（盐炒）。

功效：温肾止尿。

主治：肾气虚冷，小便无度。

用法：上等分，为细末，酒糊为丸，如梧桐子大。每服五十丸，或一百丸，空心盐酒、盐汤下。

菟丝子丸

组成：菟丝子（淘净，酒蒸，焙）二两，五味子一两，牡蛎（煅，取粉）一两，肉苁蓉（酒浸）二两，附子（炮，去皮脐）一两，鸡膍胵（微炙）半两，鹿茸（酒炙）一两，桑螵蛸（酒炙）半两。

功效：补益肝肾，缩泉止尿。

主治：因肝肾不足，膀胱气化不利所致小便多或不禁者。

用法：上为细末，酒糊为丸，如梧桐子大，每服七十丸，食前盐酒、盐汤任下。

萆薢丸

组成：川萆薢（洗）。

功效：利湿祛浊通淋。

主治：小便频数，日夜无时。

用法：上不拘多少，为细末，酒糊为丸，如梧桐子大。空心食前，用盐汤、盐酒任下。

缩泉丸

组成：天台乌药、益智仁。

功效：缩泉止尿。

主治：脬气不足，小便频数。

用法：上等分，为细末，酒煮山药末糊为丸，如梧桐子大。临卧用盐汤送下。

（三十五）白浊、赤浊、遗精

《重辑严氏济生方·小便门·白浊赤浊遗精论治》曰：“《素问》云：夫精者，身之本也。盖五脏六腑皆有精。肾为都会，关司之所，听命于心，人能法道清净，精气内持，火来坎户，水到离扃，阴平阳秘，精元秘固矣。若夫思虑不节，嗜欲过度，遂使水火不交，精元失守，由是为赤浊白浊之患焉。”严用和认为，白浊、赤浊是水火不交，精元失守所致。所列方剂有秘精丸、瑞莲丸、羊胫灰丸、固精丸、芡实丸、猪苓丸、分清散、三白丸。

病因病机

关于病因病机，严用和指出：“精者，身之本也。肾藏精，藏精者不可伤。皆由不善卫生，喜怒劳逸，忧愁思虑，嗜欲过度，起居不常，遂致心火炎上而不思，肾水散漫而无归，上下不得交养，心肾受病。心受病者，令人遗精、白浊。肾受病者，亦令人遗精、白浊。此皆心肾不交，关键不牢之所致也。"又曰："赤浊者，心虚有热也，多因思虑而得之；白浊者，肾虚有寒也，过于嗜欲而得之。其状漩面如油，光彩不定，漩脚澄下，凝如膏糊，皆嗜欲思虑之所致耳。"除心、肾二脏之外，严用和还指出脾也与白浊、赤浊、遗精的发生有密切关系。如《重辑严氏济生方·小便门·白浊赤浊遗精论治》曰："脾生虚热而肾不足，故土邪干水亦令人便下浑浊。"

治则治法

关于白浊赤浊遗精的治疗，严用和指出："各分受病之由，施以治法，使坎离既济，阴阳协和，然后火不上炎而神自清，水不下渗而精自固。"又曰："肾病者，当禁固之；心病者，当安宁之。更有少壮之人，情动于中，所愿不得，意淫于外，而有是证者，施治之法，不宜秘固，秘固则愈甚，惟当以后方猪苓丸主之。盖半夏有利性，猪苓导肾水，导气使通之意也。徐学士详言之矣。但虚损精滑之人，却不宜服此药。"总之，当按照病位、脏腑及不同病因辨证论治；治法当以达到坎离既济、心肾相交、阴阳平衡为目的。所谓"肾病者，当禁固之；心病者，当安宁之"，是言肾水虚寒，下元不固者，宜温肾固涩；心火上炎，心神不宁，当清心宁神。但对于少壮之人，思欲过度，相火妄动者，则不宜采用固涩之法。

主治方药

秘精丸

组成：牡蛎（煅）、菟丝子（酒浸，蒸，焙，别研）、龙骨（生用）、五味子、韭子（炒）、桑螵蛸（酒炙）、白茯苓（去皮）、白石脂（煅）各等分。

功效：温肾补虚固精。

主治：下虚胞寒，小便白浊，或如米泔，或若凝脂，腰重无力。

用法：上为细末，酒糊为丸，如梧桐子大。每服七十丸，空心盐酒、盐汤任下。

瑞莲丸

组成：白茯苓（去皮）、石莲肉（炒，去心）、龙骨（生用）、天门冬（去心）、远志（洗，去心，甘草水煎）、麦门冬（去心）、柏子仁（炒，别研）、紫石英（火煅七次，研令极细）、当归（去芦，酒浸）、酸枣仁（炒，去壳）、龙齿各一两，乳香（别研）半两。

功效：滋肾养心，益肾化瘀。

主治：思虑伤心，便下赤浊。

用法：上为细末，炼蜜为丸，如梧桐子大，朱砂为衣。每服七十丸，空心温酒、枣汤任下。

羊胫灰丸

组成：厚朴（去皮取肉，姜汁炒）二两，羊胫（炭火煅过，通红存性）一两。

功效：补肝肾，益精血。

主治：思虑伤脾，脾不摄精，遂致白浊。

用法：上为细末，白水面糊为丸，如梧桐子大。每服白丸，空心，用米饮汤送下。

按：羊胫经炭火煅，即为羊胫骨灰。用此物补肝肾，益精血。《神农本草经》谓厚朴"温中益气，消痰下气"。两药配伍，温中益气，滋补精血。

固精丸

组成：肉苁蓉（酒浸，薄切，焙）、阳起石（火煅，研极细）、鹿茸（燎去毛，酥炙）、赤石脂（火煅七次）、川巴戟（捶，去心）、韭子（炒）、白茯苓（去皮）、鹿角霜、龙骨（生用）、附子（炮，去皮脐）各等分。

功效：补肾固精。

主治：嗜欲过度，劳伤肾经，精元不固，梦遗白浊。

用法：上为细末，酒糊为丸，如梧桐子大。每服七十丸，空心盐酒、盐汤任下。

芡实丸

组成：芡实（蒸，去壳）、莲花须各二两，茯神（去木）、山茱萸（取肉）、龙骨、五味子、枸杞子、熟地黄（酒蒸，焙）、韭子（炒）、肉苁蓉（酒浸）、川牛膝（去芦，酒浸，焙）、紫石英（煅七次）各一两。

功效：交通心肾。

主治：思虑伤心，疲劳伤肾，心肾不交，精元不固；面少颜色，惊悸健忘，梦寐不安，小便赤涩，遗精白浊，足胫酸痛，耳聋目昏，口干脚弱。

用法：上为细末，酒煮山药糊为丸，如梧桐子大，每服七十丸。空心，盐酒、盐汤任下。

按：此方转引自"诸虚门·虚损论治"。

猪苓丸

组成：半夏一两，猪苓二两。

功效：养精泻浊。

主治：年壮气盛，情欲动心，所愿不得，意淫于外，梦遗白浊。

用法：上用半夏，锉如豆大，用猪苓为末；先用一半炒半夏黄色，不令焦，地上去火毒半日，取半夏为末，以一半猪苓末调匀和丸，如梧桐子大，候干，更用余猪苓末同炒微裂，入不油沙瓶中养之。每服四十丸，空心温酒、盐汤下。如常服，于申末间冷酒下。

分清散

组成：川萆薢、益智仁、天台乌药、石菖蒲。

功效：分清泄浊。

主治：小便白浊，漩面如油，或小便频数。

用法：上等分，为细末，每服二钱；水一盏，入盐少许，煎至七分，午后及临卧温服。

三白丸

组成：龙骨（生用）一两，牡蛎（火煅）一两，鹿角霜二两。

功效：宁心安神，固精止遗。

主治：遗精白浊，及滑泄盗汗。

用法：上为细末，酒煮面糊为丸，如梧桐子大。每服四十丸，空心食前，用盐汤送下。

（三十六）腰痛

《重辑严氏济生方·腰痛门·腰痛论治》曰："《素问》云：腰者，肾之府。转摇不能，肾将惫矣。审如是说，则知肾系于腰……夫腰痛者，属乎肾也。"论中指出，肾虚而感受外邪，或喜怒忧思，或气滞血瘀，皆可导致腰痛。所列方剂有五积散、附术汤、独活寄生汤、小七香丸、二至丸、庵闾丸、立安散等。

病因病机

关于腰痛的病因病机，严用和指出："多因嗜欲过度，劳伤肾经，肾脏既虚，喜怒忧思，风寒湿毒得以伤之，遂致腰痛。又有堕坠闪肭，气凝血滞，亦致腰痛。"此外，又论及上述因素与"恚郁忧思得以伤之，皆致腰痛"。其在《严氏济生续方》腰痛评治论述："夫腰痛者，属乎肾也。多因劳役伤肾，肾脏气虚，风寒冷湿得以袭之，恚郁忧思得以伤之，皆致腰痛。"详而言之，无论外感还是内伤，均可导致腰痛。若劳累太过，或久病体虚，或年老体衰，或房室不节，以致肾精亏损，无以濡养筋脉，可引起腰痛。或素体肾气虚，又外感风寒冷湿，寒邪凝滞收引，湿邪黏滞不化，致腰部经脉受阻，气血运行不畅，因而发生腰痛。或喜怒忧思，七情感伤，气滞血瘀，筋脉失养，也可致腰痛。此外，跌仆外伤，堕坠闪挫，损伤经脉气血，导致经络气血阻滞不通，均可使瘀血留着于腰部而发生疼痛。严用和结合脉象，提出"大抵腰痛之脉，脉皆沉弦。沉弦而紧者，寒腰痛；沉弦而浮者，风腰痛；沉弦而濡细者，湿腰痛。堕坠闪朒致气凝血滞而痛者，脉多沉弦而实也"。

治则治法

关于腰痛的治疗，严用和指出："当推其所因，合其脉以治，无不效者矣。"若肾虚则以补肾为主，实证则祛风、散寒、利湿、理气、活血化瘀。对于腰痛方药的选择，严用和针砭时弊，指出时人不问虚实而滥用庵闾丸的乱象；并明确指出气滞血瘀实证腰痛，庵闾丸用之尚可，但亦不可久用。若一二服不效，则应改用小七香丸。因庵闾丸中牵牛用量大，其性苦寒，有毒。此药泻水通便，消痰涤饮，多服久服易伤肾气。因此，严用和嘱咐道："谨之！谨之！"从所用方剂来看，治疗以散寒止痛为主。配以理气活血、温阳补肾等法。

主治方药

五积散

组成：白芷、川芎、甘草（炙）、茯苓（去皮）、当归（去芦）、肉桂（去粗皮）、芍药、半夏（汤洗七次）各三两，陈皮（去白）、枳壳（去瓤，炒）、麻黄（去根节）、苍术（米泔浸，去皮）二十四两，干姜爁四两，桔梗（去芦头）十二两，厚朴（去粗皮）四两。

功效：散寒止痛。

主治：腰痛不可俯仰。

用法：上除肉桂、枳壳二味别为粗末外，一十三味同为粗末，慢火炒令色转，摊冷，次入肉桂、枳壳末令匀。每服三钱，水一盏半，入生姜三片，煎至一中盏，去滓，稍热服。

按：此方转引自"诸寒门·中寒论治"。

附术汤

组成：附子（炮，去皮脐）、白术各一两，杜仲（去皮，锉，炒去丝）半两。

功效：散寒祛湿。

主治：湿伤肾经，腰肿冷痛，小便自利。

用法：上㕮咀，每服四钱，水一盏半，生姜七片，煎至七分，温服，空心食前。

独活寄生汤

组成：川独活三两，桑寄生（如无以续断代）、杜仲（炒去丝）、川牛膝（去芦，酒浸）、细辛（洗去叶土）、官桂（不见火）、白茯苓（去皮）、防风（去芦）、川芎、川当归（去芦）、人参、熟地黄、芍药、秦艽（去土）各二两，甘草（炙）半两。

功效：祛风湿，止痹痛。

主治：风伤肾经，腰痛如掣，久而不治，流入脚膝为偏枯、冷痹、缓弱之患。

用法：上㕮咀，每服四钱，水一盏半，姜五片，煎七分，去滓，温服，不拘时候。"气虚下利，或中脘不快者，除地黄，倍加生姜；妇人新产，患腹痛不可转动，及腰部痛挛痹弱，不可屈伸者，亦宜服之，大能除风消血"。

按：在"脚气门"，主治"肝肾虚弱，或久履湿冷之地，或足汗脱履，或洗足当风，为湿毒内攻，两胫缓纵，挛痛痹弱，或皮肉紫破有疮，足膝挛重"。

小七香丸

组成：甘松（炒）八十两，益智仁（炒）六十两，香附子（炒去毛）、丁香皮、甘草（炒）各一百二十两，蓬莪术（煨，乘热碎）、缩砂仁各二十两。

功效：理气活血止痛。

主治：郁怒忧思，或因闪肭颠仆，一切气滞腰痛。

用法：上为末，水蒸饼为丸，如绿豆大。每服二十丸，温酒、姜汤、熟水任下。上一贴，作二服，橘仁一钱，盐少许，水一盏，煎至七分，放温送下，空心服。

二至丸

组成：鹿角（镑）二两，麋角（镑）二两，附子（炮，去皮脐）一两，桂心（不见火）一两，补骨脂（炒）一两，杜仲（去皮，锉，炒丝断）一两，鹿茸（酒蒸，焙）一两，青盐（别研）半两。

功效：温阳补肾。

主治：老人弱人，肾气虚损，症见腰痛不可屈伸者。

用法：上为细末，酒糊为丸，如梧桐子大。每服七十丸，空心用胡桃肉细嚼，以盐酒、盐汤任下。恶热药者，去附子，加肉苁蓉一两。

庵间丸

组成：庵间子半两，没药（别研）二钱半，乳香（别研）一钱半，杜仲（去粗皮，锉，炒令丝断）、补骨脂（炒）、威灵仙（洗，去芦）、官桂（不见火）、川当归（去芦，酒润，切，焙）各半两。

功效：活血化瘀止痛。

主治：坠堕闪肭，血气凝滞腰痛。

用法：上为细末，酒糊为丸，如梧桐子大。每服七十丸，空心食前，盐酒、盐汤任下。此方不可滥用、久用，服用一二剂无效者，则应改用小七香丸。

立安散

组成：杜仲（去粗皮，锉，炒令丝断）、橘核（取仁，炒）。

功效：理气止痛。

主治：腰痛。

用法：上等分为细末，每服二钱，入盐少许，温酒调，食前服。

按：橘核通络理气止痛，杜仲补肝肾、强腰膝，二药配伍补泻兼施。

（三十七）五痹

《重辑严氏济生方·诸痹门·五痹论治》曰："风、寒、湿三气杂至，合而为痹。"指出体虚而感受风寒湿气而成痹，所列方剂有蠲痹汤、黄芪酒、茯苓汤、防风汤。

病因病机

严用和继承经典及前人对痹证的认识，指出"风寒湿三气杂至，合而为痹。皆因体虚腠理空疏，受风寒湿气而成痹也。痹之为病，寒多则痛，风多则行，湿多则著。在骨则重而不举，在脉则血凝而不流，在筋则屈而不伸，在肉则不仁，在皮则寒。逢寒急，逢热则纵，此皆随所受邪气而生证也。"基于临床，详而言之，若劳欲过度，将息失宜，精气亏损，卫外不固；或激烈活动，耗损正气，汗出肌疏，外邪乘袭；或老年体虚，肝肾不足，肢体筋脉失养，感受外邪；或久居潮湿之地、严寒冻伤、贪凉露宿、睡卧当风、暴雨浇淋、水中作业或汗出入水等，外邪注于肌腠经络，滞留于关节筋骨，可导致气血痹阻而发为风寒湿痹。风寒湿三气杂至，合而为痹。寒邪多则疼痛明显，风邪重则疼痛游走不定，湿邪重则肢体关节沉重无力。

痹病有五种之分，即筋痹、脉痹、皮痹、骨痹、肌痹。严用和论述："大率痹病，总而言之，凡有五种，筋痹、脉痹、皮痹、骨痹、肌痹是也。筋痹之为病，应乎肝，其状夜卧则惊，饮食多，小便数；脉痹之为病，应乎心，其状血脉不流，令人萎黄，心下鼓气，卒然逆喘不通，嗌干善噫；

肌痹之为病，应乎脾，其状四肢懈怠，发咳呕吐；皮痹之为病，应乎肺，其状皮肤无所知觉，气奔喘满；骨痹之为病，应乎肾，其状骨重不可举，不遂而痛且胀。"

至于痹病的脉象，"诊其脉大而涩为痹，脉来急者亦为痹，脉涩而紧者亦为痹"。以上诸脉总体上呈现正虚邪盛、气血郁滞之象。此外，严用和还传承《太平圣惠方》《三因极一病证方论》对于痹证的认识，重申"有风血痹，阴邪入于血经故也。外有支饮亦令人痹，当随证施治"。此言风寒等外邪，侵袭肌表，与血相搏，血行不畅，而致风血痹。还论及支饮亦可致痹，如饮邪停留于胸膈之间，上迫于肺，肺失肃降，影响气血运行和输布而为痹。

治则治法

关于痹病的治疗，从所用方剂来看，多治以祛风、散寒、除湿、清热、化痰、行瘀、化饮、活血、止痛诸法，并补益脾肾。

主治方药

蠲痹汤

组成：当归（去芦，酒浸）、赤茯苓、黄芪（去芦）、片姜黄、羌活各一两半，甘草（炙）半两。

功效：散寒通络止痛。

主治：寒邪中于脏腑经络，所致身体烦疼，项背拘急，或痛或重，举动艰难，及手足冷痹，腰腿沉重，筋脉无力者。

用法：上㕮咀，每服四钱，水一盏半，生姜五片，枣子一枚，煎至八分，去滓，温服，不拘时候。

黄芪酒

组成：黄芪（去芦）、防风（去芦）、官桂（不见火）、天麻、草薢、石斛（去根）、虎骨（酥炙）、白芍药、当归（去芦）、云母粉、白术、茵芋叶、木香（不见火）、仙灵脾、甘草、川续断各一两。

功效：祛风利湿，补肾健脾。

主治：风湿痹，身体顽麻，皮肤燥痒，筋脉挛急，言语謇涩，手足不遂，时觉不仁。

用法：上锉如麻豆大，以生绢袋盛，以好酒一斗浸之，春五日，夏三日，秋七日，冬十日；每服一盏，温服之，不拘时候，常令酒气相续为佳。

防风汤

组成：防风（去芦）二两，川独活（去芦，洗）、川当归（去芦，洗）、赤茯苓（去皮）、秦艽（去芦，洗）、赤芍药、黄芩各一两，桂心（不见火）、杏仁（去皮尖）、甘草（炙）各半两。

功效：活血通痹。

主治：血痹，皮肤不仁。

用法：上叹咀，每服四钱，水一盏半，姜五片，煎至七分，温服，不拘时候。

茯苓汤

组成：半夏（汤泡七次）、赤茯苓（去皮）、橘红各一两，枳实（去瓤，麸炒）、桔梗（去芦）、甘草（炙）各半两。

功效：化痰逐饮。

主治：支饮，手足麻痹，多睡眩冒。

用法：上叹咀，每服四钱，水一盏半，姜七片，煎至七分，去滓，温服，不拘时候。

（三十八）癥瘕积聚

《重辑严氏济生方·癥瘕积聚门·积聚论治》曰："夫积有五积，聚有六聚。"五积之状，"在肝曰肥气，在心曰伏梁，在脾曰痞气，在肺曰息贲，在肾曰奔豚。其名不同，其证亦异"。五积之证候，"肥气之状，在左胁下，大如覆杯，肥大而似有头足，是为肝积；诊其脉弦而细，其色青，其病两胁下痛，牵引小腹，足寒转筋，男子为积疝，女子为瘕聚。伏梁之状，起于脐下，其大如臂，上至心下，犹梁之横架于胸膈者，是为心积；诊其脉沉而芤，其色赤，其病腹热面赤，咽干心烦，甚则吐血，令人食少肌瘦。痞气之状，留在胃脘，大如覆杯，痞塞不通，是为脾积；诊其脉浮大而长，其色黄，其病饥则减，饱则见，腹满呕泄，足肿肉削，久不愈，令人四肢不收。息贲之状，在右胁下，大如覆杯，喘息奔溢，是为肺积；诊其脉，浮而毛，其色白，其病气逆，背痛，少气，喜忘，目瞑，肤寒，皮中时痛，或如虱缘，或如针刺。奔豚之状，发于小腹，上至心下，上下无时，有若豚走之状，是为肾积；诊其脉，沉而急，其色黑，其病饥则见，饱则减，小腹里急，腰痛口干，目昏骨冷，久不愈，令人骨痿少气"。关于积证，不仅论及五积。书中还论述："所谓积者，有气积、肉积、酒积、茶积、食积、痰积，更有妇室月经不通，遂成血积。凡治诸积之要，并载于后，倘于前证，参酌而用之可也。"关于六聚之状，"上下无所留止，其痛亦无常处，故在上则格，在下则胀，傍攻两胁，如有杯块，易于转动，故非五积可比"。关于积聚的脉象，"凡诊其脉快而紧者，积聚也；脉浮而牢者，积聚也；脉横者，胁下有积聚也；脉来小沉实者，胃中有积聚也"。严用和指出，癥瘕积聚，是因阴阳不和，气滞血瘀，日久留结而成。所列方剂包括香棱丸、妙应丸、磨积丸、大七气汤、阿魏丸、脾积丸、曲蘖丸、衮金丸。

病因病机

关于积聚的病因病机，严用和指出："积者生于五脏之阴气也，聚者成于六腑之阳气也。此由阴阳不和，脏腑虚弱，风邪搏之，所以为积为聚也。有如忧、思、喜、怒之气，人之所不能无者，过则伤乎五脏，逆于四肢，传克不行，乃留结而为五积。"又曰："六腑属于三阳，太阳利清气，阳明泄浊气，少阳化精气，有如都会之腑，主转输以为常也。夫苟六腑失常，则邪气聚而不散，始发既无根本，上下无所留止，其痛亦无常处。"严用和还补充道："夫积者，伤滞也。伤滞之久，停留不化，则成积矣。且人之脏腑，皆因触冒以成疾病，惟脾胃最易受触。盖日用饮食，稍或过多，停滞难化，或吐或呕，或泄或痢。"亦即，外感风邪，或饮食不节，或七情内伤，皆可伤及脏腑；脏腑虚弱，阴阳不和，气机阻滞，瘀血内停，日久留结而为积聚。严用和在此特别强调了脾胃与积证形成的密切关系。关于预后转归，论曰："多日频年，医所不治，久则营卫停凝，一日败浊溃为痈脓，多至不救。"

治则治法

关于积聚的治疗，严用和指出："当是之时，法宜推荡，然后助养脾胃。所谓推荡者，更宜斟量人之虚实，伤滞之轻重而推荡之。停滞一消，则不成积；克化失宜，久之必成积聚癥瘕矣。"其中虽未具体阐明"推荡"之法，但从所用方剂可理解为行气消滞之意。关于积聚的预后转归，"大抵病各有证，治各有方。如诊心腹积聚，其脉牢强急者生，虚弱急者死。又诸脉实强者生，沉小者死"。从所用方剂来看，本病的治疗以消积化聚为主，兼以化痰、理气、消食、健脾等法。

主治方药

香棱丸

组成：木香（不见火）、丁香各半两，京三棱（细锉，酒浸一宿），枳壳（去瓤，麸炒），蓬术（细锉，用去壳巴豆三十粒同炒巴豆黄色，去巴豆不用）一两，青皮（去白），川楝子（锉，炒），茴香（炒）。

用法：上等分，为细末，醋煮面糊为丸，如梧桐子大，以朱砂研极细为衣。每服二十丸，炒生姜盐汤下，温酒亦得，不拘时候。

功效：破痰痞，消癥块。

主治：五积，及冷热积聚。

用法：上等分，为细末，醋煮面糊为丸，如梧桐子大，以朱砂研极细为衣。每服二十丸，炒生姜盐汤下，温酒亦得，不拘时候。

妙应丸

组成：黑附子（去皮脐，剜作罐子）二枚，各重七钱，硇砂（用水一盏，化在盏中，火上熬干，秤）三钱，木香（不见火）七钱半，破故纸（微炒）、荜茇各一两。

功效：补虚消积。

主治：老人虚人一切虚寒痃癖积块，攻胀疼痛。

用法：上将飞过硇砂末，分入附子瓮内，却用剜出附子末盖口，用和成白面裹药半指浓，慢炭火内煨令黄色，去面，同木香等为细末，却将原裹附子熟黄面为末，醋调煮糊为丸，如绿豆大。每服十五丸至二十丸，食后，生姜汤送下。

磨积丸

组成：胡椒一百五十粒，木香（不见火）二钱半，全蝎（去毒）十个。

功效：消积化滞。

主治：肠胃因虚气癖于肓膜之外，流于季胁，气逆息难，多日频年。

用法：上为细末，粟米饮为丸，如绿豆大。每服十五丸，橘皮汤下。

大七气汤

组成：京三棱、蓬术、青皮（去白）、陈皮（去白）、藿香叶、桔梗（去芦，锉，炒）、肉桂（不见火）、益智仁各一两半，甘草（炙）三分，香附子（炒去毛）一两半。

功效：消积化聚。

主治：六聚，状如癥瘕，随气上下，发作有时，心腹疼痛，攻刺腰胁，上气窒塞，喘咳满闷，小腹膜胀，大小便不利，或复泄泻，淋沥无度。

用法：上为哎咀，每服五钱，水二盏，煎至一盏，去滓，温服，食前。

阿魏丸

组成：木香（不见火）、槟榔各半两，胡椒、阿魏（用醋化开，旋入）各二钱半。

功效：理气化滞。

主治：气积、肉积，心腹膨满，结块疼痛；或痛连背膂，不思饮食。

用法：上为细末，用阿魏膏子并粟米饭，杵和为丸，如梧桐子大。每服四十丸，不拘时候，用生姜橘皮汤下。

脾积丸

组成：陈仓米（用巴豆七粒去壳，用米炒令赤色，去巴豆不用）半斤，青皮（去瓤，炒）、陈橘红各二两。

功效：调脾胃，理气机。

主治：食积、茶积，饮食减少，面黄腹痛。

用法：上为细末，好醋搜和为丸，如豌豆大。每服二十丸，食后用淡姜汤送下。

曲蘗丸

组成：神曲（锉，炒）、麦蘗（炒）各一两，黄连（去须，巴豆三粒去壳，同炒令转色，去巴豆不用）半两。

功效：消食健脾。

主治：酒癖不消，心腹胀满，噫醋吞酸，呕逆不食，胁肋疼痛者。

用法：上为细末，沸汤搜丸，如梧桐子大。每服五十丸，食后用姜汤吞下。

衮金丸

组成：陈皮（不去白）、天南星（生用）、干姜（洗去灰，生用）各半两，雄黄（研极细）二钱半。

功效：健脾燥湿。

主治：痰积中脘，眩瞑呕吐，头疼恶心，时吐酸水。

用法：上为细末，用生姜自然汁浸，蒸饼为丸，如梧桐子大，以前雄黄末为衣。每服五十丸，食后，生姜汤下。

（三十九）血病

1.失血（吐血、呕血、唾血）

《重辑严氏济生方·血病门·失血论治》曰："夫吐血、呕血、唾血三者，皆谓之失血。"又曰："盖心主血，肝藏血，肺主气，血为营，气为卫，相随上下升降，无有休息者也。六气不伤，七情不郁，营卫调平，则无壅决之虞。节宣失宜，必致壅闭，遂不得循经流注，失其长度，故有妄行之患焉。"严用和认为，气血的运行与心、肝、肺有关，血之妄行亦与其密切相关。

病因病机

关于失血的病因病机，严用和论述："盖肺主于气，心主于血，肝藏于血，血之与气，营周一身，相随上下，无有休息者焉。倘乖调摄，营卫差经，血随气逆，遂有妄行之患。所致之由，因大虚损，或饮酒过度，或强食过饱，或饮啖辛热，或忧思恚怒，动扰三经而然。"论中还强调热最易迫血妄行。指出："夫血之妄行也，未有不因热之所发。盖血得热则淖溢，血气俱热，血随气上，乃吐衄也。"关于失血证的预后，论曰："诸失血之脉，沉细者易治，脉浮数大者难治。且咳血一证，不嗽者易治，兼嗽者为难愈，为肺伤故也。医经云：便血尤可止，咳血不易医。喉不停物，毫发必咳，血渗入喉，愈渗愈咳，愈咳愈渗。饮溲溺者十无一死，服寒凉者百无一生。以此观之，寒凉之剂，不宜过进也。"

治则治法

关于失血证的治疗，严用和指出："治疗之法，当以证别之，乃可施治。"从其所列方剂来看，主要治法有养心阴益心气，止血；养阴清肺，凉血止血；温中理气止血；益气化瘀止血等。治热迫血妄行之证，又强调

"寒凉之剂，不宜过进也"。

主治方药

天门冬汤

组成：远志（去心，甘草水煮）、白芍药、天门冬（去心）、麦门冬（去心）、黄芪（去芦）、藕节、阿胶（蛤粉炒）、没药、当归（去芦）、生地黄各一两，人参、甘草（炙）各半两。

功效：养心肺，养心止血。

主治：思虑伤心，吐衄不止者。

用法：上㕮咀，每服四钱，水一盏半，姜五片，煎至八分，去滓，温服，不拘时候。

大蓟散

组成：大蓟根（洗）、犀角（镑）、升麻、桑白皮（炙）、蒲黄（炒）、杏仁（去皮尖）、桔梗（去芦，炒）各一两，甘草（炙）半两。

功效：凉血滋阴，清肺止血。

主治：饮啖辛热，热邪伤肺，呕吐出血一合或半升许，名曰肺疽。

用法：上㕮咀，每服四钱，水一盏半，姜五片，煎至八分，去滓，温服，不拘时候。

鸡苏散

组成：鸡苏叶、黄芪（去芦）、生地黄（洗）、阿胶（蛤粉炒）、白茅根各一两，桔梗（去芦）、麦门冬（去心）、蒲黄（炒）、贝母（去心）、甘草（炙）各半两。

功效：补肺，凉血，利咽。

主治：劳伤肺经，唾内有血，咽喉不利者。

用法：上㕮咀，每服四钱，水一盏半，姜五片，煎至七分，去滓，温服，不拘时候。

伏龙肝膏

组成：伏龙肝末、生地黄汁、麦门冬汁、刺蓟汁各三合，白蜜半匙。

功效：滋阴凉血止血。

主治：吐血不止。

用法：上件药相合，以慢火熬如稀饧，不拘时候，含半匙咽之。

藕节饮

组成：生藕汁、生地黄汁、大蓟汁各三合，生蜜半匙。

功效：凉血止血。

主治：吐血、衄血不止。

用法：上件药汁，调和令匀，每服一小盏，细细冷呷之，不拘时候。

加味理中汤

组成：人参、干姜（炮）、白术各一两，干葛、甘草（炙）各半两。

功效：温中理气止血。

主治：饮酒伤胃，遂成呕吐，物与气上冲，与血吐出；或心腹疼痛，自汗。

用法：上为细末，每服三钱，水一大盏，煎至七分，去滓，温服，不拘时候。

大蓟汁饮

组成：大蓟汁、生地黄汁各一合。

功效：凉血止血。

主治：唾血、呕血。

用法：上件和匀，入姜汁少许，生蜜少许，搅均冷服，不拘时候。

锦节丸

组成：真锦灰、藕节灰各半两，滴乳香（别研）一钱。

功效：止血散瘀。

主治：唾血、呕血。

用法：上为细末，炼蜜为丸，如龙眼大。每服一丸，食后及临卧嚼化。

团参散

组成：人参一两，黄芪（蜜水炙）一两，百合（蒸）半两，飞罗粉一两。

功效：益气化瘀止血。

主治：唾血咳嗽，服凉药不得者。

用法：上为细末，每服二钱，食后用白茅根煎汤调服。茅花煎汤亦可。

2. 便血

《重辑严氏济生方·血病门·便血评治》曰："夫大便下血者，多因过饱，饮酒无度，房室劳损，荣卫气虚，风冷易入，邪热易蕴，留注大肠，则为下血。"指出便血多属正气已虚而又复感外邪所致。所列方剂有乌梅丸、聚金丸。

病因病机

关于便血的病因病机，如上所述，大便下血是"荣卫气虚，风冷易入，邪热易蕴，留注大肠"使然。其"血色鲜者风也，色如小豆汁者寒也，浊而色暗者热也，久而不愈，必为痔漏之疾矣"。又，"脉来浮弱，按之带芤者，下血也。"

治则治法

关于便血的治疗。严用和指出："治之之法，风则散之，热则清之，寒则温之，虚则补之。"医家须详查证候，辨别寒热，随证治疗。从所用方剂来看，主要治法为涩肠止血、清热燥湿止血、活血化瘀止血等。

主治方药

乌梅丸

组成：乌梅（烧存性用）三两。

功效：涩肠止血。

主治：大便下血不止。

用法：上为细末，好醋打米糊为丸，如梧桐子大。每服七十丸，空心食前，用米饮送下。

聚金丸

组成：黄连（去芦）四两（一两水浸晒干，一两炒，一两炮，一两生用），防风（去芦）、黄芩各一两。

用法：上为细末，醋糊为丸，如梧桐子大。每服七十丸，用米饮送下，不拘时候。

功效：清热燥湿止血。

主治：大肠蓄热或因酒毒下血不已者。

3. 金疮内损瘀血

《重辑严氏济生方·血病门·金疮内损瘀血论治》曰"金疮打损，及从高坠下，木石所压，内损瘀血"，导致"心腹疼痛，大小便不通，气绝欲死"。内伤瘀血，与外伤出血不同。治疗应活血化瘀，使瘀血从大便而出。所列方剂为夺命散。

夺命散

组成：红蛭（用石灰慢火炒令焦黄色）半两，大黄二两，黑牵牛二两。

功效：活血化瘀，通络止痛。

主治：金创打损，及从高坠下，木石所压，内损瘀血，心腹疼痛，大小便不通，气绝欲死。

用法：上件为末，每服三钱，用热酒调下，如人行四五里，再用热酒调牵牛末二钱催之，须脏腑转下恶血成块或成片，恶血尽则愈。

（四十）诸虚

1. 虚损

《重辑严氏济生方·诸虚门·虚损论治》曰："医经所说诸虚百损，《难经》所有五损，不过因虚而致损也。《素问》云：恬淡虚无，真气从之，精神内守，病安从来？人能法道清净，精神内持，疴疾不起，乃知固养之道也。"严用和指出，虚损的形成，是"积微成损，积损成衰"，且"百病交作"的过程。所谓"百病"，是指脏腑气血阴阳虚衰所致诸多病变，如"或吐血、衄血、便血、泻血、遗泄、白浊、冷滑、洞泄、盗汗、自汗、潮热、发热、呕吐，啘咯痰饮涎沫等证"。所列方剂有大建中汤、芡实丸、白丸、黑丸、玉关丸、膃肭脐丸、黄犬肉丸、天地煎、双补丸、鹿茸丸、心肾丸、芙蓉丹、茸朱丹、沉附汤、参附汤、茸附汤、鹿血丸、菟丝子丸。

病因病机

关于虚损的病因病机，严用和指出："不自卫生，或大病未复，便合阴阳；或疲极筋力，饥饱失节，尽神度量；或叫呼走气，荣卫虚损，百病交作……因斯积微成损，积损成衰者多矣。且妇人产褥过于大病之后，虚损尤甚。"亦即，虚损的成因很多，不善养生，病后失治误治，或病后初愈，失于调养，或暴饮暴食，饥饱不调，食有偏嗜，营养不良，饮酒过度等，均可损伤脾胃，致气血化生不足；或心劳、体劳、房劳过度；或妇人生产之后，失于调养，均可导致脏腑功能减退，气血阴阳俱损而成虚损。虚损的形成，是一个长期的过程，积微成损，积损成衰。

治则治法

严用和从"治未病"的思想出发，论述虚损病的治疗与调养。其曰："夫人禀中和之气以生，常能保守真元，何患乎有病焉？不善卫生者，思虑役其智，嗜欲乱其真，荣卫一虚，因兹积微成损，积损成衰，及其病也，既不能御气以全身，又不能饵药以延寿。圣人有言曰：治未病不治已病，治未乱不治已乱……凡人有虚损之病，岂可不早为之补益，庶有延龄之望。"

关于治虚损的用药法则，严用和也提出了中肯的见解。其就所列方剂分析说："后方所载，药性平补，柔而不懦，专而不杂；间有药用群队，必使刚柔相济，佐使合宜，可以取效。前贤之书，有单服附子之戒者，正虑其肾恶燥也。即欲用一刚剂专而易效，须当用一柔剂以制其刚，则庶几刚柔相济，不特取效之速，亦可使无后患也。后方所载，参附、沉附、茸附、芪附是矣。若阳虚阴极之证，当有姜附、三建诸丹之类，或升或沉，为之佐使，欲其刚多于柔，不致太懦，庶免炎上之患，用药在乎稳重故也。"从所用方剂来看，治宜养心安神，或补肾固精，或温肾壮阳，或填精益髓，或益气扶阳，随证配伍温散寒邪、滋阴降火、养血润燥等。

主治方药

大建中汤

组成：黄芪（去芦）、附子（炮，去皮脐）、鹿茸（酒蒸）、地骨皮（去木）、续断、石斛（去根）、人参、川芎、当归（去芦，酒浸）、白芍药、小草（即远志）各一两，甘草（炙）。

功效：温中补虚，降逆止痛。

主治：诸虚不足，小腹急痛，胁肋膜胀，骨肉酸痛，短气喘促，痰多咳嗽，潮热多汗，心下惊悸，腰背强痛，多卧少气。

用法：上咬咀，每服四钱，水一盏半，生姜五片，煎至七分，去滓，温服，不拘时候。"咳嗽者，加款冬花；咳血者，加阿胶；便精遗泄者，加龙骨；怔忡者，加茯神"。

芡实丸

组成：芡实（蒸，去壳）、莲花须各二两，茯神（去木）、山茱萸（取肉）、龙骨、五味子、枸杞子、熟地黄（酒蒸，焙）、韭子（炒）、肉苁蓉

（酒浸）、川牛膝（去芦，酒浸，焙）、紫石英（煅七次）各一两。

功效：养心安神，补肾固精。

主治：思虑伤心，疲劳伤肾，心肾不交，精元不固。面少颜色，惊悸健忘，梦寐不安，小便赤涩，遗精白浊，足胫酸疼，耳聋目昏，口干脚弱。

用法：上为细末，酒煮山药糊为丸，如梧桐子大。每服七十丸，空心盐酒、盐汤任下。

白丸

组成：阳起石（煅，研令极细）、钟乳粉各等分。

功效：温肾助阳，益气补虚。

主治：元气虚寒，精滑不禁，大腑溏泄，手足厥冷。

用法：上为细末，酒煮附子末糊为丸，如梧桐子大。每服五十丸，空心，米饮送下。

黑丸

组成：鹿茸（酒蒸）、当归（去芦，酒浸）。

功效：壮肾阳，补精髓。

主治：精血耗竭，面色黧黑，耳聋目昏，口干多渴，腰痛脚弱，小便白浊。“上燥下寒，不受峻补”者，可服本方。

用法：上等分，为细末，煮乌梅膏为丸，如梧桐子大。每服五十丸，空心，用米饮送下。

玉关丸

组成：辰砂一两，鹿茸（作片酥炙）二两，当归（酒浸，焙），附子（生，去皮脐，各切下项，剜空心，中安辰砂在内，以前顶子盖定，用线扎）七钱重者四个，木瓜（去皮瓤，切开顶，入辰砂附子四个在内，以木瓜原顶子盖之，线扎定，蒸烂讫，取出附子，切作片，焙干为末，朱砂细研水飞，木瓜研如膏，宣瓜为妙）大者二个，柏子仁（炒，别研）、沉香

（别研）、巴戟（去心）、黄芪（去芦，蜜炙）、肉苁蓉（酒浸）、茯神（去心）、川牛膝（去芦，酒浸）、石斛（去根，酒浸）各一两，杜仲（去粗皮，酒浸）、菟丝子（水淘净，酒浸，焙，别研）、五味子各一两半，远志（去心，炒）二两。

功效：温补脾肾。严用和论曰："水欲升而沃心，火欲降而温肾，如是则坎离既济，阴阳协和，火不炎而神自清，水不渗而精自固。久服闭精补益，永无膏淋白浊遗精之患，神效非一，难以具述。"

主治：诸虚不足，膀胱肾经痌败，阴阳不交，致生多病。

用法：上为细末，用木瓜膏杵和，入少酒糊为丸，如桐子大。每服七十丸，空心，米饮、温酒、盐汤任下。

腽肭脐丸

组成：腽肭脐（用酒蒸熟，打和后药）一对，天雄（炮，去皮）、附子（炮，去皮脐）、川乌（炮，去皮尖）、阳起石（煅）、钟乳粉各二两，独体朱砂（研极细）、人参、沉香（不见火，别研）、鹿茸（酒蒸）各一两。

功效：补元阳，益精髓，调脾胃。

主治：五劳七伤，真阳衰惫，脐腹冷痛，肢体酸疼，腰背拘急，脚膝缓弱，面色黧黑，肌肉消瘦，目眩耳鸣，口苦舌干，饮食无味，腹中虚鸣，胁下刺痛，心常惨戚，夜多异梦，昼少精神，小便滑数，大便溏泄，时有遗沥，阳事不举者。"但是风虚痌冷，皆宜服之"。

用法：上为细末，用腽肭脐膏子，入少酒糊，入臼内杵和为丸，如梧桐子大。每服七十丸，空心，用盐酒、盐汤任下。

黄犬肉丸

组成：磁石（煅，水飞）三两，川乌（炮，去皮尖）、附子（炮，去皮脐）、桑寄生、鹿茸（燎去毛，酒蒸）、麋茸（同上制）、仙茅（酒浸）、肉苁蓉（酒浸，切，焙）、川巴戟（去心）、胡芦巴（炒）各二两，沉香（别研）、青盐（别研）、阳起石（煅，研极细）、龙骨（生用）、虎胫骨（酥炙）、覆盆子（酒浸）各一两。

功效：温肾壮阳，填精益髓。

主治：真精衰惫，脐腹冷痛，小便频数，头晕耳鸣，足胫酸冷，步履无力，腰背拘痛，水谷不消，饮食无味，肌肉瘦悴，遗泄失精。

用法：上为细末，用犬肉二斤，以酒、葱、茴香煮烂，杵和为丸，如梧桐子大。每服七十丸，空心，盐酒、盐汤任下。

天地煎

组成：天门冬（去心）二两，熟地黄（九蒸曝）一两。

功效：滋阴降火，养血润燥。

主治：心血燥少，口干咽燥，心烦喜冷，怔忡恍惚，小便黄赤，或生疮疡。

用法：上为细末，炼蜜为丸，如梧桐子大。每服百丸，用熟水、人参汤任下，不拘时候。

双补丸

组成：菟丝子（淘，酒蒸，擂）二两，五味子一两。

功效：补肝肾，益精髓。

主治：真精不足，肾水涸燥，咽干多渴，耳鸣头晕，目视昏花，面色黧黑，腰背疼痛，脚膝酸弱，"服僭药不得者"。

用法：上为细末，炼蜜为丸，如梧桐子大。每服七十丸，空心食前，盐汤、盐酒任下。

鹿菟丸

组成：生鹿角（镑）一两，菟丝子（淘，酒蒸，擂）二两。

功效：补肾填精。

主治：真精不足，肾水涸燥，咽干多渴，耳鸣头晕，目视昏花，面色黧黑，腰背疼痛，脚膝酸弱，"服僭药不得者"。

用法：上为细末，酒糊为丸，如梧桐子大。每服七十丸，空心食前，用盐酒、盐汤任下。

心肾丸

组成：菟丝子（淘，酒蒸，擂）二两，麦门冬（去心）二两。

功效：壮肾阳，降心火。

主治：心肾不足，精少血燥，心下烦热，怔忡不安；或口干生疮，目赤头晕，小便赤浊，五心烦热，多渴引饮。"但是精虚血少，不受峻补者，悉宜服之"。

用法：上为细末，炼蜜为丸，如梧桐子大。每服七十丸，空心食前，用盐汤送下，熟水亦得。

芙蓉丹

组成：附子（炮，去皮脐）一两，朱砂五钱。

功效：交通心肾，填精益智。

主治：心肾不足，气不升降，用心过度，惊悸多忘。

用法：上为末，煮糊为丸，盐汤空心下五十丸。

茸朱丹

组成：鹿茸（去毛，酒蒸）一两，朱砂（研细，水飞，蜜炒尤佳）半两。

功效：补精养血，重镇安神。

主治：心虚血少，神志不宁，惊惕恍惚，夜多异梦，睡卧不安。

用法：上为细末，煮枣圈肉为丸，如梧桐子大。每服四十丸，炒酸枣仁煎汤送下，午前临卧服之。

沉附汤

组成：附子（炮，去皮脐）一两，沉香（锉）半两。

功效：温散寒邪，调和阴阳。

主治：上盛下虚，气不升降，阴阳不和，胸膈痞满，饮食不进，肢节痛倦。

用法：上㕮咀，分作三服，水二盏，生姜十片，煎至八分，去滓，食前温服。

参附汤

组成：人参半两，附子（炮，去脐）一两。

功效：益气扶阳。

主治：真阳不足，上气喘急，自汗盗汗，气虚头晕。"但是阳虚气弱之证，并宜服之"。

用法：上㕮咀，分作三服，水二盏，生姜十片，煎至八分，去滓，食前，温服。

茸附汤

组成：鹿茸（去毛，酒蒸）一两，附子（炮，去皮脐）一两。

功效：补血填精。

主治：精血俱虚，荣卫耗损，潮热自汗，怔忡惊悸，肢体倦乏。"但是一切虚弱之证，皆宜服之"。

用法：上㕮咀，分作四服，水二盏，生姜十片，煎至八分，去滓，食前温服。

鹿血丸

组成：桑上寄生二两，川续断（锉，酒润）、鹿茸（去毛，酒蒸）、麋茸（去毛，酒蒸）、鹿角（镑）、麋角（镑）、附子（炮，去皮脐）、川乌（去皮）、钟乳粉、阳起石（煅）、川巴戟（槌，去心）、沉香（不见火）、川牛膝（去芦，酒浸）、川草薢各一两，菟丝子（淘，酒蒸，擂，焙）、五味子各二两，宣木瓜（去皮瓤，蒸烂）二枚，椒红（去目及闭口者，微炒出汗，取红）半两。

功效：滋补精血。

主治：诸虚百损，精血俱耗；血少不能养筋，精虚不能实骨，筋骨痿弱；面色黧黑，耳鸣气短，目视昏花，腰脊疼痛，足膝酸弱，步履艰难，小便白浊，或小便频数。"但是一切虚弱之证，悉能治疗，妇人虚弱亦宜服之"。

用法：上为细末，刺鹿血，乘热搜和，杵千百下，丸如梧桐子大。每服百丸，空心食前，用盐酒、盐汤任下，妇人用淡醋汤下。

菟丝子丸

组成：菟丝子（酒浸三日，曝干，别捣）三两，车前子二两，鹿茸（去毛，涂酥炙令微黄）二两，桂心二两，肉苁蓉（酒浸一宿，刮去皱皮，炙干）二两，杜仲（去皮，炙令黄，锉），熟干地黄五两，牛膝（去苗）二两，附子（炮，去皮脐）二两。

功效：补肾填精，补益驻颜。

主治：肾虚劳损，腰痛少力。

用法：上捣为末，炼蜜为丸，如梧桐子大。每晚空心及晚食前，温酒下三十九。

2.五劳六极

《重辑严氏济生方·诸虚门·五劳六极论治》曰："医经载五劳六极之证，非传尸骨蒸之比，多由不能卫生，始于过用，逆于阴阳，伤于营卫，遂成五劳六极之病焉。"此五劳，指五脏受损的病证，如肝劳、心劳、脾劳、肺劳、肾劳；六极，指六种精气耗极、邪气侵袭的病证，如气极、血极、筋极、肉极、骨极、精极。严用和指出，五劳六极始于过用，阴阳失衡，营卫不调。所列方剂有羚羊角散、续断汤、黄芩汤、远志饮子、小甘露饮、白术汤、二母汤、温肺汤、地黄汤、羊肾丸、五加皮汤、木瓜散、麦门冬汤、茯神汤、薏苡仁散、半夏汤、前胡汤、紫菀汤、玄参汤、鹿角丸、石斛汤、磁石丸。

病因病机

关于五劳六极的病因病机，严用和指出："盖尽力谋虑成肝劳，应乎筋极；曲运神极成心劳，应乎脉极；意外过思成脾劳，应乎肉极；预事而忧成肺劳，应乎气极；矜持志节成肾劳，应乎骨极……然精极者，五脏六腑气衰，形体皆极。"五劳六极皆因"过用"所致，谋虑过度则伤肝，筋与肝合，日久则筋极，筋脉疲怠，肌肉转筋；过于劳神则伤心，脉与心合，日久则脉极，血脉亏损；过度思虑则伤脾，脾与肉合，日久则肉极，肌肉痿弱困怠；过于忧愁则伤肺，肺应气，气与肺合，日久则气虚；色欲过度或矜持志节则伤肾，骨与肾合，日久则骨极，骨弱髓枯。总之，不善养生，劳伤过度；久虚不复，阴阳失度，荣卫走散，无以滋养身形五体而成五劳六极。

治则治法

关于五劳六极的治疗，严用和指出："治疗之法，随其虚实冷热而调之。亦即，精极者，当补其精也。《素问》所谓'形不足者，温之以气；精不足者，补之以味'。各分门类，大略如此。临病之际，又当详审。"从所用方剂来看，治宜益气养心安神，或补肝肾，强筋骨；或补肾填精；或补肺益气；或温阳益气，或益气养阴。随证配伍清热解毒、凉血、化痰止喘、祛风散寒、化痰止咳、清热祛湿之品。

主治方药

羚羊角散

组成：羚羊角（镑）、柴胡（去芦）、黄芩、川当归、决明子、羌活（去芦）、赤芍药、甘草（炙）各等分。

功效：平肝息风，清肝明目，凉血解毒。

主治：肝劳实热，两目赤涩，烦闷热壅，胸里炎炎。

用法：上吹咀，每服四钱，水一盏半，姜五片，煎至八分，去滓，温服，不拘时候。

续断汤

组成：川续断（酒浸）、川芎、当归（去芦，酒浸）、橘红、半夏（汤泡七次）、干姜（炮）各一两，桂心（不见火）、甘草（炙）各半两。

功效：祛风寒，补肝肾，强筋骨。

主治：肝劳虚寒，胁痛胀满，关节疼痛挛缩，烦闷，眼昏，不食。

用法：上吹咀，每服四钱，水一盏半，姜五片，煎至七分，去滓，温服，不拘时候。

黄芩汤

组成：泽泻、栀子仁、黄芩、麦门冬（去心）、木通、生干地黄、黄连（去须）、甘草（炙）各等分。

功效：清心泻火，养心安神。

主治：心劳实热，口疮，心烦，腹满，小便不利。

用法：上吹咀，每服四钱，水一盏半，姜五片，煎至八分，去滓，温服，不拘时候。

远志饮子

组成：远志（去心，甘草煮，干）、茯神（去木）、桂心（不见火）、人参、酸枣仁（炒，去壳）、黄芪（去芦）、当归（去芦，酒浸）各一两，甘草（炙）半两。

功效：补心气，养心血。

主治：心劳虚寒，惊悸恍惚，多忘不安，梦寐惊魇。

用法：上吹咀，每服四钱，水一盏半，姜五片，煎至七分，去滓，温服，不拘时候。

小甘露饮

组成：黄芩、升麻、茵陈、栀子仁、桔梗（去芦，锉，炒）、生地黄（洗）、石斛（去根）、甘草（炙）各等分。

功效：养阴清热，利湿退黄。

主治：脾劳实热，身体眼目悉黄，舌干，咽喉肿痛。

用法：上咬咀，每服四钱，水一盏半，姜五片，煎至八分，去滓，温服，不拘时候。

白术汤

组成：白术、人参、草果仁、干姜（炮）、浓朴（姜制，炒）、肉豆蔻（面裹，煨）、橘皮（去白）、木香（不见火）、麦蘖（炒）各一两，甘草（炙）半两。

功效：温中散寒，健脾止泻。

主治：脾劳虚寒，呕吐不食，腹痛泄泻，胸满喜噫，多卧少起，情思不乐，肠鸣体倦。

用法：上咬咀，每服四钱，水一盏半，姜五片，枣一枚，煎至七分，去滓，食前温服。

二母汤

组成：知母、贝母（去心膜）、杏仁（去皮尖，炒）、甜葶苈（略炒）、半夏（汤泡七次）、秦艽（去芦）、橘红各一两，甘草（炙）半两。

功效：清热泻肺，化痰止喘。

主治：肺劳实热，面目苦肿，咳嗽喘急，烦热颊赤，骨节多痛，乍寒乍热。

用法：上咬咀，每服四钱，水一盏半，姜五片，煎至八分，去滓，温服，不拘时候。

温肺汤

组成：人参、钟乳粉、半夏（汤泡七次）、桂心（不见火）、橘红、干姜（炮）各一两，木香（不见火），甘草（炙）。

功效：补肺益气，降逆下气。

主治：肺劳虚寒，心腹冷气，胸胁逆满，气从胸达背痛，饮食即吐，虚乏不足。

用法：上㕮咀，每服四钱，水一盏半，姜五片，煎至七分，去滓，温服，不拘时候。

地黄汤

组成：生地黄（洗）、赤茯苓（去皮）、玄参（洗）、石菖蒲、人参、黄芪（去芦）各一两，远志（去心，甘草煮）、甘草（炙）各半两。

功效：滋阴清热，补益肾水。

主治：肾劳实热，腹胀，四肢色黑，耳聋，多梦见大水，腰脊难解。

用法：上㕮咀，每服四钱，水一盏半，姜五片，煎至八分，去滓，温服，不拘时候。

羊肾丸

组成：熟地黄（酒蒸，焙）、杜仲（去皮，锉，炒丝断）、石斛（去根）、菟丝子（淘净，酒浸，焙干别研）、黄芪（去芦）、川续断（酒浸）、桂心（不见火）、磁石（煅，醋淬）、川牛膝（去芦，酒浸）、沉香（别研）、五加皮（洗）、山药（锉，炒）各一两。

功效：补肾填精。

主治：肾劳虚寒，症见面肿垢黑，腰脊痛，不能久立，屈伸不利，梦寐惊悸，上气，小腹急，痛引腰脊，四肢苦寒，小便白浊者。

用法：上为细末，雄羊肾两对，以葱、椒、酒煮烂，再入少酒，和药为丸，如梧桐子大。每服七十丸，空心盐汤下。

五加皮汤

组成：羌活（去芦）、羚羊角（镑）、赤芍药、防风（去芦）、五加皮（洗）、秦艽（去芦）、枳实（去瓤，麸炒）、甘草（炙）各半两。

功效：祛风湿，活血脉；补肝肾，强筋骨。

主治：筋实极，咳则两胁下痛，不可转动，脚下满不得远行，脚心痛不可忍，手足爪甲青黑，四肢筋急烦满。

用法：上㕮咀，每服四钱，水一盏半，姜五片，煎至八分，去滓，温服，不拘时候。

木瓜散

组成：木瓜（去瓤）、虎胫骨（酥炙）、五加皮（洗）、当归（去芦，酒浸）、桑寄生、酸枣仁（炒，去壳）、人参、柏子仁（炒）、黄芪（去芦）各一两，甘草（炙）半两。

功效：滋补肝肾，舒筋和血。

主治：筋虚极，好悲思，脚手拘挛，伸动缩急，腹内转痛，十指甲痛，数转筋；甚则舌卷囊缩，唇青，面色苍白，不得饮食。

用法：上㕮咀，每服四钱，水一盏半，姜五片，煎至七分，去滓，温服，不拘时候。

麦门冬汤

组成：麦门冬（去心）、远志（去心，甘草煮）、人参、黄芩、生地黄（洗）、茯神（去木）、石膏（煅）各一两，甘草（炙）半两。

功效：养肺清热。

主治：脉实极，气衰血焦，发落，好怒，唇舌赤；甚则言语不快，色不泽，饮食不为肌肤。

用法：上㕮咀，每服四钱，水一盏半，姜五片，煎至八分，去滓，温服，不拘时候。

茯神汤

组成：茯神（去木）、人参、远志（去心，甘草煮）、通草、麦门冬（去心）、黄芪（去芦）、桔梗（去芦，锉，炒）、甘草（炙）各等分。

功效：益气救阴。

主治：脉虚极，咳则心痛，喉中介介如梗状；甚则咽肿，惊悸不安。

用法：上㕮咀，每服四钱，水一盏半，姜五片，煎至七分，去滓，温服，不拘时候。

薏苡仁散

组成：薏苡仁、石膏（煅）、川芎、桂心（不见火）、防风（去芦）、汉防己、羚羊角（镑）、赤芍药、杏仁（去皮尖，麸炒）、甘草（炙）各等分。

功效：清热祛湿。

主治：肉实极，肌肤感觉异常，如有鼠走，津液开泄；或痹不仁，四肢急痛者。

用法：上㕮咀，每服四钱，水一盏半，姜五片，煎至八分，去滓，温服，不拘时候。

半夏汤

组成：半夏（汤泡七次）、白术、茯苓（去皮）、人参、橘皮（去白）、附子（炮，去皮脐）、木香（不见火）、桂心（不见火）、大腹皮、甘草（炙）各等分。

功效：燥湿化痰，健脾化饮。

主治：肉虚极，症见体重，胁引肩背不可以动，动则咳嗽胀满，留饮痰癖，大便不利者。

用法：上㕮咀，每服四钱，水一盏半，姜五片，煎至七分，去滓，温服，不拘时候。

前胡汤

组成：前胡（去芦）、半夏（汤泡七次）、杏仁（去皮尖，麸炒）、紫苏子（炒）、枳实（去瓤，麸炒）、桑白皮（炙）、甘草（炙）各等分。

功效：降气化痰。

主治：气实极，胸膈不利，咳逆短气，呕吐不下食。

用法：上㕮咀，每服四钱，水一盏半，姜五片，煎至八分，去滓，温服，不拘时候。

紫菀汤

组成：紫菀茸（洗）、干姜（炮）、黄芪（去芦）、人参、五味子、钟乳粉、杏仁（去皮尖，麸炒）、甘草（炙）各等分。

功效：益气温阳，化痰止咳。

主治：气虚极，皮毛焦，津液不通，四肢无力，或喘急短气。

用法：上㕮咀，每服四钱，水一盏半，生姜五片，枣子一枚，煎至七分，去滓，温服，不拘时候。

玄参汤

组成：玄参、生地黄（洗）、枳壳（去瓤，麸炒）、车前子、黄芪（去芦）、当归（去芦，酒浸）、麦门冬（去心）、白芍药各一两，甘草（炙）半两。

功效：清热益气滋阴。

主治：骨实极，耳鸣，面色焦枯，隐曲膀胱不通，牙齿脑髓苦痛，手足酸痛，大小便闭。

用法：上㕮咀，每服四钱，水一盏半，姜五片，煎至八分，去滓，温服，不拘时候。

鹿角丸

组成：鹿角二两，川牛膝（去芦，酒浸，焙）一两半。

功效：补肾阳，益精血，强筋骨。

主治：骨虚极，面肿垢黑，脊痛不能久立，气衰发落齿槁，腰脊痛，甚则喜唾。

用法：上为细末，炼蜜为丸，如梧桐子大。每服七十丸，空心，盐汤送下。

石斛汤

组成：小草（即远志）、石斛（去根）、黄芪（去芦）、麦门冬（去心）、生地黄（洗）、白茯苓（去皮）、玄参各一两，甘草（炙）半两。

功效：滋阴清热。

主治：精实极热，眼视不明，齿焦发落，形衰，通身虚热；甚则胸中痛，烦闷，泄精。

用法：上㕮咀，每服四钱，水一盏半，姜五片，煎至八分，去滓，温服，不拘时候。

磁石丸

组成：磁石（煅，醋淬）二两，肉苁蓉（酒浸，切，焙）、鹿茸（去皮毛，酒蒸）、川续断（酒浸）、杜仲（炒去丝断）、柏子仁（炒，别研）、赤石脂（火煅）、熟地黄（酒蒸，焙）、山茱萸（取肉）、菟丝子（酒浸，蒸焙，别研）、川巴戟（槌，去心）、韭子（炒）各一两。

功效：补虚填精，温肾助阳。

主治：精虚极，尪羸惊悸，梦中遗泄，尿后遗溺，小便白浊；甚则阴痿，小腹里急。

用法：上为细末，酒糊为丸，如梧桐子大。每服七十丸，空心温酒、盐汤任下。

磁石丸（又方，同名）

组成：磁石（烧醋淬七遍，细研，水飞）一两，五味子一两，鹿茸

（去毛，涂酥炙令黄）一两，菟丝子（酒浸一宿，焙干，别捣为末）一两，蛇床子一两，车前子一两，白茯苓一两，桂心一两，黄芪（锉）一两，肉苁蓉（酒浸一宿，刮去皱皮，炙干）一两，防风（去芦）一两，山茱萸一两，阳起石（细研，水飞过）一两，附子（炮，去皮脐）一两，熟干地黄一两。

功效：补肾滋阴填精。

主治：肾虚劳损，卧多盗汗，小便余沥，阴湿痿弱，名曰劳极。

用法：上捣为末，炼蜜为丸，如梧桐子大。每服空心，温酒下三十丸，渐加至四十丸，晚食前再服。

（四十一）头痛

《重辑严氏济生方·头面门·头痛论治》曰："夫头者，上配于天，诸阳脉之所聚。"严用和认为，头痛皆因血气俱虚，感受外邪，致气机不利，"阳逆于上"所致。所列方剂有芎辛汤、菊花散、葱附丸、三生丸、玉真丸、二芎饼子、胡芦巴散、都梁丸、蝎附丸、芎乌散、一字散。

病因病机

关于头痛的病因病机，严用和指出："且平居之人，阳顺于上而不逆，则无头痛之患；阳逆于上而不顺，冲壅于头，故头痛也。"又曰："凡头痛者，血气俱虚，风寒暑湿之邪伤于阳经，伏留不去者，名曰厥头痛。盖厥者，逆也，逆壅而冲于头也。痛引脑颠，甚则手足冷者，名曰真头痛，非药之能愈。又有风热痰厥、气虚肾厥。新沐之后，露卧当风，皆令人头痛……风寒在脑，邪热上攻；痰厥、肾厥，气虚气攻，皆致头痛，前论已有治法。但气虚气攻，头痛愈而复作，延引岁月者，多有之矣。偏正头风，妇人气盛血虚，产后失血过多，气无所主，皆致头痛。"亦即，头为诸阳之会，阳热逆于上，冲壅于头，故头痛。若血气俱虚，风寒暑湿伤及阳经而伏留不去；或痰浊痹阻经络，壅遏经气；或沐浴之后汗出当风，露卧当风；

或外感风寒，风寒在脑，邪热上攻；或妇人气盛血虚，产后失血过多，气无所主；或肾精不足，髓海空虚；或气虚清阳不升；或气逆于上，气上冲脑者，皆能导致头痛。

治则治法

关于头痛的治疗，严用和指出："治法当推其所自而调之，无不切中者矣。"具体而言，头痛属外感六淫所致者，治当以疏风祛邪为主，并根据夹寒、夹湿、夹热之不同，兼用散寒、祛湿、清热之法。头痛为气虚、肾虚等内伤所致者，治以滋阴养血、益肾填精为主；实证当降逆、化痰；虚实夹杂者，酌情兼顾治疗。严用和还在所列诸方之前特别提出："惟蝎附丸治气虚气攻头痛尤合造化之妙，其间所用附子取其助阳以扶虚，钟乳取其补阳以镇坠，全蝎取其钻锥之义，葱涎则取通行其气，汤使用以椒盐，盖椒能下达，盐能引用，使虚气归于其下。对证用之，无不作效者矣。"

主治方药

芎辛汤

组成：川芎一两，细辛（洗去土）、白术、甘草（炙）各半两。

功效：散寒祛湿。

主治：风寒在脑，或感邪湿，头重头痛，眩晕欲倒，呕吐不定。

用法：上㕮咀，每服四钱，水一盏半，生姜五片，茶芽少许，煎至七分，去滓，温服，不拘时候。

菊花散

组成：石膏、甘菊花（去梗）、防风（去芦）、旋覆花（去梗）、枳壳（去瓤，麸炒）、蔓荆子、甘草（炙）、川羌活（去芦）各等分。

功效：疏散风热，清利头目。

主治：风热上攻，头痛不止，口干颊热。

用法：上㕮咀，每服四钱，水一盏半，姜五片，煎至七分，去滓，温服，不拘时候。

葱附丸

组成：附子（炮，去皮脐）一只。

功效：温通止痛。

主治：气虚头痛。

用法：上为细末，葱涎为丸，如梧桐子大。每服五十丸，空心，茶清送下。

三生丸

组成：半夏、白附子、天南星各等分。

功效：化痰通络。

主治：痰厥头痛。

用法：上为细末，生姜自然汁浸，蒸饼为丸，如绿豆大。每服四十丸，食后姜汤送下。

玉真丸

组成：生硫黄（别研）二两，石膏（硬者，不煅）、半夏（汤泡七次）、硝石（别研）各一两。

功效：温肾降逆。

主治：肾厥头痛，下虚上实，肾气厥逆，症见头顶痛不可忍，四肢厥冷；其脉举之则弦，按之则坚者。

用法：上为细末，研和匀，生姜汁煮糊为丸，如梧桐子大。每服四十丸，食前用姜汤或米饮下。"虚寒甚者，去石膏，用钟乳粉一两，更灸关元百壮"。

二芎饼子

组成：抚芎、川芎、干姜（炮）、藁本（去芦）、苍耳（炒）、天南星（炮，去皮）、防风（去芦）、甘草（炙）。

功效：清头目，化风痰。

主治：气厥，上盛下虚，痰饮，风寒伏留阳经，偏正头痛，痛连脑颠，吐逆恶心，目瞑耳聋。

用法：上等分，为细末，生姜汁浸，蒸饼为丸，如鸡头大。捏作饼子，晒干，每服五饼，细嚼，茶酒任下，不拘时候。

胡芦巴散

组成：胡芦巴（炒）、京三棱（醋浸，焙）各半两，干姜（炮）二钱半。

功效：温肾助阳，散寒止痛。

主治：气攻头痛。

用法：上为细末，每服二钱，温生姜汤或温酒调服，不拘时候。

都梁丸

组成：香白芷（日干）二两。

功效：祛风散寒止痛。

主治：偏正头风，一切头痛。

用法：上件研为细末，炼蜜为丸如龙眼大。每服二丸，食后细嚼，用茶芽煎汤咽下。

蝎附丸

组成：大附子一枚，全蝎（去毒）二个，钟乳粉二钱半。

功效：温阳通窍止痛。

主治：气虚头痛。

用法：上用附子剜去心，安全蝎在附子内，却以余附子为末，用钟乳粉面少许，水和作剂，包裹，煨令熟。上并为细末，擂葱涎为丸，如梧桐子大。每服七十丸，空心食前，用椒盐汤送下。

按：蝎附丸治阳气虚气攻头痛，属于标本兼治。方中附子助阳以扶虚，钟乳补阳以镇坠，全蝎取其钻剔之义，葱涎则取其通行之气，汤使用以椒盐，椒能下达，盐能引经，使虚气归于其下，无上逆之阳，头痛则愈。

芎乌散

组成：川芎、天台乌药。

功效：行气止痛。

主治：男子气厥头痛，妇人气盛头痛，及产后头痛，悉皆治之。

用法：上等分，为细末，每服二钱，腊茶清调服，或用葱茶汤调服，并食后。

一字散

组成：雄黄（研令极细）半两，细辛（洗去土叶）半两，川乌尖（去皮，生用）五个。

功效：祛风止痛，温经散寒。

主治：头风。

用法：上为细末。每服一字，入姜汁少许，茶芽，煎汤调服，食后。

（四十二）蛊毒

《重辑严氏济生方·蛊毒门》曰："经书所载蛊毒有数种，闽中山间人造作之。以虫蛇之类，用器皿盛贮，听其互相食啖，有一物独存者，则谓之蛊。取其毒于酒中，能祸于人，中其毒也，令人心腹绞痛，如有物咬，吐下血皆如烂肉。若不即治，蚀人五脏即死。然此病有缓有急，急者仓卒十数日便死，缓者延引岁月，游周腹内，气力羸惫，骨节沉重，发即心痛烦躁，而病人所食之物，亦变化为蛊，渐侵食脏腑则死矣。死则病流注，染著旁人，遂成蛊注也。"

病因病机

蛊毒，首见于《肘后备急方》。在《诸病源候论》中，将蛊毒分为蛊毒候、蛊吐血候、蛊下血候、氐羌毒候、猫鬼候、野道候、射工候、沙虱候、水毒候等。蛊毒之病候，多因感染变惑之气或中蛊毒所致。严用和未提及上述文献中所论蛊毒，仅提到"经书所载蛊毒有数种"。其如前所述蛊毒的来源、传染性、致病特点及危害等内容，未阐明出自何处。所列方剂有丹砂丸、雄麝散、矾灰散。

治则治法

关于蛊毒病的治疗，严用和论述："治疗之法，不可作他病知之，切须审细。"从所用方剂来看，主要是解毒、涌吐排毒及消散蛊毒之法。

主治方药

丹砂丸

组成：雄黄（别研）、朱砂（别研）各半两，鬼臼、巴豆（去皮、心油）各一两。

功效：解蛊毒。

主治：蛊毒。

用法：上为细末，炼蜜为丸，如大豆大。每服三丸，空心，煎干姜汤送下，当转下恶物并蛊毒等。当烦闷，后以鸭为羹食之。

雄麝散

组成：雄黄末、麝香末各一字。

功效：消散蛊毒。

主治：五种蛊毒。

用法：上件药，取生羊肺如指大，以刀开，纳雄黄等末，以肺裹吞之。

矾灰散

组成：晋矾、建茶各等分。

功效：涌吐排毒。

主治：中诸物毒。

用法：上件药为细末，每服二钱，新汲水调下，得吐即效，未吐再服。

二、外科病

（一）痈疽

《重辑严氏济生方·痈疽疔肿门·痈疽论治》曰："夫痈疽，本乎一证。然受病之所，与外证颇有异焉。盖痈者，六腑不和之所生；疽者，五脏不调之所致。六腑主表，其气浅，故痈皮薄而肿高；五脏主里，其气深，故疽皮厚而肿坚。"又曰："痈疽证有安危，此又不可不别，古人所谓五善七恶是也。"关于痈疽之发病征兆与预后转归，论及"诊其脉弦洪相搏，外急内热，欲发痈疽。脉来沉细，时直者，身有痈肿。肺肝俱数，即发痈疽。四肢沉重，肺脉大即死。凡痈疽脉洪大者难治，脉微涩者易愈"。所列方剂有狗宝丸、乌龙膏、解毒散、乳香膏、追毒丹、生肌散、红膏药、十奇散、五香连翘汤、内托散。

病因病机

关于痈疽的病因病机，《重辑严氏济生方·痈疽疔肿门·痈疽论治》曰："多由喜怒忧思，饥饱劳逸，或服丹石，或餐炙烤酒面，温床厚被，尽力房室；或外因风热、风湿所伤，遂使阴阳蕴结，荣卫为之壅滞，阳滞于阴则生痈，阴滞于阳则生疽。凡此二毒，发无定处，当以脉别之。诸浮数之脉，应当发热，而反洒渐恶寒，若有痛处，乃发痈也。脉数发热而疼者，发于阳也。脉不数不发热而疼者，发于阴也，不疼尤是恶证。"亦即，或情志内伤，或饥饱劳逸，或服燥热丹石；或膏粱厚味，或居处不宜，或房室不节，或风湿外伤等，皆可致阴阳蕴结，荣卫壅滞，而发生痈疽。痈有发于阳者，有发于阴者，可从是否脉数、发热、疼痛，区别其发于阴与发于阳。

关于痈疽的预后转归，论曰："四肢沉重，肺脉大即死。凡痈疽脉洪大者难治，脉微涩者易愈。"古人所谓五善七恶，指的就是疔肿之证候。第一恶候：烦躁，时有咳嗽，腹痛，口渴严重，泻痢无度，小便淋沥；第二恶候：脓血量大外泄，肿痛严重，脓色败臭，痛不可近；第三恶候：喘促气短，恍惚嗜卧；第四恶候：喘，目视不正，黑睛紧小，白睛青，瞳子上青者；第五恶候：肩项不便，四肢沉重；第六恶候：肩项下食，服药则呕，食不知味。第一善候：声嘶色脱，唇鼻青赤宁，食饮知味；第二善候：便利调匀；第三善候：脓溃痛消，色声清朗；第四善候：神采精明，语声清朗；第五善候：体气和平。若五善见三，则预后较佳；七恶见四，则预后不佳；善候并至，则预后良好；七恶并见，则预后不佳。

治则治法

关于痈疽的治疗，严用和指出："痈疽初生，如黍粟粒许大，或痒、或痛，其状至微。此实奇患，惟宜速疗。"其所谓"速疗之法，初觉之时，并宜灼艾，痛则灸至痒，痒则灸至痛，自然毒气随火而散也"。而且，"当详其虚实，分其冷热，寒则温之，热则清之，虚则补之，实则泻之，导以针石，灼以艾炷，治法合宜，未有不全济者也"。亦即，痈疽乃气血为毒邪壅滞而成，故治当以祛除毒邪、疏通气血为主。应根据病程的不同阶段和患病部位的不同，详其虚实，分其冷热而处治。

主治方药

狗宝丸

组成：狗宝（生用，癫狗腹中得之）一两，蟾酥二钱，乳香（别研）、没药（别研）、雄黄、硇砂、轻粉、麝香、铅白霜、粉霜（别研）各一钱，金头蜈蚣（头、尾、脚足炙黄色，研如泥）七个，乌金石（即石炭，袁州萍乡县有之）二钱，鲤鱼胆（干者用之，去皮，腊月者尤佳）七个，狗胆（干者用之，去皮，黑狗者，腊月者好）一个，头胎孩儿乳一合，黄蜡三钱。

功效：降逆气，开郁结，消积，解毒。

主治：专治痈疽发背，附骨疽，诸般恶疮。

用法：上先将头胎儿乳、黄蜡放在铫内，文武火化开，用前药末和成剂，放在瓷器内；要用，旋丸如麻子大两丸，如病大三丸；用白丁香七个，直者为妙，以新汲水化开，送下狗宝丸。腰以下病食前服，腰以上病食后服；如人行三里，用热葱白粥投之，即以衣被盖定，汗出为度。其后，只吃瓜蒌白粥，常服十奇散，留头四边，以乌龙膏贴之。

按：严用和治痈疽，不仅注意药物治疗，还指出要配合饮食调养。如患痈疽者饮食宜清淡，如白粥、咸菜，不宜进食荤腥，以免生内热。

乌龙膏

组成：木鳖子（去壳）、半夏各一两，小粉四两，草乌半两。

功效：托毒疗疮，消肿散结。

主治：一切痈疽肿毒，收赤晕。

用法：上于铁铫内，慢火炒令转焦，为细末，出火毒，再研细，以冷水调敷，一日一换。

解毒散

组成：寒水石二两，龙骨半两，黄连（去须）、黄柏各一两，轻粉一钱。

功效：清热解毒，降火消肿。

主治：去热肿，收赤晕。

用法：上为细末，和鸡子清调，以鸡羽扫疮上。若是热疮，加黄丹半两。

乳香膏

组成：木鳖子（去壳，细锉）、当归各一两，柳枝（锉之）二八寸。上同以麻油四两，慢火煎令黑色，次用：乳香、没药各半两，白胶香（明净者四两，共研细，入油煎化，用绵滤之）。

功效：解毒消肿散结。

主治：寒毒所致痈疽。

用法："上再事治之，炼药铁铫令极净，再倾前药油蜡在内，候温，入黄丹一两半，以两柳枝搅极得所，再上火煎，不住手搅，候油沸起，住搅，直待注在水中成珠不散为度。秋冬欲软，春夏欲坚，倾在水盆中出火毒，搜成剂收之"。

追毒丹

组成：巴豆（去皮心，不去油，研如泥）七粒，白丁香一钱，雄黄、黄丹各二钱，轻粉一钱。"加蟾酥尤神速"。

功效：祛毒散结，消肿排脓。

主治：诸疮黑陷者。

用法：先用狗宝丸治，次以乌龙膏收肿、散毒，去赤晕，乃用针刀开疮，纳追毒丹使之溃，然后去败肉排脓，随证治之。痈疽、疔疮、附骨疽，并皆治之。追毒丹治法："上件研和，加白面三钱，滴水为丸，如麦状。针破疮纳之，上覆以乳香膏，追出脓血毒物。漏疮四壁死肌不去，不可治，亦以此法追毒，去死肌，乃养肉使愈矣。疮小者用一粒，大者加粒数用之。"

按：痈疽、疔疮、附骨疽，都可辨证使用此方。

生肌散

组成：寒水石二钱，黄丹半钱，龙骨七钱，轻粉一钱。

功效：解毒散结排脓。

主治：热毒所致痈肿，破溃不收口者。

用法：上为细末，干敷，上贴以乳香膏。

红膏药

组成：沥青、白胶香各二钱，黄蜡三钱。

功效：祛湿解毒消肿。

主治：软疖及恶疮，风湿所搏，浑身疼痛。

用法："上同于铫内煎化，量麻油三钱许煎，滤于水盆中，揉成剂收之。每用于水内捻作饼子，随疮大小贴之，上敷以纸。此药加当归一两于内，煎令黄色，滤去滓，于水盆内取出药，揉成剂；再加乳香末二钱，和为乳香膏尤佳"。

十奇散

组成：苦桔梗（去芦）、川当归（去芦，酒浸）、肉桂（去粗皮，不见火）、厚朴（去皮，姜汁制）、人参、防风（去芦）、川芎、白芷（不见火）、甘草（生用）、黄芪（去芦，洗净，寸截，捶令扁，冷盐水润透，蒸焙）。

功效：益气解毒消肿。

主治：痈疽化毒，用之可令未成者速散，已成者速溃。

用法："上十味，各精选药材，晒干焙，至净方秤人参、当归、黄芪各二两，余药各一两，除桂别研罗外，一处为细末，入桂和令匀。每服自三钱加至五钱、六钱，无灰酒调下；日夜各数服，以多为妙；服至疮口合，更服为佳。所以补前损、杜后患也。不饮酒人，浓煎木香汤下，然不若酒力之胜；或饮酒不多，不能勉强，以木香汤兼酒调下，功效当不减于酒"。

五香连翘汤

组成：桑寄生（无真者，宁缺之）、木香（不见火）、连翘仁、沉香（镑，不见火）、黄芪（去芦，生用）、升麻、木通、射干、川独活（去芦）各三两，丁香（炼，不见火）、乳香（别研）、大黄（锉，炒）、甘草（生）各半两，麝香（别研）一分半。

功效：消肿解毒。

主治：痈疽，时毒邪气郁滞不行者。

用法：上为粗末，和匀；每服四大钱，水一盏，煎至八分，去滓，温服，不拘时候。"治疽作二日后，宜以此汤与漏芦汤相间连日服之"。

内托散

组成：豆粉一两，乳香（别研）半两。

功效：益气托毒。

主治：痈疽恶疮。

用法：上为粗末，和匀，每服四大钱，水一盏，煎至八分，去滓，温服，不拘时候。"一方煎生甘草汤调下少许，时时细呷之，要药常在胸膈间。凡有疽疾，宜首先多服此药，一日连进十数服，三日内可免变证，使毒气外出。服之稍迟，毒气攻冲脏腑，渐作呕吐，后来多致咽喉口舌生疮，黑烂生菌，名曰心气绝。饮食药饵，无由可进。如疮发三五日之后，此药但可间服，当别用药以治疗"。

（二）疔肿

《重辑严氏济生方·痈疽疔肿门·疔肿论治》曰："《素问》云：夫上古圣人之教下也，虚邪贼风，避之以时。人之有生，摄养为先；将理失宜，百疾由是生焉。"论中指出，自然界之"暴气"袭人，可致"痈疽、疔毒、恶疮、诸肿之患"。所列药物有二黄散、苍耳散、蟾酥丹、苍金沙散及灸法等。

病因病机

《重辑严氏济生方·痈疽疔肿门·疔肿论治》曰："四时迭更，阴阳交变，此二气互相击怒，必成暴气。所谓暴气者，卒然大风、大雾、大寒、大热，若未避而遇之，袭于皮肤，入于四肢，传注经脉，遂使腠理壅隔，荣卫结滞，阴阳二气，不得宣通，遂成痈疽、疔毒、恶疮、诸肿之患。"此言人体遭受"暴气"侵袭，"遂使腠理壅隔，荣卫结滞，阴阳二气，不得宣通"而成痈疽疔肿之患。还具体论及"疔肿有十三种……大率疮之初起，必先痒而后痛，先寒而后热，热定则多寒，四肢沉重，头痛心凉，眼花见火；甚则呕逆。呕逆者，多难治。其麻子疔一种，始未皆痒，不得犯触，犯触者即难疗。众疔之中，惟三十六疔可畏，其状头黑浮起，形如黑豆，四畔大，赤色，今日生一，明日生二，三日生三，乃至十，若满三十六，药所不治；未满三十六，俗名黑疱，忌嗔怒蓄积愁恨"等。

治则治法

关于疔肿的治疗，严用和指出："养生之士，须早识此方。凡是疮痍，无所逃矣。"

具体治法方面，严用和在"嵇云"之下，论述的外治法甚为详尽。举例而言，"大凡治疔疮，先以披头针，当头刺之，直至患者知痛处，才引针而出，血随之流，则以蟾酥追毒丹纳之针孔中，仍以纸捻送下，使近痛处；其上封以乳香膏，四旁肿处，敷以乌龙膏；或有赤晕，敷以解毒散，并如前法，二三日疮溃拔去，仍覆以乳香膏，脓尽生肌，并如前法"。还有其他外治之法及具体案例，不在此作详细介绍。

主治方药

二黄散

组成：雄黄、雌黄各等分。

功效：拔毒提脓。

主治：疔肿。

用法：上二味为末，先用针刺四周及中心，醋和涂之。

苍耳散

组成：苍耳根茎苗子。

功效：解毒消肿。

主治：疔肿。

用法：苍耳根茎苗子，但取一色，烧为灰。上为末，醋泔淀和如泥，涂上，干即拔根出，神验。

蟾酥丹

组成：蟾酥一枚。

功效：拔毒提脓。

主治：疔肿。

用法：上为末，以白面和黄丹，丸如麦颗状，针破患处，以一粒纳之，神效。

苍金沙散

组成：芜菁根、铁生衣各等分。

功效：拔毒提脓。

主治：疔疮。

用法：上和捣，以大针刺作孔。复削芜菁根如针大，前铁生衣涂上刺孔中，又涂所捣者封上，仍以方寸匕绯帛涂贴之，有脓出即易，须臾拔根出，立瘥。忌油腻生冷等物。

灸法

灸掌后横纹五指，男左女右，七壮即瘥，已用得效。疔肿灸法虽多，然此一法甚验。关于此病的预后转归，凡疮疔，及早治疗，预后较佳。严用和指出，疔肿的治疗，要防止疔毒内陷；如出现发热恶寒、四肢沉重、头痛心慌、头晕目眩，甚至呕吐者，为疔毒内陷，"疮根已走"之象。此时病情危重，须多加防范。严用和还指出，"不得触犯"疔肿，尤其是麻子疔，若触碰挤压则易导致疔毒内陷，致病情危重。

（三）肺痈

《重辑严氏济生方·痈疽疔肿门·肺痈论治》曰："肺痈之状，寸口脉数而实，咳而胸内满，隐隐痛，两脚肿满，咽干口燥，烦闷多渴，时出浊唾腥臭。"指出肺痈是"劳伤气血，风寒得以乘之"所致。所列方剂有桔梗汤、葶苈散、排脓散。

病因病机

关于肺痈的病因病机，严用和指出："夫肺痈者，由风寒之气，内舍于肺，其气结聚所成也。盖肺为五脏之华盖，其位象天，候于皮毛，气之所主。将理失宜，劳伤气血，风寒得以乘之。盖寒则生热，风极亦生热，壅积不散，遂成肺痈矣。"亦即，若平素调养不当，因劳伤而气血先虚，风寒之邪乘虚而入，郁而化热，壅积不散，以致热盛肉腐成脓，遂发为肺痈。

治则治法

关于肺痈的治疗，从所用方剂来看，重在清热解毒、祛痰排脓。肺气热者，则兼以清热，肺气虚者，则配伍补肺之品。关于预后转归，论曰："凡病肺痈，脉来短涩者顺，浮大者死；其色当白，而多赤者亦死。"肺痈，脉来短涩者，预后佳；浮大者，预后差。病色当白，而多赤者预后不佳。

主治方药

桔梗汤

组成：桔梗（去芦）、贝母（去心膜）、当归（去芦，酒浸）、瓜蒌子、枳壳（去瓤，麸炒）、薏苡仁（炒）、桑白皮（蜜水炙）、防己各一两，甘草节（生用）、杏仁（去皮尖，麸炒）、百合（蒸）各半两，黄芪（去芦）一两半。

功效：清肺泄热，祛痰排脓。

主治：肺痈，心胸气壅，咳嗽脓血，心神烦闷，咽干多渴，两脚肿满，小便赤黄，大便多涩。

用法：上㕮咀，每服四钱，水一盏半，生姜五片，煎至八分，去滓，温服，不拘时候。"若大便秘者加大黄，小便秘者加木通"。

葶苈散

组成：甜葶苈（隔纸炒令紫）二两半。

功效：清肺泄热化痰。

主治：肺痈喘咳气急，眠卧不得。

用法：上为细末，每服二钱，水一中盏，煎至六分，温服，不拘时候。

排脓散

组成：绵黄芪（去芦，生用）二两。

功效：补肺排脓。

主治：肺痈，得吐脓后，宜以此药排脓补肺。

用法：上为细末，每服二钱，水一中盏，煎至六分，温服，不拘时候。

（四）瘿瘤

《重辑严氏济生方·瘿瘤瘰疬门·瘿瘤论治》曰："夫瘿者，多结于颈项之间；瘤者，随气凝结于皮肉之中，忽然肿起，状如梅李子，久则滋长。医经所谓瘿有五种，瘤有六证。"瘿瘤，乃瘿病与瘤病的合称，由于瘿与瘤的病因、病机及症状颇为相似，故多合称"瘿瘤"。瘿瘤，多由喜怒不节，忧思过度而成。五瘿包括石瘿、肉瘿、筋瘿、血瘿、气瘿，六瘤包括骨瘤、脂瘤、脓瘤、血瘤、石瘤、肉瘤。严用和认为，瘿瘤多因气机郁滞，气滞痰凝而致。所列方剂有破结散、南星膏、昆布丸。

病因病机

关于瘿瘤的病因病机，严用和指出："夫瘿瘤者，多由喜怒不节，忧思过度，而成斯疾。"亦即，由于情志不畅，肝气失于条达疏泄，气机郁滞，津液不能正常输布，聚而成痰，气滞痰凝，壅结颈前，而发为瘿瘤。

治则治法

关于瘿瘤的治疗，从所用方剂来看，是以行气开郁、化痰软坚为主。论中还特别指出："五瘿不可决破，破则脓血崩溃，多致夭枉。六瘤者，脂瘤可破，去脂粉则愈；外五证，亦不可轻易决溃，慎之，慎之！"

主治方药

破结散

组成：海藻（洗）、龙胆、海蛤、通草、昆布（洗）、贝母（去心）二分，矾（枯）、松萝各三分，麦曲四分，半夏（汤泡）二分。

功效：化痰理气。

主治：石瘿、气瘿、筋瘿、血瘿、肉瘿等证。

用法：上为细末，酒服方寸匕，日三。忌甘草、鲫鱼、猪肉、五辛菜诸杂等物。

南星膏

组成：生南星（去土，薄切）大者一枚。

功效：化痰散结。

主治：皮肤头面生瘤，大者如拳，小者如粟，或软或硬，不疼不痛，无药可疗，不可辄用针灸。

用法：上细研，稠黏如膏，滴好醋五七滴。如无生者，以干者为末，投醋研膏，先将小针刺病处，令气透，以药膏摊纸上，像瘤大小贴，觉痒，三五易瘥。

昆布丸

组成：昆布（洗）一两，海藻（洗）一两，小麦（好醋煮干）一两。

功效：软坚散结，消痰利水。

主治：一切瘿瘤，不问新久。

用法：上三味为细末，炼蜜为丸，如杏核大。每服一丸，食后噙咽。

（五）瘰疬

《重辑严氏济生方·瘿瘤瘰疬门·瘰疬论治》曰："夫瘰疬之病，即九漏是也。古方所载，名状不一，难以详述。及其生也，多结于项腋之间，累累大小无定，发作寒热，脓水溃漏，其根在脏腑。盖肝主狼漏，胃主鼠漏，大肠主蝼蛄漏，脾主蜂漏，肺主蚍蜉漏，心主蛴螬漏，胆主浮蛆漏，肾主瘰疬漏，小肠主脉漏。"瘰疬多因寒暑不调，饮食不节，以致气血壅结所致。所列方剂有皂子丸、三圣丸、连翘丸。

病因病机

关于瘰疬的病因病机，严用和指出："原其所自，多因寒暑不调，或由饮食乖节，遂致血气壅结而成也。"亦即，岁时寒暑不调，风寒热湿侵袭；或饮食不节，痰湿内生，气滞血瘀，阻于经脉，结于颈项而成此病。

治则治法

关于瘰疬的治疗，从所用方剂来看，治宜理气活血化瘀，或燥湿化痰散结，或消肿托毒排脓之法。

主治方药

皂子丸

组成：好皂角子一升，玄参、连翘仁各一两。

功效：燥湿化痰。

主治：瘰疬满项不破，及结核肿痛者。

用法：上用水五升，砂锅内慢火煎，水尽为度，每服拣取好皂角子，软者三粒，食后临卧时细嚼津下；硬者捣烂蜜和，如榛子大，含化。半月必瘥，忌酒、面、热、毒物。

三圣丸

组成：丁香五十个，斑蝥十个，麝香一钱（别研）。

功效：破血消癥，攻毒蚀疮。

主治：瘰疬。

用法：上细末，用盐豉五十粒，汤浸研如泥，和前药令匀，丸如绿豆大。每服五七丸，食前温酒送下，日进三服。如至五七日外，觉小便淋沥，是药之效，便加服；或便下如青筋膜之状，是病之根也。忌湿、面、鱼、肉，一切动风物。

按：如服药至五七日外，觉小便淋沥，是药物取效的表现，继续服用。或便下如青筋膜之状，是病根拔除之征。忌湿面、鱼、肉，忌食一切动风食物。

连翘丸

组成：薄荷（裂取汁，新者）二斤，好皂角（水浸，去皮，裂取汁，以上二味同于银石器内熬成膏），青皮一两，连翘半两，陈皮（不去白）一两，皂角子（慢火炮，去皮，取皂子仁，捣罗为末）一两半，黑牵牛（半生半炒）一两半。

功效：消肿托毒排脓。

主治：瘰疬结核，破或未破者。

用法：上五味为末，用前膏子为丸，如梧桐子大。每服三十丸，煎连翘汤送下，食后，十日见效。

关于此病的预后转归，可通过目中征兆，推断其预后。目中有赤脉从上下贯瞳子，见一脉一岁死，见一脉半一岁半死，见二脉半二岁半死，见三脉三岁死；赤脉不下贯瞳子者，尚可以治疗。

（六）五痔

《重辑严氏济生方·五痔肠风脏毒门·五痔论治》曰："痔凡有五，即牡痔、牝痔、肠痔、脉痔、血痔是也。"指出痔多因饮食不节，久坐湿地，久忍大便所致。症见"肛门生妒，或左或右，或内或外，或状如鼠奶，或形似樱桃，或脓或血，或痒或痛，或软或硬，或晕或肿，久而不治，则成漏矣。"治疗所用方剂，有猬皮丸、黄芪丸、蜗牛膏、枯矾散等。

病因病机

关于五痔的病因病机，严用和认为，"多由饮食不节，醉饱无时，恣食肥腻，久坐湿地，情欲耽著，久忍大便；遂使阴阳不和，关格壅塞，风热下冲，乃成五痔"。

治则治法

关于痔病的治疗，严用和指出："治之之法，切不可妄用毒药，亦不可轻易割取，多致淹滞，惟当用稳重汤剂徐徐取效。"从下列方剂来看，治宜活血化瘀，清热解毒，或温阳益气，收敛止血，或清热通络，或清热燥湿之法。此外，严用和还明确指出不可妄用重剂毒药攻下，亦不宜轻易外治割除。

主治方药

猬皮丸

组成：猪左足悬蹄（烧灰存性），猬皮（烧灰存性）一枚，黄牛角䚡（烧灰存性），贯众，槐角子（炒），雷丸，鸡冠花，槐花（炒），油发灰，黄芪（去芦），香白芷，当归（去芦，酒浸），枳壳（去瓤，生用），玄参，黄连（去须），防风（去芦），鳖甲（醋煮）各半两，麝香（别研）半钱。

功效：活血化瘀，清热解毒。

主治：五痔出血疼痛。

用法：上为细末，米糊为丸，如梧桐子大。每服七十丸，加至一百丸，空心米饮送下。年高虚弱，寒湿痔疾，不宜服之。

黄芪丸

组成：楤藤子（煨，用肉）半两，川续断（酒浸）、黄芪（去芦）、贯众、附子（炮，去皮脐）、枯矾（别研）、刺猬皮（烧灰）、当归（去芦，酒浸）、阿胶（蛤粉炒）各一两，麝香（别研）一字。

功效：温阳益气，收敛止血。

主治：五痔出血疼痛。

用法：上为细末，米糊为丸，如梧桐子大。每服七十丸，空心米饮送下。气壮多热之人不宜服此。

按： 此方攻补兼施，以温补为主，故气壮多热者不宜服，以免助火生热。

蜗牛膏

组成：蜗牛一枚，麝香三分。

功效：清热通络，敷痔有效。

主治：痔疮。

用法：上用小砂合子盛蜗牛，以麝香掺之，次早取汁，涂痔处。

枯矾散

组成：白矾（枯）半钱，脑子（别研）一字。

功效：清热燥湿。

主治：湿热积滞所致五痔痒多痛少，或脓或胀，或漏血不止者。

用法：上二味为末，先用鱼腥草煎汤，放温洗痔，次用药少许掺患处。

（七）肠风脏毒

《重辑严氏济生方·五痔肠风脏毒门·肠风脏毒论治》曰："血清而色鲜者，肠风也。浊而色暗者，脏毒也……下血之脉，脉多洪大而芤。盖弦者，劳也。芤者，下血也。"肠风、脏毒多因积热壅遏损伤血脉而致；肠风病程较短，脏毒病程较久，脏毒多由肠风日久发展而来。相对而言，轻者为肠风，重者为脏毒。所列方剂有加减四物汤、蒜连丸、香梅丸、断红丸、椿皮丸、石榴散。

病因病机

关于肠风脏毒的病因病机，严用和认为，"夫肠风脏毒下血者，皆由饱食过度，房室劳损，坐卧当风，恣餐生冷，或啖炙烤，或饮酒过度，或营卫气虚，风邪冷气，进袭脏腑，因热乘之，使血性流散，积热壅遏，血渗肠间，故大便下血"。亦即，由于饮食不节，纵欲房劳，外邪侵袭，致使血性流散，积热壅遏，血渗肠间而大便下血。此外，还有"肛门射如血线者，虫蛀也。又有阳气不升，血随气降，而下血者，下虚也"。从下血的颜色来分辨，血清而色鲜者为肠风，血浊而色暗者为脏毒。

治则治法

关于肠风、脏毒的治疗，严用和指出："治疗之法，风则散之，热则清之，寒则温之，虚则补之。治法合宜，无不效者矣。"临证还需察明详情，辨证施治。从所用方剂来看，热证以清热解毒、凉血止血为主，寒证则以温阳益气、收敛止血为主。

主治方药

加减四物汤

组成：侧柏叶、生地黄（洗）、当归（去芦，酒浸）、川芎各一两，枳壳（去瓤，炒）、荆芥穗、槐花（炒）、甘草（炙）各半两。

功效：清热凉血，燥湿解毒。

主治：肠风下血不止。

用法：上㕮咀，每服四钱，水一盏半，生姜三片，乌梅少许，煎至七分，去滓，温服，空心食前。

蒜连丸

组成：鹰爪黄连（去须）不拘多少。

功效：清热解毒，凉血止血。

主治：脏毒下血。

用法：上为细末，用独蒜头一颗，爆香熟，研和入臼杵熟，作丸如梧桐子大。每服三四十丸，空心，陈米饮送下。

香梅丸

组成：乌梅（同核，烧灰存性）、香白芷（不见火）、百药煎（烧灰存性）。

功效：祛风解毒止血。

主治：肠风脏毒。

用法：上等分为末，米糊为丸，如梧桐子大。每服七十丸，空腹，用米饮送下。

断红丸

组成：侧柏叶（微炒黄）、川续断（酒浸）、鹿茸（燎去毛，醋煮）、附子（炮，去皮脐）、黄芪（去芦）、阿胶（锉，蛤粉炒成珠子）、当归（去芦，酒浸）各一两，白矾（枯）半两。

功效：温阳益气，止血消肿。

主治：阳虚，脏腑久而肠风痔疾，下血不止，或所下太多，面色萎黄，日渐羸瘦。

用法：上为细末，醋煮米糊为丸，如梧桐子大。每服七十丸，空心食前，用米饮送下。

椿皮丸

组成：东行椿根白皮（锉，焙）不拘多少。

功效：清热燥湿，收敛止血。

主治：肠风泻血不止。

用法：上为细末，醋糊为丸，如梧桐子大。每服七十丸，空心食前，用陈米饮送下。

石榴散

组成：酸石榴皮、陈橘皮（汤浸，去白）、甘草（炙，锉）、干姜（炮）各等分。

功效：燥湿解毒，收敛止血。

主治：结阴泻血不止。

用法：上焙干为末，每服二钱，陈米饮调下，日三服。

（八）疮疥

《重辑严氏济生方·疥癣门·疮疥论治》曰："夫疮疥之为病，虽苦不害人，然而至难忍者多矣……古方有所谓，马疥、水疥、干疥、湿疥，种类不一。生于手足乃至遍体，或痒，或痛，或臀，或肿，或皮肉隐嶙，或抓之凸起，或痦瘟，或脓水浸淫。"指出疮疥属内热外发。所列方剂有当归饮子、神异膏、苦参汤、竹茹膏。

病因病机

《素问·至真要大论》篇曰："诸痛痒疮，皆属于心。"关于疮疥的病因病机，严用和论述："《素问》云：诸痛痒疮，皆属于心。多由心气郁滞，或饮食不节，毒蕴于肠胃，发见于皮肤。"亦即，病属心气郁滞，化热生火；毒蕴胃肠，内热外发。

治则治法

关于疮疥的治疗，严用和指出："内则当理心血，祛散风热；外则加以敷洗，理无不愈。"亦即，本病之治疗，当内治、外治相结合。内服药，以调理心血，祛散风热为主；外用药，则以祛风、散热、杀虫药物予以外敷或洗浴。

主治方药

当归饮子

组成：当归（去芦）、白芍药、川芎、生地黄（洗）、白蒺藜（炒，去尖）、防风（去芦）、荆芥穗各一两，何首乌、黄芪（去芦）、甘草（炙）各半两。

功效：活血化瘀，疏风止痒。

主治：心血凝滞，内蕴风热，发见皮肤遍身疮疥，或肿，或痒，或脓水浸淫，或发赤疹。

用法：上哎咀，每服四钱，水一盏半，姜五片，煎至八分，去滓，温服，不拘时候。

神异膏

组成：全蝎（去毒）七个，皂角（锉碎）一锭，巴豆（去壳）七粒，蛇床末三钱，麻油一两，黄蜡半两，轻粉半字，雄黄（别研）三钱。

功效：杀虫解毒。

主治：一切疮疥。

用法：上先用皂角、全蝎、巴豆煎油变色，去此三味，入黄蜡化开，取出冷处；入雄黄、蛇床末、轻粉，和匀成膏。先用苦参汤洗却，以药擦疮疥上，神效。

苦参汤

组成：苦参、蛇床子、白矾、荆芥穗各等分。

功效：清热燥湿止痒。

主治：疮疥。

用法：上四味煎汤，放温洗。

竹茹膏

组成：真麻油二两，青木香二两，青竹茹一小团，杏仁（去皮尖）二十粒。

功效：清热解毒。

主治：黄疮热疮。

用法：上药入麻油内，慢火煎令杏仁色黄，去滓，入松脂末半两，熬成膏子，每用少许擦疮上。

（九）癣

《重辑严氏济生方·疥癣门·癣论治》曰："夫癣之为病，种状不同。古方所谓干癣、湿癣、风癣、苔藓之类。瘾疹如钱，渐渐滋蔓，或痒或痛，或圆或斜，其中生虫，搔之有汁。"指出此病因风湿毒气与血气搏结而凝滞于肌肤而成。所列方剂有胡粉散。

病因病机

关于癣的病因病机，严用和指出："由风湿毒气与血气相搏，凝滞而为此疾也。"

治则治法

关于癣的治疗，从所用方剂来看，是以清热解毒、活血化瘀为法。

主治方药

胡粉散

组成：胡粉一分，砒半分，大草乌（生用）一个，蝎梢七枚，雄黄（别研）一分，硫黄（别研）一分，斑蝥一枚，麝香少许。

功效：清热解毒，活血化瘀。

主治：治一切癣。

用法：上八味为细末，先用羊蹄根蘸醋擦动，次用药少许擦患处。

三、眼病

严用和基于《灵枢·大惑论》所论，在《重辑严氏济生方·眼门·眼论治》论述："人之有双眼，若天之有两曜，五脏六腑之精华，宗脉之所聚，洞视万化，肝之外候者也。然骨之精为瞳子，属肾；筋之精为黑眼，属肝；血之精为络窠，属心；气之精为白眼，属肺；肉之精为约束，属脾。眼通五脏，气贯五轮。由此观之，人之有生，须固养身之道。善摄生者，养气存神，安心惜视，然后心气通畅，肝气和平，精气上注于目，则目无其疾矣。"进而指出，六淫外伤，七情内郁，嗜欲不节，饮食无度，久视勤书，均可损伤五脏六腑之精而病目。所列方剂有决明子散、桑白皮散、炉甘石散、补肾丸、养肝丸、还瞳散、秦皮散、羊肝丸、太清散、龙脑膏、杏连散。

病因病机

关于眼病的病因病机，严用和指出："倘将养乖理，六淫外伤，七情内郁，嗜欲不节，饮食无度，生食五辛，热咴炙煿，久视勤书，忧哀悲泣，皆能病目。"根据五轮与五脏的对应关系，"目之为病，睛色赤者病在心，色白者病在肺，色青者病在肝，色黄者病在脾，色黑者病在肾"。还有五轮八廓学说、内外障等病证。

关于此病的预后转归，论曰："病眼之人，不得当风看日，喜怒房劳，五辛炙煿，酒食毒物，并宜断之。"眼病的治疗，正确的调护必不可少，如不得直视日光，避免过于喜怒哀乐，避免房劳，避免过食辛辣和煎炒烹炸，避免酒食毒物。此外，还要注意怡情养性，谨慎调摄。若纵情恣欲，触犯禁忌，只能自取其咎；严重者会导致失明，不能不谨慎。

此外，临床可见胎赤一证。婴儿初生，洗沐不洁，如被秽水浸渍于眼眦，使眼睑赤烂，儿童长大，不能痊愈，此谓胎赤。小儿患病易虚易实，易寒易热，轻易使用凉剂，恐伤小儿胃气，但可以选择龙脑膏点眼，以盛满目内为度。

治则治法

关于眼病的治疗，严用和指出："必须洞明形状，细察根源，穷其是非。若能细审，无不瘥除。"其针对病眼之人的自我调摄，提出"不得当风看日，喜怒房劳，五辛炙煿，酒食毒物，并宜断之。惟须宽缓性情，慎护调摄，即无不瘥也。若纵欲乖违，触犯禁忌，自贻其咎，必致丧明而后已，可不谨欤"。又曰："夫眼者，内则属乎五脏，外则应乎五轮。瞳仁黑水，肾之主也；血轮如环，心之主也；络裹者，脾之主也；白睛属肺；总管于肝。眼带虽系于肝，明孔遍通五脏，五脏皆有神。善摄生者，调五脏以养神，神安则脏和，脏和则眼目清洁，自无疾矣。"从所用方剂来看，主要治法为：疏风清热明目，或清热泻肺明目；或补肾填精明目，或养肝明目等。

主治方药

决明子散

组成：黄芩、甘菊花（去枝梗）、木贼、决草、蔓荆子、石决明各一两。

功效：疏散风热，清肝明目。

主治：风热毒气上攻，眼目肿痛；或卒生翳膜，或眦出胬肉，或痒或涩，羞明多泪，或始则昏花，渐成内障。"但是一切暴风客热，皆宜服之"。

用法：上为细末，每服三钱，水一中盏，生姜五片，煎至六分，食后服。

桑白皮散

组成：玄参、桑白皮、枳壳（去瓤，麸炒）、川升麻、杏仁（去皮尖，炒）、旋覆花（去枝梗）、防风（去芦）、赤芍药、黄芩、甘菊花（去枝梗）、甘草（炙）、甜葶苈（炒）各一两。

功效：清解毒热泻肺。

主治：肺气壅塞，热毒上攻眼目，白睛肿胀，日夜疼痛，心胸烦闷。

用法：上咬咀，每服四钱，水一盏半，生姜三片，煎至八分，去滓，食后温服。

炉甘石散

组成：炉甘石（用黄连四两，如豆大，于银石器内，煮一伏时，去黄连，取石研）、脑子（别研）二钱半。

功效：疏风清热明目。

主治：治一切目疾，不问得病之因，悉皆治之。

用法：上件和匀，每用半字，白汤泡，放温，时时洗之。

补肾丸

组成：磁石（火煅，醋浸七次，水飞）、菟丝子（淘净，酒浸蒸，别研）各二两，五味子、熟地黄（酒浸，焙）、枸杞子、楮实子、覆盆子（酒浸）、肉苁蓉（酒浸，焙）、车前子（酒蒸）、石斛（去根）各一两，沉香（别研）、青盐（别研）各半两。

功效：补肾填精明目。

主治：肾气不足，目精失养。症见眼目昏暗，瞳仁不分明，渐成内障者。

用法：上为细末，炼蜜为丸，如梧桐子大。每服七十丸，空心，盐汤送下。

养肝丸

组成：当归（去芦，酒浸）、车前子（酒蒸，焙）、防风（去芦）、白芍药、蕤仁（别研）、熟地黄（酒蒸，焙）、川芎、楮实子各等分。

功效：养肝明目。

主治：肝血不足，眼目昏花，或生眵泪，久视无力。

用法：上为细末，炼蜜为丸，如梧桐子大。每服七十丸，用温熟水送下，不拘时候。

还睛散

组成：人参、茯苓、细辛、五味子、桔梗、防风、车前子各一两。

功效：疏散风热。

主治：散翳内障。

用法：上为末，以水一盏，散一钱，煎至五分，去滓，食后温服。

秦皮散

组成：滑石、秦艽、黄连各等分。

功效：疏散风热，清利头目。

主治：暴风客热，赤眼肿痛，痒涩，眵泪昏暗。

用法：上为细末，每用半钱，沸汤泡，澄清温洗，不拘时候。

羊肝丸

组成：羊肝（生用）一具，黄连（去须为末）。

功效：疏肝清热明目。

主治：肝经有热，目赤睛疼，视物昏涩。

用法：上先将羊肝去筋膜，于砂盆内捣烂，入黄连末，丸如梧桐子大。每服五十丸，用热水送下，不拘时候。

太清散

组成：铜青（别研）半两，姜粉末二钱半。

功效：疏风清热。

主治：暴风客热，目赤睛痛，隐涩难开。

用法：上药研细和匀，每用少许，沸汤泡，放温，频洗之。造姜粉法：腊月间用生姜洗切碎，于砂盆内擂烂，以新麻布裂汁澄脚，取粉阴干。

龙脑膏

组成：白龙脑（细研）一钱，蕤仁（去壳）二钱半，杏仁（汤浸去皮尖）七枚。

功效：清热解毒。

主治：火毒上攻所致赤眶睑缘赤烂者。

用法：上件药都研为膏，用人乳汁调和令均，瓷合中盛，每以铜筋少许，着目眦头，日二三次。

杏连散

组成：黄连（去须）一钱，杏仁（捶碎）七粒。

功效：清热疏风。

主治：风热上攻，羞明涩痛。

用法：上用水半盏，以二药在内，安饭上蒸一时久，澄清，放温，洗了用纸盖覆，安顿汤瓶上，频频洗之。

四、咽喉病

《重辑严氏济生方·咽喉门·咽喉论治》曰："夫咽者，咽也；喉者，喉也。咽者，因物以咽；喉者，以候呼吸之气。物之与气，莫不由于咽喉也。若阴阳和平，荣卫调摄，气道无不宣畅矣。"又曰："夫咽者，言可以咽物也，又谓之嗌，气之流通厄要之处，胃所系，地气之所主也。喉者，言其中空虚，可以通气息，呼吸之道路，肺之候所，天气之所主也。"严用和认为，若风热毒气侵袭，或伏热上冲，或腑寒，以致寒热壅滞于咽喉，皆可能发生咽喉病变。如其所云："病则为肿，为痛，为喉痹，为窒塞不通，为不利而生疮，或状如肉窗，吐不出，咽不下，皆风热毒气之所致耳。又有伏热上冲，乘于悬雍，或长或肿，悬雍者，在乎上腭也。更有腑寒亦使人喉闭而不能咽者，治之当辨明也。"所列方剂有牛蒡子汤、三神汤、二圣散、硼砂散、射干丸、大青汤、白矾散、绛雪散。

病因病机

关于咽喉病的病因病机，论曰："摄养乖违，喜饵丹石，多食炙煿，过饮热酒，致胸膈壅滞，热毒不得宣泄，咽喉为之病焉。"又曰："若脏气和平，则病不生；脏气不平，寒热壅塞，所以生病也。"此外，如前所述，"风热毒气""伏热上冲"乃至"腑寒"，皆可导致咽喉病变。咽喉病，常见咽喉红肿疼痛，咽部窒塞不通，咽部生疮，或咽中异物感等。其寒热虚实，临证均当细辨。

治则治法

关于咽喉病的治疗，严用和指出："医治之药，热则通之，寒则温之；

不热不寒，依经调之。"并列出相应方剂，"以备缓急之需焉"。医者当详察明断，随证治之。从所用的方剂来看，风热上壅者，治宜疏风清热，清咽利喉；寒邪侵袭者，则温阳散寒，宣肺利咽；有痰者，则兼以化痰散结；热盛者，则兼以清热解毒。

主治方药

牛蒡子汤

组成：牛蒡子、玄参、升麻、桔梗（去芦）、犀角、木通（去节）、黄芩、甘草各等分。

功效：疏风清热，清咽利喉。

主治：风热上壅，咽喉窒塞。或痛，或不利，或生疮疡，或状如肉脔，疼痛妨闷。

用法：上㕮咀，每服四钱，水一盏半，姜三片，煎至八分，去滓，温服，不拘时候。

三神汤

组成：荆芥穗，桔梗（去芦），甘草（生用）半两。

功效：宣肺散热。

主治：咽喉热肿，语声不出，喉中如有物梗。

用法：上㕮咀，每服四钱，水一盏半，姜三片，煎至八分，去滓，温服，不拘时候。

二圣散

组成：鸭嘴胆矾二钱，白僵蚕（去丝嘴）半两。

功效：化痰解毒。

主治：缠喉风，急喉痹。

用法：上为细末，每服少许，以竹管吹入喉中，立验。

硼砂散

组成：硼砂（别研）、马牙硝（枯）、滑石、寒水石各二钱，脑子（别研）、白矾（枯）一钱半。

功效：清热解毒消肿。

主治：悬雍肿痛。

用法：上件药，研令极细末，每服半钱，新汲水调下，不拘时候。

射干丸

组成：射干、杏仁（麸炒黄）、玄参、附子（炮，去皮脐）、桂心（不见火）各等分。

功效：温阳散寒，宣肺利咽。

主治：腑寒，咽闭不能咽。

用法：上为细末，炼蜜为丸，如鸡头大。每服一丸，以新绵裹，噙咽津。

大青汤

组成：大青叶、升麻、大黄（锉，炒）各二两，地黄（生切，焙）三两。

功效：清热解毒，生津利咽。

主治：咽喉唇肿，口舌糜烂，疳恶口疮。

用法：上为末，每服二钱，水一盏，煎至六分，去滓，温服，微利止。

白矾散

组成：白矾三钱，巴豆三枚（去壳，分作六瓣）

功效：逐痰散结。

主治：缠喉风，急喉痹。

用法：上将白矾及巴豆于铫内，慢火熬化为水，候干，去巴豆取矾，研为细末。每用少许，以芦管吹入喉中。

绛雪散

组成：龙脑半字，硼砂一钱，朱砂二钱，马牙硝半钱，寒水石二钱。

功效：清热解毒消肿。

主治：咽喉肿痛，咽物妨碍，及口舌生疮。

用法：上各研和匀，每用一字，掺于舌上，用津咽之，食后，临卧。

五、耳病

《重辑严氏济生方·耳门·耳论治》曰："夫耳者，肾之所候。肾者，精之所藏。肾气实则精气上通，闻五音而聪矣。"又曰："医经云：肾气通于耳，心寄窍于耳。风寒暑湿燥热得之于外，应乎肾；忧愁思虑得之于内，系乎心。"指出耳与心、肾关系密切，提示耳病必与心肾密切相关。严用和指出，外感六淫，内伤七情，或疲劳过度等，可致耳病。诸如聋聩、耳鸣、耳痛耳痒；耳内生疮，出血出脓；或为聤耳，或为燩肿等。所列方剂有塞耳丸、苁蓉丸、磁石散、犀角饮子、立效散、鸣聋散、胭脂散、杏仁饮。

病因病机

关于耳病的病因病机，严用和指出："风寒暑湿燥热得之于外，应乎肾；忧愁思虑得之于内，系乎心。心气不平，上逆于耳，亦致聋聩耳鸣，耳痛耳痒，耳内生疮。"又曰："若疲劳过度，精气先虚，于是乎风寒暑湿，得以外入，喜怒忧思，得以内伤，遂致聋聩耳鸣。热壅加之，出血出脓，则成聤耳底耳之患。"或"心气不平，上逆于耳，亦致聋聩耳鸣，耳痛耳痒，耳内生疮，或为聤耳，或为燩肿"。由上可见，耳病与心、肾密切相关。关于此病的预后转归，"大抵气厥耳聋尚易治，精脱耳聋不易药愈"。

治则治法

关于耳病的治疗，严用和指出："诸证既殊，治各有法……六淫伤之调乎肾，七情所感治乎心。"又曰："医疗之法，宁心顺气。欲其气顺心宁，则耳为之聪矣。"进而，在列述诸方之前，特别提出"宜用《局方》妙香散，以石菖蒲煎汤调服，以顺心气，参、丹、蜜、砂以宁心君。调肾之药，前方所载，苁蓉丸是也。续有二方为佐使，参而用之可也"。从所用方剂来看，主要治法有疏风清热，清利头窍；或补虚通络通窍，或燥湿开窍，或平肝潜阳，活血通窍等。

主治方药

塞耳丸

组成：石菖蒲一寸，巴豆（去皮）一枚，全蝎（去毒）一枚。

功效：通利耳窍。

主治：治耳聋无不效。

用法：上为细末，葱涎打和，如枣核大，绵裹纳耳中。

苁蓉丸

组成：肉苁蓉（酒浸，切片，焙）、山茱萸（去核）、石龙芮、石菖蒲、菟丝子（淘净，酒浸，蒸焙）、川羌活（去芦）、鹿茸（燎去毛，切片，酒浸，蒸）、石斛（去根）、磁石（火煅，醋淬七次，水飞）、附子（炮，去皮脐）各一两，全蝎（去毒）二七个，麝香（旋入）。

功效：补虚通络。

主治：肾虚耳聋，或风邪入于经络，耳内虚鸣者。

用法：上为细末，炼蜜为丸，如梧桐子大。每服七十丸加至一百丸，空心，盐酒、盐汤任下。

磁石散

组成：磁石（火煅）、防风（去芦）、羌活（去芦）、黄芪（去芦，盐水浸焙）、木通（去粗皮）、白芍药、桂心（不见火）各一两，人参半两。

功效：补虚祛风通络。

主治：风虚耳聋无闻。

用法：上咬咀，每服四钱，水一盏半，羊肾一对，切片去脂膜，煎至七分，去滓，食前温服。

犀角饮子

组成：犀角（镑）、菖蒲、木通、玄参、赤芍药、赤小豆（炒）、甘菊花（去枝梗）各一两，甘草（炙）半两。

功效：疏风清热，清利头窍。

主治：风热上壅，耳内聋闭，脊肿掣痛，脓血流出。

用法：上咬咀，每服四钱，水一盏半，姜五片，煎至八分，去滓，温服，不拘时候。

立效散

组成：真陈橘皮（灯上烧黑，为末）一钱，麝香（别研）少许。

功效：燥湿开窍。

主治：聤耳底耳，有脓不止。

用法：上二味和匀，每用少许，先用绵蘸耳内，脓净上药。

鸣聋散

组成：磁石一块如豆大，穿山甲（烧存性，为末）一字。

功效：平肝潜阳，活血通窍。

主治：耳中如潮声蝉声，或暴聋。

用法：上用新绵子裹了，塞于所患耳内，口中衔小生铁，觉耳内如风声即住。

胭脂散

组成：胭脂、白矾（火止熬干）等分。

功效：燥湿通窍。

主治：聤耳。

用法：上为细末，每用少许，以绵杖子蘸药，纤在所患耳中。

杏仁饮

组成：杏仁（炒令焦）五钱。

功效：收湿解毒。

主治：耳卒痛，或有水出者。

用法：上研为末，葱涎搜和，捏如枣核大，绵裹，塞耳中。

六、鼻病

《重辑严氏济生方·鼻门·鼻论治》曰："夫鼻者，肺之候。职欲常和，和则吸引香臭矣，若七情内郁，六淫外伤，饮食劳役，致鼻气不得宣调，清道壅塞。其为病也，为衄，为痛，为息肉，为疮疡，为清涕，为壅塞不通，为浊脓，或不闻香臭。此皆肺脏不调，邪气蕴积于鼻，清道壅塞而然也。"严用和认为，七情、六淫、饮食、劳役，影响于肺，则会发生鼻病。此外，还指出某些鼻病的发生，与肝胆之热邪移于脑也有密切关系。所列方剂有辛夷散、香膏、龙骨散、通草膏、栀子仁丸、苍耳散、山栀散、生葛散、莱菔饮、茜根散、香墨汁、麦门冬饮。

病因病机

关于鼻病的病因病机，如前所述，"若七情内郁，六淫外伤，饮食劳役，致鼻气不能宣调，清道壅塞"，可引发鼻衄、鼻痛、鼻息肉等鼻病诸证，"此皆肺脏不调，邪气蕴积于鼻，清道壅塞而然也"。关于鼻病的具体病机，严用和分析说："盖肺主于气，肝藏于血，邪热伤之则血热，血热则气亦热，血气俱热，随气上逆，故为鼻衄，甚则生疮。风寒乘之，阳经不利，则为壅塞，或为清涕；蕴积不散，则不闻香臭，或为鼻痛，或生息肉、鼻痛之患矣。又有热留胆腑，邪移于脑，遂致鼻渊。鼻渊者，浊涕下不止也。传为衄蔑、瞑目，故得之气厥也。"可见鼻病不仅与肺脏关系密切，而且与肝胆有热邪移于脑亦有关联。总之，不论是六淫外感，还是七情内伤、饮食劳倦等，均可导致鼻气宣调失常，清道壅塞，而生诸种鼻病。严用和还强调指出鼻衄、鼻疮与血气俱热而上逆的密切关系。指出"肺主于气，肝藏于血，邪热伤之则血热；血热则气亦热，血气俱热，随气上逆，故为鼻衄，甚则生疮"。

治则治法

关于鼻病的治疗，严用和论述："治之之法，寒则温之，热则清之，塞则通之，壅则散之，无越于斯。"此外，还有捆扎中指止血等外治法。严用和还特别指出，"但时气鼻衄不可遽止，如出三升以上，恐多者，方可断之"。此因时气热邪入里所致血热而鼻出血，属于郁热内盛的表现，不应立即止血；当通过鼻衄，使热随血出，病可得解；若鼻衄不止，出血三升以上者，乃可止血治疗。关于摄养之法的重要性，严用和论述："夫鼻者，肺之所主，职司清化，调适得宜，则肺脏宣畅，清道自利；摄养乖方，则清道壅塞，故鼻为之病焉。"从所用方剂来看，以鼻塞为主要症状者，治以疏风散寒、宣肺通窍。以鼻出血为主要症状者，治以清热凉血止血，或滋阴清热止血等。

鼻病的预防，关键在于摄养有方。关于鼻病的预后转归，严用和论曰："又有热留胆腑，邪移于脑，遂致鼻渊。鼻渊者，浊涕下不止也。传为衄蔑、瞑目，故得之气厥也。"若鼻渊日久迁延不愈，痰浊上逆于清窍，气机逆乱而引起昏厥，当引起重视。

主治方药

辛夷散

组成：辛夷仁、细辛（洗去土叶）、藁本（去芦）、升麻、川芎、木通（去芦）、防风（去芦）、羌活（去芦）、甘草（炙）、白芷各等分。

功效：疏散风寒。

主治：肺虚，风寒湿热之气加之，鼻内壅塞，涕出不已；或气息不通，或不闻香臭。

用法：上为细末，每服二钱，食后茶清调服。

香膏

组成：当归（去芦）、木香（不见火）、通草、细辛（洗）、蕤仁（去壳）、川芎、白芷各三钱。

功效：宣肺通窍。

主治：鼻塞不利。

用法：上七味㕮咀，和羊髓，微火合煎三五沸，白芷色黄膏成，去滓，取如小豆纳鼻中。

按：此处熬膏用的是羊髓，取其补阴填髓、润肺泽肤、清热解毒之效。

龙骨散

组成：龙骨不拘多少。

功效：收敛止血。

主治：时气鼻衄三升以上，恐多，宜此药止。

用法：上为细末，用少许吹入鼻中。九窍出血者，皆用此药吹之。

按：鼻出血因邪毒侵袭所致，宜用此药止血。九窍出血者，皆可用此药吹之。

通草膏

组成：通草、附子（炮，去皮脐）、细辛（洗）。

功效：温散通窍。

主治：鼻痈，症见鼻中有息肉，不闻香臭者。

用法：上等分为细末，以蜜和，绵裹少许纳鼻中。

栀子仁丸

组成：栀子仁不拘多少。

功效：清肺热。

主治：肺热鼻发赤瘰，俗名酒渣鼻。

用法：上为细末，溶黄蜡等分为丸，如梧桐子大。每服二十丸，食后空心，茶酒嚼下，半月效。忌酒、炙煿。

苍耳散

组成：辛夷仁半两，苍耳子（炒）二钱半，香白芷一对，薄荷叶半钱。

功效：通窍宣肺。

主治：鼻流浊涕不止，名曰鼻渊。

用法：上并晒干，为细末。每服二钱，用葱茶清，食后调服。

山栀散

组成：山栀子不拘多少。

功效：清热凉血。

主治：鼻衄不止。

用法：上件烧为细末，每用少许，吹入鼻中，立止。

生葛散

组成：生葛根、小蓟根。

功效：清热凉血止血。

主治：鼻衄不止。

用法：上二件洗净，捣取汁，每服一盏，烫温服，不拘时候。

莱菔饮

组成：萝卜不拘多少。

功效：凉血止血。

主治：血热所致鼻衄不止者。

用法：上捣取自然汁，每服一钱，入盐少许，冷服，不拘时候；或滴少许入鼻中亦可。

茜根散

组成：茜根、黄芩、阿胶（蛤粉炒）、侧柏、生地黄各一两，甘草（炙）半两。

功效：清热止血。

主治：鼻衄终日不止，心神烦闷。

用法：上㕮咀，每服四钱，水一盏半，姜三片，煎至八分，去滓，温服，不拘时候。

香墨汁

组成：香墨、葱汁。

功效：敛血止血。

主治：鼻衄不止者。

用法：上件药，以葱汁磨墨，滴少许于鼻中即止。

麦门冬饮

组成：麦门冬、生地黄。

功效：滋阴清热止血。

主治：鼻衄不止。

用法：每药一两，水煎。

扎指法

主治鼻衄不止。方法：用线紧扎中指中节，如左鼻出血扎左手中指中节，右鼻出血扎右手中指中节，两鼻出血则左右俱扎之。

七、口齿病

《重辑严氏济生方·口齿门》曰："夫口者，脾之候；齿者，肾之余，髓之所养也。人之一身，此为大要。凡有病起，因口而成，含恶气以咽津液，痰癖而在膈，心胸壅滞，毒气攻蒸，熏之既久，故齿为之病焉。"严用和在"口齿门"中，主要论述口（唇）病、齿病的病因病机及辨证施治，兼论舌病证治。兹分述如下。

（一）口病

《重辑严氏济生方·口齿门·口论治》曰："夫口者，足太阴之经，脾之所主，五味之所入也。盖五味入口，藏于脾胃，为之运化津液，以养五气。五气者，五脏之气也。节宣微爽，五脏之气偏胜，由是诸疾生焉。"口与五脏有关，五脏气之偏胜偏衰，都反映于口病。所列方剂有升麻散、绿云散、碧雪、芎芷膏、丁香丸、赴筵散、青金散、粉红散等。

病因病机

关于口病的病因病机，如上所述，"五脏之气偏胜，由是诸疾生焉"。又曰："咸则为寒，酸则停滞，涩则因燥，淡则由虚，热则从苦从甘也。口臭者，乃腑脏臊腐之不同，蕴积于胸膈之间而生热，冲发于口也。口疮者，脾气凝滞，风热加之而然。"亦即，五脏之气偏胜，会出现相应的口部见证。如无病之常人，口中和，不渴不燥，无特殊气味或异味感；若五脏病则"腑脏臊腐"郁而生热，冲发于口而有异常气味。

治则治法

关于口病的治疗，严用和指出："医疗之法，各随其所因以治，无过与不及尔。"亦即，医者于临证之时，要详加诊察，考究病因，随证施治。从所用方剂来看，咽喉肿痛，口舌生疮者，以清热泻火、解毒消肿为主。口中气秽者，以行气化湿为主。

主治方药

升麻散

组成：升麻、赤芍药、人参（洗）、桔梗（去芦）、干葛各一两，甘草（生用）半两。

功效：凉膈清热解毒。

主治：上膈壅毒，口舌生疮，咽喉肿痛者。

用法：上咬咀，每服四钱，水一盏半，姜五片，煎至八分，去滓，温服，不拘时候。

绿云散

组成：黄柏半两，螺青二钱。

功效：清热泻火，解毒消肿。

主治：口疮，臭气秽烂，久而不瘥。

用法：上为细末，临卧用一钱于舌下，咽津不妨。

碧雪

组成：蒲黄、青黛、硼砂、焰硝、甘草各等分。

功效：清热解毒。

主治：一切壅热，咽喉闭肿，不能咽物，口舌生疮，舌根紧强，言语不正，腮项肿痛。

用法：上为细末，每用手指捻掺于喉中，津咽，或呷少冷水送下，频频用之。

芎芷膏

组成：香白芷、川芎各等分。

功效：行气化湿。

主治：口气热臭。

用法：上为细末，炼蜜丸如鸡头大。食后临卧，嚼化一丸。

丁香丸

组成：丁香三钱，甘草（炙）一钱，川芎二钱，白芷（以上不见火）半钱。

功效：行气化湿。

主治：口臭矜。

用法：上为细末，炼蜜丸如弹子大，绵裹一丸，噙咽津。

赴筵散

组成：黄柏（蜜炙）、细辛（洗去土叶）等分。

功效：清热解毒。

主治：毒热上攻，口中生疮。

用法：上为细末，每服少许，掺于舌上，有涎吐出，以愈为度。

青金散

组成：五倍子（去土垢）四两，青黛四钱。

功效：清热泻火敛疮。

主治：心脾积热所致小儿白口疮，急恶，状似木耳者。

用法：上为细末，好油调，鸦羽扫口向咽喉，流入咽喉中，疮烂，次日便下。兼治痔疮亦佳。

粉红散

组成：干胭脂一钱，枯矾一两。

功效：清热解毒。

主治：邪热熏蒸于口所致小儿白口疮，咽喉恶声哑者。

用法：上研匀，每用一钱，生蜜调如稀糊，扫口疮咽喉内，咽了药，来日大便，退了疮皮为验。

（二）唇病

《重辑严氏济生方·口齿门·唇论治》曰："唇者，脾之所主；胃者，脾之所合。其经起于鼻，环于唇，其支络于脾。脾胃受邪，则唇为之病焉。"口周唇部病变，与脾胃密切相关。所列方剂有泻黄饮子、橄榄散。

病因病机

关于口周唇部病证的病因病机，严用和指出："脾胃受邪，则唇为之病焉。盖风胜则动，寒胜则揭，燥胜则干，热胜则裂，气郁则生疮，血少则沉而无色。"口唇病证，与脾胃关系密切。如风热犯胃，脾经血燥，可发为唇风；若脾胃虚寒，不能运化津液，则口唇皱揭起皮；若津亏液少，失于濡润，则唇部干燥；若脾胃蕴热，热盛伤津，则口唇干裂；若气机郁滞，化火生热，内热上蒸，则口唇生疮；若气血亏虚，脾失濡养，则口唇色淡等。

治则治法

关于唇病的治疗，严用和指出："治之之法，内则当理其脾，外则当敷其药。"亦即，内则辨明虚实寒热以理脾。外治，则根据临床辨证，选用药物外敷唇部。从所用方药来看，治法有疏风泄热，或生津敛疮。

主治方药

泻黄饮子

组成：白芷、升麻、枳壳（去瓤，麸炒）、黄芩、防风（去芦）、半夏（汤泡七次）、石斛（去根）各一两，甘草（生用）半两。

功效：疏风泄热。

主治：风热蕴于脾经，唇燥坼裂，口舌生疮。

用法：上㕮咀，每服四钱，水一盏半，姜五片，煎至八分，去滓，温服，不拘时候。

橄榄散

组成：橄榄不拘多少（烧灰）。

功效：生津敛疮。

主治：唇紧燥裂生疮。

用法：上为细末。以猪脂和，涂患处。

（三）舌病

《重辑严氏济生方·口齿门·舌论治》曰："经云：心气通于舌，心和则舌能知五味矣。盖舌者，脾脉之所通，心气之所主，和则知味，资于脾而荣于身者也。"因舌与心脾相系，心脾不和可致舌肿、重舌、木舌、舌衄、舌疮等。所列方剂有玄参升麻汤、蒲黄散、杏仁膏、百草霜散、必胜散、如神散、小续命汤等，还论及外治烙肿之法。

病因病机

关于舌病的病因病机，严用和指出："舌者，心之所候，脾气之所通。摄养违理，二脏不和，风热内蕴，舌为之病焉，遂致舌肿、重舌、木舌、舌苔、舌衄、舌疮等证。更有伤寒舌出过寸，此毒热攻心也。"又曰："二脏不和，风寒中之，则舌强而不能言；壅热攻之，则舌肿而不得语。更有重舌、木舌、舌苔、出血等证，皆由心脾虚，风热所乘而然耳。"亦即，若心脾不和及心脾气虚，或风寒中之，或壅热攻之，或风热所乘，可引发上述种种舌之病证。

治则治法

关于舌病的治疗，严用和指出："治疗之法，轻者清之，重者泻之。但舌疮一证，不特实热所致，亦有虚热上攻而然者，却又不可例用凉剂也。贵乎镇坠宁心而已。"还在所列方剂之前，特别提到《局方》所载黑锡、养正二丹并以冷盐水送下，参丹、蜜砂并以参沉汤送下，用之多效。医疗之方，并载于后"。亦即，舌病属实热证者，轻者可用清法，重者可用泻法；至于虚热上攻所致者，贵在镇坠宁心。从所用方剂来看，舌痛，舌肿大者，治以清热解毒；舌出血者，治以清热凉血止血；本虚中寒，舌强者，治以祛风散寒，益气温阳。

主治方药

玄参升麻汤

组成：玄参、赤芍药、升麻、犀角（镑）、桔梗（去芦）、贯众（洗）、黄芩、甘草（炙）各等分。

功效：祛风，清热，解毒。

主治：心脾壅热，舌上生疮、木舌、重舌、舌肿，或连腮颊两边肿痛者。

用法：上㕮咀，每服四钱，水一盏半，姜五片，煎至八分，去滓，温服，不拘时候。

蒲黄散

组成：乌贼鱼骨、蒲黄（炙）各等分。

功效：凉血止血。

主治：舌忽然硬肿，或血出如涌。

用法：上为细末，每用少许，涂舌上瘥。

杏仁膏

组成：升麻、杏仁（去皮尖）、甘草（炙）各一两，黑豆（炒，去皮）五十粒。

功效：清热凉血。

主治：口舌热，干燥；或舌上生苔，语言不真。

用法：上为细末，入白蜜五合，生地黄汁五合，慢火熬成膏子，丸如鸡头大。常嚼一丸，津化咽下。舌上生苔，只用生姜片，蘸冷水擦洗之亦妙。

百草霜散

组成：百草霜、食盐等分。

功效：消肿散结。

主治：舌忽然肿硬，逡巡塞闷杀人。

用法：上用井花水调，涂舌上，良久，消愈。

必胜散

组成：蒲黄、螺儿青等分。

功效：凉血止血。

主治：舌衄。

用法：上为细末，每用少许，擦患处，少待，温盐水漱之。

如神散

组成：梅花片脑不拘多少。

功效：消肿止痛。

主治：伤寒热毒攻心，舌出过寸者。

用法：上为细末，以一字掺于舌上。未知再掺，则愈。

小续命汤

组成：防己、麻黄（去根节，汤泡）、人参、桂心（不见火）、黄芩、甘草（炙）、白芍药、杏仁（汤浸，去皮尖，炒）、川芎各一两，附子（炮，去皮脐）一枚，防风（去芦）一两半。

功效：祛风散寒，益气温阳。

主治：心脾虚，中风寒，舌强不能语言。

用法：上㕮咀，每服四钱，水一盏半，生姜七片，枣二枚，煎至七分，温服，不拘时候。治舌病，加荆沥煎服。恍惚者，加茯神、远志；骨节烦痛有热者，去附子，加秦艽一两。

按：此方转引自"诸风门·中风论治"。

烙肿法

凡舌肿，下必有噤虫，状如蝼蛄；或似卧蚕子，亦有头尾，其头少白，可烧铁烙，烙头上即消。此法属于外治法，如藏医学中的烙铁烙治法，现在仍颇具特色。

（四）齿病

《重辑严氏济生方·口齿门·齿论治》曰："夫齿乃骨之余气，骨乃肾之所主，呼吸之户门者也……且乎阳明大肠之脉入于齿，灌注于牙。"因而，齿病与肾关系密切，亦关乎阳明大肠之脉。所列方剂有牢牙散、莽草散、蟾酥散、香盐散、安肾丸、必胜散、驱毒饮、麝香散、朱粉散。

病因病机

关于齿病的病因病机，严用和指出："精气强则齿自坚，肾气衰则齿自豁……倘风寒壅热之气，郁滞心胸，冲发于口，则齿为之病矣。轻者为宣露，龈颊浮肿，甚则为疳蠚龋脱之证也。"

治则治法

关于齿病的治疗，严用和指出："肾气虚壅，齿痛宣露，当进补肾药。其诸随证，施以治法。"从下列方剂来看，实热者，治以疏风清热，或清热泻火，或清热凉血；虚热者，治以清虚热等。严用和治疗齿病，有多种用药剂型，有含漱液、搽剂、膏剂等；治疗方法灵活多样，有内服、含漱、催涎、外擦等。

主治方药

牢牙散

组成：全蝎（去毒）七个，细辛（洗净）三钱，草乌（去皮）二个，乳香（别研）二钱。

功效：祛风通络止痛。

主治：一切齿痛，不问久新。

用法：上为细末，每用少许擦患处；须臾，以温盐水盥漱。

按：此证属风邪壅滞，不论新发，或是久病，均可以此方煎汤漱口。

莽草散

组成：莽草、川升麻、柳枝、槐角子、鹤虱、地骨皮、藁本、槐白皮各等分。

功效：疏风清热。

主治：风壅热气上攻，齿龈浮肿；或连颊车疼痛，或宣露出血。

用法：上咬咀，每服一两，水一盏，入盐少许，煎至七分盏，去滓，热含冷吐之，日用三次。

蟾酥散

组成：蟾酥一字，生附子角二豆大，巴豆（去皮研）一枚，麝香少许。

功效：祛风止痛。

主治：牙痛不可忍。

用法：上件药都研令匀，蒸饼为丸，黍豆大。以新绵裹一丸咬之，有涎即吐之。

香盐散

组成：大香附子（炒令极黑）三钱，青盐（别研）半两。

功效：牢牙，去风冷。

主治：蛀齿宣露，一切齿疾。

用法：上为研末，和匀，用如常法。

安肾丸

组成：肉苁蓉（酒浸，焙）、桃仁（麸炒）、破故纸（炒）、白术、干山药（锉，炒）、石斛（去根）、白蒺藜（炒，去刺）、川乌（炮，去皮脐）、川萆薢、川巴戟（去心）各等分。

功效：清虚热止痛。

主治：虚热，牙齿浮肿疼痛。

用法：上为细末，炼蜜为丸，如梧桐子大。每服七十丸，空腹，盐汤下。

必胜散

组成：蒲黄、螺儿青等分。

功效：清热凉血。

主治：血热，齿衄。

用法：上为细末，每用少许，擦患处，少待，温盐水漱之。

按：此方亦见前所述"舌论治"。

驱毒饮

组成：屋游（即瓦屋上青苔，洗净）不拘多少。

功效：清热解毒。

主治：热毒上攻，宣露血出，齿龈肿痛不可忍者。

用法：上煎汤，澄清，入盐一小撮，放温，频频漱之。

麝香散

组成：枯白矾一两，黄丹（炒）一钱半，麝香一字。

功效：杀虫解毒。

主治：急疳，恶蚀内损。

用法：上为细末，研匀，干擦牙疳处，频上。

朱粉散

组成：枯白矾一两，干胭脂一钱半，轻粉半钱，麝香少许。

功效：清热解毒敛疮。

主治：治白口疮恶，及牙疳蚀。

用法：上研匀，油调，扫口疮，或干贴。

八、妇人病

　　严用和在《重辑严氏济生方·妇人门·妇人论治》中，首先阐明妇人"血盛气衰"的生理特点及病变特点，可谓至关重要。其曰："夫妇人乃众阴所集，常与湿居，贵乎血盛气衰者也。血盛气衰是谓从，从则百疾不生；血衰气盛是谓逆，逆者灾害至矣。且妇人嗜欲多于丈夫，生病倍于男子。及其病也，比之男子十倍难疗，尤不可不考。"其所述要点在于，妇人"血盛气衰"则百疾不生，若"血衰气盛"则灾害乃至。又因妇人嗜欲多于男子，故生病亦倍于男子。而且，妇人之病，较男子之病更为难治。因而，对妇人别立方剂，冀其"能推所自而调之，可谓尽善尽美矣"。以上论述中所言"气衰"，是相对于"血盛"而言，其实是指气机条畅，不逆乱之意。反之，气盛，是指气机壅滞盛满，如气滞、气郁、气结、气下。若妇人气机条畅，血充气畅，因而诸病不生；若妇人血气不充，或气血郁滞，则诸病丛生。妇人若嗜欲过多，则易发情志病证。例如，妇人若常抑郁忿怒，则易气滞、气逆，气滞则血瘀，气逆则血随之；气血运行失常，可致月经后期、痛经、闭经、经行吐衄、缺乳、癥瘕等。若常忧思而不解，则可能气结血滞，引起闭经、月经不调、脐腹疼痛等。

（一）血气病

　　《重辑严氏济生方·妇人门》曰："《内经》云：百病皆生于气。经有所谓七气，有所谓九气。喜、怒、忧、思、悲、恐、惊者，七气也。七情之外，益之以寒、热二证，而为九气也。气之为病，男子妇人皆有之，惟妇人血气为患尤甚。"严用和在此论中强调"惟妇人血气为患尤甚"，对于认识和防治妇人病可谓至关重要。其列出的治疗"血气为患"的方剂，有琥珀散、延胡索汤、三神丸、抑气散。

病因病机

关于血气病的病因病机，如前所述，严用和指出："惟妇人血气为患尤甚。"进而论述："盖人身血随气行，气一壅滞，则血与气并，或月事不调，心腹作痛；或月事将行，预先作痛；或月事已行，淋漓不断，心胀作痛；或连腰胁，或引背膂，上下攻刺，吐逆不食；甚则手足搐搦，状类惊痫；或作寒热，或为癥瘕，肌肉消瘦。非特不能受孕，久而不治，转而为瘵疾者多矣。"以上重在论述气机壅滞导致血行不畅，以致月经不调及妇人诸般杂证，总属"血气"为患所致。关于此病的预后转归，"非特不能受孕，久而不治，转而为瘵疾者多矣"。

治则治法

关于血气病的治疗，严用和指出：妇人"有如七癥、八瘕、九痛、十二带下、产褥，乃男子所无之证，此其生病倍于男子也。又况慈恋、爱憎、嫉妒、忧恚、抑郁不能自释，为病深固者，所以治疗十倍难于男子也。由是妇人别立方焉，倘能推所自而调之，可谓尽善尽美矣"。亦即，妇人之病较之男子之病，因其发病受情志因素影响更为明显，因而治疗也较为棘手。因而，治疗妇人病，除调理气血之外，还应根据其具体病证的病因病机，而采取相应的治疗方法。从所用方药来看，主要治法为行气活血、祛瘀止痛等。

主治方药

琥珀散

组成：牡丹皮、赤芍药、蓬莪术、荆三棱、刘寄奴、熟地黄、延胡索、当归、乌药、官桂、乌豆、生姜。

功效：行气活血化瘀。

主治：气滞血瘀所致妇人、室女月水凝滞，胁肋胀刺，脐腹疞痛不可忍，及恶露不下，血上攻心，迷闷不醒者。

用法：用温酒调服，进食前或空腹时服。

延胡索汤

组成：当归（去芦，酒浸，锉，炒）、延胡索（炒，去皮）、蒲黄（炒）、赤芍药、官桂（不见火）各半两，片姜黄（洗）、乳香、没药、木香（不见火）各三两，甘草（炙）二钱半。

功效：活血行气，祛瘀止痛。

主治：妇人室女，七情伤感，遂使血与气并，心腹作痛；或连腰胁，或引背膂，上下攻刺，甚作搐搦，经候不调。"但是一切血气疼痛，并可服之"。

用法：上㕮咀，每服四钱，水一盏半，生姜七片，煎至七分，去滓，食前温服。吐逆加半夏、橘红各半两。

三神丸

组成：橘红二两，延胡索（去皮，醋煮）一两，当归（去芦，酒浸锉，略炒）一两。

功效：行气活血止痛。

主治：血气相搏，腹中刺痛，痛引心端，经行涩少；或经事不调，以致疼痛。

用法：上为细末，酒煮米糊为丸，如梧桐子大。每服七十丸，加至一百丸，空心，艾汤送下，米饮亦得。

抑气散

组成：香附子（炒，净）四两，茯神（去木）一两，橘红二两，甘草（炙）一两。

功效：疏肝理气。

主治：妇人气盛于血，变生诸证，头晕膈满，皆可服之。

用法：上为末，每服二钱，食前，用沸汤调服。

（二）崩漏

《重辑严氏济生方·妇人门·崩漏论治》曰："崩漏之疾，本乎一证。轻者谓之漏下，甚者谓之崩中……漏下者，淋漓不断是也；崩中者，忽然暴下，乃漏证之甚者。其状或如豚肝，或成五色，与血俱下；又或如泔涕，如烂瓜汁；又或如豆羹汁，如靛蓝色；至有黑如干血相杂，亦有纯下瘀血者……久久不止，面黄肌瘦，虚烦口干，脐腹疼痛，吐逆不食，四肢虚困，甚则为胀为肿。"再"诊其脉，寸口脉弦而大……又尺寸脉虚"，为虚寒相搏，半产漏下之脉象。严用和指出，崩漏是"肝不能藏血于宫，宫不能传血于海"所致。所列方剂有镇宫丸、十灰丸、柏子仁汤、阳起石丸、加减四物汤。

病因病机

关于崩漏的病因病机，严用和指出："倘若将理失宜，喜怒不节，疲极过度，大伤于肝。盖肝为血之府库，喜怒劳役，一或伤之，肝不能藏血于宫，宫不能传血于海，所以崩中漏下……此皆冲任虚损，喜怒劳役之过，致伤于肝而然也。"严用和认为，女子崩中漏下皆归因于肝；喜怒不节，疲极过度，则肝气大伤；肝气虚则不能升发畅达，不能固摄冲任，导致冲任失固；或肝气实，或肝气郁滞，或血瘀致气血逆乱而血不归经；或热入血分，肝经受病；或五志化火，或外感风火，邪热入血，血热沸腾，藏血失职，疏泄太过，热迫血行，均可导致崩中、漏下。关于此病的预后转归，论曰："其脉为革，主半产漏下。又尺寸脉虚者漏血，漏血脉浮者不可治"。

治则治法

关于崩漏的治法，严用和指出："治之之法，调养冲任，镇注血海，血海温和，归于有用，内养百脉，外为月事，自无崩中漏下之患矣。"从所用方药来看，冲任虚损者，治宜温肾暖宫，化瘀止血；热迫血行者，治宜凉血止血。兼有肝气郁滞者，则配伍疏肝养血之品。

主治方药

镇宫丸

组成：代赭石（火煅，醋淬七次）、紫石英（火煅，醋淬七次）、禹余粮（火煅，醋淬七次）、香附子（醋炙）各二两，阳起石（煅红，细研）、川芎、鹿茸（燎去毛，醋蒸，焙）、茯神（去木）、阿胶（锉，蛤粉炒成珠子）、蒲黄（炒）、当归（去芦，酒浸）各一两，血竭（别研）半两。

功效：温肾暖宫，化瘀止血。

主治：妇人崩漏不止，或下五色，或赤白不定，或如豆汁，或状若豚肝，或下瘀血，脐腹疼痛，头晕眼花；久久不止，令人黄瘦，口干胸烦不食。

用法：上为细末，用艾煎醋汁，打糯米和丸，如梧桐子大。每服七十丸，空心，米饮下

十灰丸

组成：锦灰、黄绢灰、马尾灰、艾叶灰、藕节灰、莲蓬灰、油发灰、赤松皮灰、棕榈灰、蒲黄灰。

功效：凉血止血。

主治：崩中下血不止。

用法：上等分为细末，用醋煮糯米糊为丸，如梧桐子大。每服七十丸，加至一百丸，空心米饮下。

柏子仁汤

组成：当归（去芦，酒炒）、川芎、茯神（去木）、小草（即远志）、阿胶（锉，蛤粉炒成珠子）、鹿茸（燎去毛，酒蒸，焙）、柏子仁（炒）各一两，香附子（炒去毛）二两，川续断（酒浸）一两半，甘草（炙）半两。

功效：补冲任，益气血。

主治：崩中下血。"妇人忧思过度，劳伤心经，心主于血，心虚不能维

持诸经之血，亦能致崩中下血之患"。

用法：上㕮咀，每服四钱，水一盏半，姜五片，煎至七分，去滓，空心食前，温服。

阳起石丸

组成：阳起石（火煅红，别研，令极细）二两，鹿茸（去毛，醋炙）一两。

功效：补益冲任，暖宫止血。

主治：冲任不交，虚寒之极，崩中不止，变生他证。

用法：上为细末，醋煎艾汁，打糯米糊为丸，如梧桐子大。每服百丸，空心食前，米饮送下。

加减四物汤

组成：川当归（去芦，酒润，切，焙）一两，川芎一两，熟地黄（洗净）一两，白芍药一两，香附子（炒去毛）一两半。

功效：补益冲任，疏肝养血调经。

主治：室女二七天癸至，亦有当时未至而后至者，有卒然暴下淋漓不止，有若崩漏者，失血过多，变生诸证。

用法：上㕮咀，每服四钱，水一盏半，生姜五片，煎至七分，去滓，食前温服。"如血色鲜而不止者，去熟地黄，加生地黄煎"。

（三）带下病

《重辑严氏济生方·妇人门·带下论治》曰："巢氏《病源论》：妇人有三十六疾。所论三十六疾者，七癥、八瘕、九痛、十二带下是也。然所谓十二带下者，亦不显其症状，今人所患，惟赤白二带而已。"由此可见，赤带和白带为带下病的主要见证。若"诊其脉，右手尺脉浮，浮为阳，阳绝者无子，苦足冷带下也"。严用和认为，带下病是由于劳伤过度，冲任虚损，风冷居于胞络所致。所列方剂有白垩丸、白蔹丸、当归煎、卷柏丸。

病因病机

关于带下病的病因病机，严用和指出："推其所自，劳伤过度，冲任虚损，风冷居于胞络，此病所由生也。"因"妇人平居之时，血欲常多，气欲常少，方谓主气有原，百疾不生；倘若气倍于血，气倍生寒，血不化赤，遂成白带；气平血少，血少生热，血不化经，遂成赤带。寒热交并，则赤白俱下。有室女或产后虚损而有此疾者，皆令孕育不成，以致绝嗣"。如前所述，严用和认为，妇人"血盛气衰是谓从""血衰气盛是谓逆""血欲常多，气欲常少"。因而，妇人若气倍于血，则气机壅滞不畅，阳气郁滞，脾不升清，肾不封藏；脾阳虚则水失健运，致使水湿内停，流注下焦；肾气虚弱，精气不固，则下泄而为带下清稀；若气机顺畅，血不足则阴亏，阴虚生内热，热扰冲任，而为赤带。若寒热交错，则赤白带俱下。若室女或产后虚损，又有带下证候者，若不及时治疗，易致不孕不育，以致绝嗣。关于此病的预后转归，《重辑严氏济生方·妇人门·带下论治》曰："凡有是证，速宜治之。久而不治，令人面色黯黪，肌肉瘦瘠，腹胁胀满，攻刺疼痛；甚致足胫枯细，多苦逆冷，尪羸不能食。诊其脉，右手尺脉浮，浮为阳，阳绝者无子，苦足冷带下也。"

治则治法

关于带下病的治疗，严用和指出："凡有是证，速宜治之。"从下列方药来看，因脾肾不固所致白带者，宜补益脾肾，固涩止带；由于阴虚内热所致赤带者，宜滋阴清热止带；带下病见寒热错杂证者，治宜益气养血与清热燥湿兼施。

主治方药

白垩丸

组成：白垩（火煅）、禹余粮（煅，醋淬七次）、鳖甲（醋炙）、乌贼骨（醋炙）、当归（去芦，酒浸）、鹊巢灰、干姜（炮）、紫石英（火煅，醋淬七次）、附子（炮，去皮脐）、金毛狗脊（燎去毛）、川芎各一两，艾叶灰半两，鹿茸（燎去毛，切片，醋炙）一两，香附子（醋煮）二两。

功效：温肾补阳，燥湿止带。

主治：妇人白带，久而不止，面生䵟黵，绕脐疼痛，腰膝冷痛，产后白带，并宜服之。

用法：上为细末，醋煮糯米糊为丸，如梧桐子大。每服七十丸，空心，用温酒、米饮任下。

白蔹丸

组成：鹿茸（醋蒸，焙）二两，白蔹、金毛狗脊（燎去毛）各一两。

功效：补虚固冲，温肾止带。

主治：室女冲任虚寒，带下纯白。

用法：上为细末，用艾煎醋汁，打糯米糊为丸，如梧桐子大。每服五十丸，空心温酒下。

当归煎

组成：当归（去芦，酒浸）、赤芍药、牡蛎（火煅，取粉）、熟地黄（酒蒸，焙）、阿胶（锉，蛤粉炒成珠子）、白芍药、续断（酒浸）各一两，地榆半两。

功效：滋阴养血，清热止带。

主治：妇人室女赤带不止，腹内疼痛，四肢烦疼，不欲饮食，日渐羸瘦。

用法：上为细末，醋糊为丸，如梧桐子大。每服五十丸，空心米饮送下。

卷柏丸

组成：黄芪（去芦，蜜水炙）、熟地黄（洗）各一两半，卷柏（醋炙）、赤石脂（煅，醋淬七次）、鹿茸（醋炙）、白石脂、川芎、代赭石（煅，醋淬七次）、艾叶（醋炒）、桑寄生、鳖甲（醋炙）、当归（去芦，酒蒸，微炒）、地榆各一两，木香（不见火）、龙骨各半两，干姜（炮）三分。

功效：温肾养阴补血，清热燥湿止带。

主治：妇人室女，腹脏冷热相攻，心腹绞痛，腰痛腿痛，赤白带下，面色萎黄，四肢羸乏。

用法：上为末，醋煮糯米糊为丸，如梧桐子大。每服七十丸，空心食前，用米饮送下。

（四）恶阻

《重辑严氏济生方·妇人门·恶阻论治》曰："妊既受矣，多病恶阻。恶阻者，世谚所谓恶食是也……遂致心下愦闷，头晕眼花，四肢沉重懈怠，恶闻食气，喜食咸酸，多卧少起，甚则吐逆不自胜持。"严用和指出，此病因痰饮与气血相搏所致。所列方剂有参橘散、旋覆半夏汤、人参半夏丸、缩砂散。

病因病机

关于恶阻的病因病机，严用和认为，"此由妇人本虚，平时喜怒不节，当风取冷，中脘宿有痰饮；受妊经血既闭，饮血相搏，气不宣通"所致。亦即，妇人正气素虚，本有痰饮，受妊后血聚养胎，痰饮与气血相搏，气机不利，遂致恶阻。

治则治法

关于恶阻的治疗，严用和指出："治疗之法，顺气理血，豁痰导水，然后平安矣。"从下列方剂来看，治以健脾和胃、降逆止呕为主。脾胃虚寒者，则配伍温中、补虚、化湿之品。

主治方药

参橘散

组成：赤茯苓（去皮）、橘皮（去白）各一两，麦门冬（去心）、白术、川厚朴（姜汁制，炒）、人参、甘草（炙）各半两。

功效：健脾和胃，降逆止呕。

主治：妊娠三月，恶阻，吐逆不食，或心虚烦闷。

用法：上咬咀，每服四钱重，水一盏半，生姜七片，刮竹茹如指大，煎至七分，去滓，温服，不拘时候。

旋覆半夏汤

组成：旋覆花（去枝萼）、川芎、细辛（洗去土）、人参、甘草（炙）各半两，半夏（汤泡七次）、赤茯苓（去皮）、当归（去芦，酒浸）、干生姜、陈皮（去白）各一两。

功效：温中化湿，健脾和胃。

主治：妊娠恶阻病，心中愦闷，吐逆不食，恶闻食气，头晕，四肢百节烦痛，多卧少起。

用法：上咬咀，每服四钱，水一盏半，姜五片，煎至七分，去滓，温服，不拘时候。

人参半夏丸

组成：半夏（汤泡七次），人参，干、生姜各半两。

功效：温中补虚，和胃止呕。

主治：妊娠恶阻，病醋心，胸中冷，腹痛，吐逆不喜饮食。

用法：上为细末，以生地黄汁浸，蒸饼为丸，如梧桐子大。每服四十丸，用米饮送下，不拘时候。

缩砂散

组成：缩砂仁不拘多少。

功效：补虚降逆。

主治：妊娠胃虚气逆，呕吐不食。

用法：上为细末，每服二钱，入生姜自然汁少许，沸汤点服，不拘时候。

（五）子烦

《重辑严氏济生方·妇人门·子烦论治》曰："妊娠四月、六月，多苦烦闷。按，医经：四月受少阴君火以养精，六月受少阳相火以养气，所以如是。又有不拘此二月，而苦烦闷者。"此谓之子烦。所列方剂为麦门冬汤。

病因病机

妊娠子烦，是孕母"将理失宜，七情伤感，心惊胆怯而然也"。

治则治法

从下列麦门冬汤来看，严用和是以和中清热，治疗妊娠子烦。

治疗方药

麦门冬汤

组成：麦门冬（去心）、防风、白茯苓（去皮）各一两，人参半两。

功效：和中清热。

主治：妊娠子烦，心惊，胆怯，烦闷。

用法：上㕮咀，每服四钱，水一盏半，生姜五片，入淡竹叶十片，煎至八分，去滓，温服，不拘时候。

（六）滑胎

《重辑严氏济生方·妇人门·子烦论治》曰："怀妊十月，形体就成，八月合进瘦胎易产之药，今世多用枳壳散，非为不是。若胎气肥实，可以服之，况枳壳大能瘦胎。胎气本怯，岂宜又瘦之也？不若进救生散，安胎益气，令子紧小，无病易产，又且多稳当。"此论滑胎多与胎气怯弱有关，故治宜益气安胎，方用救生散。

救生散

组成：人参、诃子（煨，去核）、麦蘖（炒）、白术（锉，炒）、神曲

（炒）、橘红（炒）。

功效：益气安胎。

主治：胎元不固，易滑胎、小产者。

用法：上六味，等分，为细末。每服三钱，水一盏，煎至七分，空心食前温服。

（七）血瘕

《重辑严氏济生方·妇人门·血瘕论治》曰："瘕者，假也，假物成形，其结聚浮假，推移乃动。"血瘕"病作之时，令人心胁攻刺，小腹痛重，或腰背互相引而痛，久而不消，令人黄瘦羸弱，遂致绝产。诊其脉弦急大者生，虚小弱者死不治"。严用和指出，此病多因脏腑虚弱，感受风冷，与气血相结而成。治疗所用方剂，包括琥珀丸、三棱煎丸、通经丸、六合汤、当归丸。

病因病机

关于血瘕的病因病机，严用和指出："此无他，皆由饮食不节，寒温不调，气血劳伤，脏腑虚弱，受于风冷，与气血相结而成也。"又曰："惟妇人血瘕为病，异于丈夫。其所以异者，非独关于饮食不节而已，多因产后劳动太早，喜怒不调，脏虚受寒；或月水往来，取凉过度，恶血不散，遇寒搏之，寒搏则凝，皆能成血瘕也。"

关于血瘕的预后转归，论曰："久而不消，令人黄瘦羸弱，遂致绝。诊其脉弦急大者生，虚小弱者死不治。"

治则治法

关于血瘕的治疗，从下列方剂来看，重在温里散寒、活血行瘀、消积止痛。

主治方药

琥珀丸

组成：琥珀（别研）、白芍药、川乌（炮，去皮）、川牛膝（去芦，酒浸）、鳖甲（醋炙）、蓬莪术（炮）、当归（去芦，酒浸）、紫厚朴（姜制炒）各一两，木香（不见火）、泽兰叶、官桂（不见火）各半两，麝香（别研）半钱。

功效：活血化瘀消积。

主治：妇人血瘕，腹中有块攻刺，小腹痛重；或腰背相引而痛，久而不治，黄瘦羸乏。

用法：上为细末，酒糊为丸，如梧桐子大。每服七十丸，空心温酒、米饮任下。

三棱煎丸

组成：京三棱、莪术各二两，芫花半两，青皮（去瓤净）一两半。

功效：理气破血消瘕。

主治：妇人室女血瘕，月经不调，脐下坚结，大如杯升。"久而不治，必成血蛊"。

用法：上锉如豆大，用好醋一升，煮干，焙为细末，醋糊为丸如梧桐子大。每服五十丸，食前，用淡醋汤吞下。

通经丸

组成：当归（去芦，酒浸）、蓬术、桂心（不见火）、青皮（去白）、大黄（炮）、干姜（炮）、桃仁（去皮尖）、干漆（炒令烟尽）、红花、川椒（去目及闭口者，微炒，放地上密盖，出汗）各一钱。

功效：理气活血，调经消瘕。

主治：室女月经不通，脐下坚结，大如杯。"发则寒热往来，此名血瘕"。

用法：上十味为末，将一半用醋煮熬成膏，一半入鸡子清同捣匀，丸如桐子大。每服二十丸，空心，淡醋汤下。

六合汤

组成：当归（去芦，酒浸）、白芍药、官桂（去皮）、熟地黄（洗）、川芎、莪术（炮）各等分。

功效：通经活络。

主治：妇室经事不行，腹中结块疼痛，腰痛腿痛。

用法：上咬咀，每服四钱，水一盏，煎至七分，去滓，空心温服。

当归丸

组成：当归、赤芍药、川芎、熟地黄、黄芪、京三棱各半两，神曲、百草霜各二钱半。

功效：疏肝，理气，活血。

主治：妇人月经不调，血积证。

用法：上为细末，酒糊为丸，梧桐子大。水下三十丸，食前服。

（八）妇人室女瘈疭

《重辑严氏济生方·妇人门·妇室瘈疭论治》曰："妇人室女，有生平无病者，一旦忽感手足瘈疭之证，痰涎壅塞，精神昏聩，不省人事，医者往往作痫证治之，非也。"严用和指出，瘈疭与妇人血虚血实及七情所感而生寒热有关，主病在肝。所列方剂有白薇丸、泽兰丸。

病因病机

关于女子瘈疭的病因病机，严用和指出："殊不知妇室以肝气为主，盖肝乃血之府库，肝既受病，经候衍期，或多或少，或闭断不通，肝宫堰塞，随气虚实而生病焉。妇人多由血虚，七情所感而生风；女子血实，七情所感而生热，邪乘四末，是以卒然手足瘈疭，状类痫证也。"亦即，女子以肝为先天，肝藏血；肝既受病，时值经期，月经病的相关证候也会掺杂其中，或多或少，或闭断不通，肝经壅塞，随气虚实而出现有类痫证之搐搦。

治则治法

关于搐搦的治疗，严用和指出："治疗之法，先宜多进苏合香丸，温酒化服以快其气；候其苏醒，亟用调经之法，塞者通之，通者调之，虚者与之，实者取之。妇人宜服白薇丸，女子宜服泽兰丸，多服以病退为期也。"从所用的方药来看，治疗以疏肝活络、活血化瘀为主。

主治方药

白薇丸

组成：白薇、紫石英（火煅，醋淬七次）、琥珀（别研）、白芍药、桂心（不见火）、川续断（酒浸）、防风（去芦）、山茱萸（取肉）、当归（去芦，酒浸）、柏子仁（炒）、川乌（炮，去皮尖）、牡丹皮（去木）各一两，木香（不见火）半两，麝香（别研）半钱。

功效：活血通络，强筋壮骨。

主治：女子手足搐搦。

用法：上为细末，生姜自然汁打米糊为丸，如梧桐子大。每服七十丸，空心食前，温酒、米饮任下。

泽兰丸

组成：当归（去芦，酒浸）、泽兰叶、琥珀（别研）、羚羊角（别镑，研）、防风（去芦）、牡丹皮（去木）各一两，麝香（别研）半钱，安息香（酒煮，去砂石）半钱，生地黄、赤芍药各半两，铁粉半两，橘红五钱。

功效：疏肝活血化瘀。

主治：手足搐搦。

用法：上为细末，炼蜜为丸，如梧桐子大。每服七十丸，空心食前，温酒、米饮任下。

按：肝为血之府库，肝藏血，此证因女子七情感伤，郁而生热，肝热生风，邪乘四末，而发为手足搐搦，状类痫证，除此外，还伴有月经愆期、月经量或多或少，或者闭经等。

（九）产后杂病

产后杂病，指产妇在产褥期内发生与分娩或产褥有关的疾病，如胎衣不下、产后发热、乳汁不通等。《重辑严氏济生方·妇人门·产后杂病论治》中，产后杂病包括虚、实两类。所列方剂有黑龙丹、当归羊肉汤、猪腰子粥、芎归汤、漏芦散、钟乳粉散。

病因病机

产后杂病的病因病机，主要体现在虚、实两个方面。虚者，产后气血大伤，百脉空虚。实者，因产后余血、浊液未尽而瘀血内阻。此外，产后百脉空虚，腠理不固，如摄生不慎，易为外感六淫，或饮食、房劳所伤，变生产后诸疾。

治则治法

关于产后杂病的治疗，从所用方药来看，治以温补气血为主，兼以理气活血、养血活血、通络下乳等。总之，产后亡血伤津、元气受损、瘀血内阻，必然多虚多瘀，但也不可妄补蛮补。当基于病因病机进行辨证施治。如虚则宜补，实则宜攻，寒则宜温，热则宜清，勿犯虚虚实实之戒。

主治方药

黑龙丹

组成：五灵脂、当归（去芦，酒浸）、生地黄、川芎、高良姜（锉）各一两。

功效：理气活血，引热下行。

主治：妊娠临产难生，或胎衣不下，产后血晕，不省人事，状如中风；血崩，恶露不止，腹中刺痛，血滞浮肿；血入心经，语言颠倒，如见鬼神；血风相搏，身热头痛，或类疟状。"胎前产后，一切危急狼狈垂死。以此药灌三四丸，无不救活者"。

用法：上细锉，入砂锅内，纸筋盐泥固济，炭火煅通红，候火灭，冷取出，细研，入后药：百草霜五两，乳香、生硫黄、琥珀、花蕊石各一钱。上五味，并研细末，同前药和匀，米醋煮面糊为丸，如弹子大。要服用火煅药通红，投入生姜自然汁浸淬之，以无灰酒并合童子小便顿服，"神效不可尽述"。

当归羊肉汤

组成：当归（去芦，酒浸）、人参各七钱，黄芪（去芦）一两，生姜半两。

功效：补益气血。

主治：产后发热，自汗，肢体痛，名曰褥劳。

用法：上㕮咀，用羊肉一斤，煮清汁五大盏，去肉入前药煎四盏，去滓，作六七服，早晚三四服。收汗，止头痛。

猪腰子粥

组成：猪腰子一只。

功效：补虚养脏。

主治：产后褥劳发热。

用法：上去白膜，切作柳叶片，少盐酒拌之；先用粳米一合，入葱椒煮粥，盐醋调和；将腰子铺碗底，用热粥盖之，如作盦生粥状吃之，每日空心作粥极妙。

芎归汤

组成：川芎、当归（去芦，酒浸）。

功效：养血活血。

主治：大产小产。

用法：上等分，㕮咀，每服三钱，水一盏半，煎至七分，去滓，温服，不拘时候。如"腹中刺痛，加白芍药；口干烦渴，加乌梅、麦门冬；发寒热，加干姜、白芍药；水停心下，微呕逆，加茯苓、生姜；虚烦不得眠，加人参、竹叶；大便秘涩，加熟地黄、橘红、杏仁；小便不利，加车前子；腹胁膨胀，加厚朴；血崩不止，加香附子；咳嗽痰多，加紫菀、半夏、生姜；腰痛脚痛，加牛膝；心下疼痛，加延胡索；恶血不下，腰腹重痛，加牡丹皮"。

漏芦散

组成：漏芦二两半，蛇蜕（炙）十条，瓜蒌（急火烧存性）十个。

功效：通络下乳。

主治：乳妇气脉壅塞，乳汁不行。

用法：上作细末，每服二钱，温酒调下，不拘时候，仍吃热养助之。

钟乳粉散

组成：成炼钟乳粉（即石钟乳）。

功效：扶阳补虚。

主治：乳妇气少血衰，脉涩不行，乳汁绝少。

用法：上细罗，每服二钱，浓煎漏芦汤调下，不拘时候。

（十）求子

《重辑严氏济生方·妇人门·求子论治》曰："若夫受形之易者，男女必当其年。男子二八，精气溢泻，必三十而娶；女子二七，天癸至，必二十而嫁。欲其二气充实，然后交合而孕，孕而育，育而寿。"严用和在此论中，强调了适时婚嫁的重要性。所列方剂有抑气散、紫石英丸、阳起石丸。

病因病机

关于不孕不育的病因病机，严用和指出："倘若婚嫁不时，真气早泄，未完而伤，是以交而不孕，孕而不育，育而不寿者多矣！以之观之，男女婚姻，贵乎及时。夫妇贵乎强壮，则易于受形也。且父少母老，生女必羸；母壮父衰，生男必弱，诚有斯理。或男子真精气不浓，妇女血衰而气旺，是谓夫病妇疹，皆使人无子。"亦即，由于过早婚嫁，男女精血过早损伤，则导致不孕不育。父精母血是胎儿孕育的基础，父母气血是否充足，不仅关乎能否受孕，且与子女体质有密切关系。

治则治法

关于求子之法，务必审证求因。严用和指出："女子当养血抑气，以减喜怒；男子益肾生精，以节嗜欲。依方调治，阴阳和平，则妇人乐有子矣。"从所用方药来看，主要治法为补命门，壮元阳；或温补气血，散寒通络等。

主治方药

抑气散

组成：香附子（炒，杵净，四两），茯神（去根）、甘草（炙）各一两。

功效：理气安神。

主治：妇人气盛于血，所以无子。寻常头晕膈满，体痛怔忡，皆可服之。"香附子乃妇人之仙药，不可谓其耗气而不服"。

用法：上为细末，每服二钱，食前用沸汤调服，仍兼进紫石英丸。

紫石英丸

组成：紫石英（煅，醋淬七次）、禹余粮（火煅，醋淬七次）各二两，熟地黄、紫葳、辛夷仁、桂心（不见火）、卷柏叶（醋炙）、牡蒙（即牡荆子）、川续断（酒浸）、石斛（去根）、柏子仁（炒，别研）、川乌（炮，去皮）、川牛膝（炒，酒浸）、川芎（去芦，酒浸）、乌贼鱼骨（醋炙）、当归（去芦，酒浸）、牡丹皮（去木）、甘草（炙）各一两，桑寄生、山药（锉，炒）、食茱萸（炒）、细辛（洗去土叶）、干姜（炮）、人参、厚朴（姜汁制，炒）各半两，天门冬（洗，去心）一两半。

功效：温肾补血，散寒通络。

主治：妇人血弱，子脏风冷凝滞，令人少子。

用法：上为细末，炼蜜为丸，如梧桐子大。每服七十丸，加至一百丸，空心食前，用温米饮任下。恶寒者，用醋糊为丸亦佳。

阳起石丸

组成：阳起石（火煅红，研极细）、鹿茸（酒蒸，焙）、韭子（炒）、菟丝子（水淘净，酒浸，别研细末）、天雄（炮，去皮）、肉苁蓉（酒浸）各一两，覆盆子（酒浸）、石斛（去根）、桑寄生、沉香（别研）、原蚕蛾（酒炙）、五味子各半两。

功效：补命门，壮元阳。

主治：丈夫真精气不浓，不能施化，是以无子。

用法：上为细末，酒煮糯米糊为丸，如梧桐子大。每服七十丸，空心，盐汤、盐酒任下。

严用和

后世影响

一、历代评价

宋代江万在为《严氏济生方》所作序言中，对严用和予以高度评价。称"吾邦庐阜之产，不特多大儒名士，以医知名，正自倾动，每数千里赴人急，诸公贵人，尽礼请延以上客，四方曾莫敢鹰行，望尘靡驰，盖刘严是也。刘开，字立之；严用和，字子礼，严由刘教，名誉正等，而心思挺出，顿悟捷得，众谓严殆过其师也"。关于《严氏济生方》的编撰，江万在《严氏济生方·江序》中说道："是以生平所处疗，而沉思得要者，论著为方，欲传之世，曰济生方。"

清代吴澄也高度赞扬严用和处方用药简要精当。如《古今通变仁寿方·序》曰："世之医科不一，惟有所传授，得之尝试者多验，予最嘉《严氏济生方》之药，不泛不繁，用之辄有功。盖严师于刘，其方乃平日所尝试而验者也。则澄盖甚重此书矣。"

《四库全书总目提要·子部》对严用和的医论、用药均给予高度评价。谓"书中议论平正，条分缕析，往往深中肯綮。如论补益，云药惟平补柔而不僭，专而不杂，间有药用群队，必使刚柔相济，佐使合宜。又云：用药在乎稳重。论咳嗽云：今人治嗽，喜用伤脾之剂，服之未见其效，谷气先有所损。论吐衄云：寒凉之剂，不宜过进。诸方备列，参而用之。盖其用药主于小心畏慎，虽不善学之，亦可以模棱贻误。然用药谨严，固可与张从正、刘完素诸家互相调剂云"。

刘祖贻等评价：严用和在医学理论上尊崇《内经》《难经》《伤寒论》《诸病源候论》之说，其中尤重《内经》，披阅其书，其论大多为"《素问》

云"或"医经说"开头。不过，严用和尊经，却不为其所缚，每与个人的实践相结合，因而又自成一家之说。严用和制方选药，力求简洁平稳，切实有效；凡《金匮》《千金》《外台》《局方》中公认有效的方子，复经自己验证，则原方收录或化裁后收录。其工作不能不说是浩繁复杂，困难重重，但严用和初衷不改，矢志不渝，历经 30 余年，终于为后人留下一部查索方便、实效卓著的方书。

程昭寰等评价《严氏济生方》说："严氏的治学方法是：继承前人学术经验，师古而不泥古。注重实践，讲究实际，尊重科学，摒弃唯心邪说。其主要学术成就在于：重视脏腑辨证，详究脉因证治，强调脾肾作用，提出'补脾不如补肾'之说，气道贵乎通顺。对一些疾病有独到辨证论治经验，在方剂和用药上有其特点，如删繁就简，由博返约，广集单方验方，符合简便廉验。"

二、后世发挥

严用和在脏腑辨证、脾肾学说和制方用药等方面都卓有建树，对后世中医学术的发展产生了多方面的深远影响。其所提出的"补脾不如补肾"之说，在临床上很有指导意义；其重视脾肾的思想，促进了后世命门学说的完善和温补学派的形成；其所创制的新方和化裁的效方，为后世医家所广泛使用。后世医家在此基础上，对严用和学术思想也多有发挥与发展。

（一）治法方面的发挥

1. 温补肾阳

严用和既强调脾胃宜冲和，同时也很注重肾中真火，并提出"补脾不如补肾"的著名论断。严用和"补脾不如补肾"的观点，虽然意在强调温补肾命真火的重要性，并无厚肾薄脾之意，但其重视肾命真火的思想是显而易见的。如其所云："肾者，精之所藏；肾气实则精气上通，闻五音而聪矣。"此外，严用和还指出，肾命藏"真阳""坎火"，具有温中焦、暖四肢、充阳气的作用。这些观点对后世命门学说的发展起到了承前启后的作用。

温补学派的代表医家薛己，治病主张补本扶元，临证常用八味丸、六味丸直补真阴、真阳；还常配合使用补中益气汤、六君子汤、归脾汤等方，以脾肾并用，滋补化源。温补学派的名家赵献可，同样主张肾间命门之说，提出命门为人一身之主，命门之水火即人之阴阳。其主张以"养火"为主，认为"命门为人身之君，养生者既不知撙节，致戕此火，以至于病。治病者复不知培养此火，反用寒凉以贼之，安望其生"？其更加强调脾胃无命火温煦则不能蒸腐水谷。临证中，赵献可惯用六味丸为主，以"壮水之主，以制阳光"，用八味丸温补肾命真火。由此可见，赵献可的学术观点，基本上是严用和补肾论的拓展。

张景岳在前贤基础上，进一步发展了温补理论。其继承严用和等医家的学术思想，并独树一帜，主张"人生之气，以阳为主，难得而易失者惟阳，既失难复者亦惟阳"，对严用和重视肾命真火的理论多有发挥，将真阴、真阳归根于并具水火之命门。张景岳主张临证以温补为主，如其在阐述严用和的济生肾气丸时，论及"惟下焦之真气得行，始能传化，真水得位，始能分清，必峻补命门，使气复其元，则五脏皆安"。(《景岳全书·杂证谟·肿胀》)

2.治痰顺气

严用和提出"人之气道贵乎顺"，主张治病应以"顺气为先"。其处方用药，多配伍味辛性温、能透达气机的理气调气药以增强疗效。尤其是严用和的"人之气道贵乎顺，顺则津液流通，决无痰饮之患"观点，对其后痰饮病的诊治产生了深刻的影响。如《丹溪心法·卷二·痰十三》引其所论："人之气道贵乎顺，顺则津液流通，决无痰饮之患，调摄失宜，气道闭塞，水饮停于胸腑，结而成痰。"阐发了痰证、郁证的共同病机。《丹溪心法·卷三·六郁》曰："气血冲和，百病不生，一有怫郁，诸病生焉。故人身诸病，多生于郁。"指出郁证以气郁为本，多因气郁而变生诸病。《局方发挥》也论及"气郁为湿痰""自气成积，自积成痰，变生百病"等。以上所论，均是对"气道贵乎顺"及重视气机在津液输布排泄中作用的思想发挥。

此外，严用和在二陈汤基础上加枳实、胆南星创制的导痰汤，也成为治痰效方，被历代医家所运用。

3. 消积推荡

严用和在《重辑严氏济生方·癥瘕积聚门》中，提到治积滞宜用推荡法。如其所云："夫积者，伤滞也。伤滞之久，停留不化，则成积矣……当是之时，法宜推荡，然后助养脾胃。所谓推荡者，更宜斟量人之虚实，伤滞之轻重而推荡之。"从其用药来看，凡推荡之品多有行气消滞活血化痰之功。

薛雪针对气滞痰凝、为噎为隔的病机，提出的渐磨运荡之法，基本秉承了严用和的理念，临证中选取行气导滞、化痰散结之品组方。如治疗噎膈，薛雪用郁金汁、檀香汁、川贝、瓜蒌皮、制半夏、沉香汁、枳实汁、块茯苓。其所用郁金、檀香、沉香、枳实，皆是行气开郁之品。特别是沉香质重而性善沉降，枳实亦有"冲墙倒壁"之功，川贝、瓜蒌、半夏皆是化痰散结之必用之药，茯苓健脾以杜生痰之源。这4味药与行气药相伍，用于气滞痰凝之证最为恰当。此方之煎服，采用磨汁与煎煮相结合的煎服方法，颇具特色。磨汁，药味浓厚，力专效速；但稍微煎煮，则不仅能使各药之药性和合，同时也减轻了行气之品的峻烈之性，以取其缓缓斡旋，不致过攻过补之意。

（二）方剂的传承运用

唐宋时期，方书盛行，方论浩繁。《备急千金要方》载方 5300 余首，《外台秘要》《太平圣惠方》逐次递增，至《圣济总录》竟达 2 万余首，使临床医家大有无所适从之感。严用和结合自己的临证经验，选方虽仅 500 余首，但均切合实用，便于掌握。如其所创制的归脾汤、济生肾气丸、济生橘核丸、清脾散等方，至今仍为医家所喜用。《严氏济生方》的出现，在一定程度上，纠正了宋代用方药味繁多、方药庞杂的倾向，起到了由博返约的作用。

此外，在《严氏济生方》中，几乎有论必有方。如《严氏济生方》的"论治"和《严氏济生续方》的"评治"部分，阐述相当精要，议论亦多平正可取。以"水肿门"为例：严用和认为，水肿之发病当责之脾肾。如其所言，"肾能摄水、脾能舍水；肾水不流，脾舍堙塞，是以上为喘呼咳嗽，下为足膝肤肿、面浮、腹胀、小便不利"。其在"论治"中，提出水肿与蛊胀的鉴别，阴水与阳水在证治上的不同。关于水肿病的治疗，严用和首先提出"先实脾土"（健脾）"次温肾水"（温肾）。这种治疗思路，迄今仍为不少业医者所遵循，而其所拟制的水肿治疗方剂，如实脾散（后世多有改名为"实脾饮"者）、疏凿饮子、加味肾气丸（后世易名为"济生肾气丸"）等，亦为当代治疗肾炎等现代疾病所常用。

由于严用和拟方、选方注重实效，故能够经受长期临床实践的检验。其中，著名方剂，如归脾汤（主治思虑过度，劳伤心脾，健忘怔忡）、稀涎散（主治风涎不下，咳中作声，状如牵锯）、清脾汤（后世名"清脾饮"，主治瘴疟）、鳖甲饮子（主治疟母）、桔梗汤（主治肺痈）、导痰汤（主治痰厥）、猪肚丸（主治消渴）、小蓟饮子（主治下焦结热血淋）、乌梅丸（主治热留肠胃，下痢纯血、脐腹痛等。此方与《伤寒论》乌梅丸同名，药物组成与主治病证均不同）、辛夷散（主治鼻渊）、清魂散（主治产后血晕）等，皆为后世医家所广泛运用。这些方剂，均为严用和精心创制，并首先予以应用，比较充分地体现出严用和学术经验的特色。自宋迄今的多种医书，特别是方书中，多有引录。明、清及现代的医案、医话著作，亦多有运用上述方剂的记载。如《医方类聚》《普济方》《古今图书集成·医部全录》《汤头歌诀》《医方集解》《医方考》《成方切用》等历代医书、方书、方论著作等，对严用和《严氏济生方》《严氏济生续方》的主要内容和方剂多有转引。严用和创制的方剂，是中医方剂宝库中的珍贵财富，《严氏济生方》的刊行，对其后的方书影响深远。另一方面，《严氏济生方》中的方剂，因此得以在很多书籍中以原貌留存。

严用和创制的大量方剂，除前文中提到的外，其他方剂也得到后世医家的广泛关注与临床运用。其中对后世影响较大的有疏凿饮子、归脾汤、济生肾气丸、十补丸、橘核丸、当归饮子、导痰汤等，至今仍是临证者常用方剂。现将部分方剂详述如下。

1. 疏凿饮子

疏凿饮子，见于《重辑严氏济生方·水肿门·水肿论治》。主治水气，通身洪肿，喘呼气急，烦躁多渴，大小便不利，服热药不得者。后世对此方多有阐释与发挥。

明代吴崑《医方考·卷之四·水肿门》曰："遍身水肿，则外而肌肤，无一而不病矣。喘呼气急，烦渴，大小不利，则内而三焦，无一而不病矣。羌活、秦艽，疏表之药也，水邪之在表者，得之由汗而泄。泽泻、木通、腹皮、苓皮，渗利之药也，水邪之在里者，得之由溺而泄。商陆、槟榔，攻水之药也，水邪之壅塞者，得之由后而泄。赤小豆、椒目，燥湿之品也，水气之蒸溽者，得之以燥而竭。随在而分其势，病其不衰去乎。"

清代汪昂《医方集解·利湿之剂》曰："此足太阳、手太阴药也。外而一身尽肿，内而口渴便秘，是上下表里俱病也。羌活、秦艽解表疏风，使湿以风胜，邪由汗出，而升之于上；腹皮、苓皮、姜皮辛散淡渗，所以行水于皮肤；商陆、槟榔、椒目、赤小豆去胀攻坚，所以行水于腹里；木通泻心肺之水，达于小肠；泽泻泻脾肾之水，通于膀胱。上下内外分消其势，亦疏江凿河之意也。"

清代吴谦《医宗金鉴·删补名医方论·卷五》曰：此方"以商陆为君，专行诸水。佐羌活、秦艽、腹皮、苓皮、姜皮行在表之水，从皮肤而散，佐槟榔、赤豆、椒目、泽泻、木通，行在里之水，从二便而出，上下、内外，分消其势，亦犹神禹疏凿江河之意也"。

2. 归脾汤

归脾汤，出自《重辑严氏济生方·惊悸怔忡健忘门·健忘论治》。主治思虑过度，劳伤心脾，健忘、怔忡者。后世亦多有研究。

明代薛己所著《校注》《正体类要》等书中，直接引用归脾汤。书中应用归脾汤的例子比比皆是。如："用济生归脾汤加逍遥散、补中益气汤调治""用济生归脾、十全大补二汤间服而愈""遂以济生归脾汤""佐以济生归脾汤"等。《保婴撮要·卷十八》载有"济生归脾汤"。《口齿类要·附方并注》载有归脾汤，并以小字注明"一名济生归脾汤"等。

清代罗东逸《名医方论·卷一》曰："方中龙眼、枣仁、当归，所以补心也。参、芪、术、草，所以补脾也。立斋加远志，又以肾药之通乎心者补之，是两经兼肾合治矣。而特名归脾也，夫心藏神，其用为思；脾藏智，其出为意：是神智思意，火土合德者也。心以经营之久而伤，脾以意虑之郁而伤。则母病传诸子，子又能令母虚，所必然也。其症则怔忡、怵惕、烦躁之征见于心；饮食倦息、不能运思、手足无力、耳目昏眊之征见于脾。故脾阳虚不运，心肾必不交，彼黄婆者；若不为之媒合，则己不能摄肾归心，而心阴何所赖以养？此取坎填离者，所以必归之脾也。其药一滋心阴，一养脾阳，取乎健者，以壮子益母。然恐脾郁之久，伤之特甚，故有取木香之辛且散者，以闿气醒脾，使能急通脾气，以上行心阴。脾之所归，正在斯耳！"

清代汪昂《医方集解·补养剂》曰："此手少阴，足太阴药也。血不归脾则妄行。参、术、黄芪、甘草之甘温，所以补脾；茯神、远志、枣仁、龙眼之甘温酸苦，所以补心，心者脾之母也。当归滋阴而养血，木香行气而舒脾。既以行血中之滞，又以助参、芪而补气。气壮则能摄血，血自归经，而诸证悉除矣。"

3. 济生肾气丸

济生肾气丸，原名为加味肾气丸，见于《重辑严氏济生方·水肿门·水肿论治》。由金匮肾气丸加车前子、牛膝而成。主治汗虚腰重脚重，小便不利。后世将济生肾气丸作为治疗肾阳不足兼水湿内停之水肿的常用方剂。

清代汪昂《医方集解·利湿之剂》曰："此足太阴、少阴药也。土为万物之母，脾虚则土不能制水而洋溢；水为万物之源，肾虚则水不安其位而妄行，以致泛滥皮肤肢体之间。因而攻之，虚虚之祸，不待言矣。桂附八味丸滋真阴而能行水，补命火因以强脾，加车前利小便，则不走气，加牛膝益肝肾，借以下行，故使水道通而肿胀已，又无损于真元也。"

清代张璐《张氏医通·卷十六·祖方》曰："此本《金匮》肾气方中诸药，各减过半，惟桂、苓二味仍照原方，为宣布五阳、开发阴邪之专药。更加牛膝、车前，为太阳、厥阴之向导。以肝为风木之脏，凡走是经之药，性皆上升；独牛膝通津利窍，下走至阴；车前虽行津液之府，而不伤犯正气，故《济生方》用之。"张璐在此指出，济生肾气丸重在温肾利水，故脾阳虚之水肿或肾阳虚衰而无水湿者，不宜服用。

济生肾气丸在现代中医临床应用广泛，常用于治疗慢性肾炎、肝硬化、醛固酮增多症等辨证属肾阳不足水湿泛溢、水肿尿少者。

4. 实脾散

实脾散，见于《重辑严氏济生方·水肿门·水肿论治》。主治脾阳虚，脾失健运，脾不制水，水湿内停之阴水。

明代吴崑《医方考·水肿门》曰："脾胃虚寒，不能制水，则水妄行，故肢体浮肿。以无郁热，故口不渴而大小皆利。是方也，用白术、茯苓、甘草之甘温者，补其虚；用干姜、附子之辛热者，温其寒；用木香、草果之辛温者，行其滞；用厚朴、腹子之下气者，攻其邪；用木瓜之酸温者，抑其所不胜。名曰实脾者，实土以防水也。虽其药味不皆实土，然能去其邪，乃所以使脾气之自实也。"

明代张景岳《景岳全书·卷之二十二·肿胀》曰："水肿本因脾虚不能制水，水渍妄行，当以参、术补脾，使脾气得实，则自健运而水自行。大抵只宜补中行湿利小便，切不可下。但用二陈加人参、苍白术为主，或佐以黄芩、麦冬、炒栀子以制肝木。若腹胀，少佐浓朴；气不运，加木香、木通；气若陷下，加升麻、柴胡提之。必须补中行湿，加升提之药，能使大便润，小便长。又曰：诸家治水肿，只知导湿利小便，执此一途。用诸去水之药，往往多死；又用导水丸、舟车丸、神佑丸之类大下之，此速死之兆。盖脾气虚极而肿，愈下愈虚，虽劫目前之快，而阴损正气，祸不旋踵。大法只宜补中宫为主，看所夹加减，不尔则死，当以严氏实脾散加减。要知从治、塞因塞用之理，然后可以语水肿之治耳。"

清代汪昂《医方集解·利湿之剂》曰："此足太阴药也。脾虚，故以白术、苓、草补之。脾寒，故以姜、附、草蔻温之；脾湿，故以大腹、茯苓利之；脾满，故以木香、厚朴导之。然土之不足，由于木之有余。木瓜酸温，能于土中泻木，兼能行水，与木香同为平肝之品，使木不克土而肝和，则土能治水而脾实矣。经曰：湿胜则地泥，泻水正所以实土也。"

清代吴谦《医宗金鉴·删补名医方论·卷五》曰："脾胃虚则不能制水，

水妄行肌表，故身重浮肿。用白术、甘草、生姜、大枣，以实脾胃之虚也。脾胃寒，则中寒不能化水，水停肠胃，故懒食不渴，二便不实。用姜、附、草果，以温脾胃之寒；更佐大腹、茯苓、厚朴、木香、木瓜者，以导水利气。盖气者水之母也，土者水之防也。气行则水行，土实则水治，故名曰实脾也。然此方导水利气之力有余，阴水寒胜而气不虚者，固所宜也。若气少声微，则必以理中加附子，数倍茯苓以君之，温补元气以行水为万当也。"

清代张秉成《成方便读·卷之三》曰："夫水有阴阳，治宜各别。阳水者，其人素禀阳盛，或酒饮蓄聚，或湿热蕴留，久则脾胃日虚，不能运化，或发于内，或溢于外，为肿为胀，所由来也。阴水者，纯是阳虚土败，土不制水而然。经云：湿胜则地泥，故脾旺则运化行而清浊分。其清者，为气为血为津为液；浊者，则为汗为溺，而分消矣，则知治水当以实脾为首务也。白术、甘草补脾之正药，然非姜、附之大辛大热助火生土，何以建其温补健运之功。而后腹皮、茯苓之行水，厚朴、木香之快气，各奏厥功。草豆蔻芳香而燥，治太阴独胜之寒，宣木瓜酸涩而温，疏脾土不平之木，祛邪匡正，标本得宜耳。"

5. 当归饮子

当归饮子，见于《重辑严氏济生方·疥癣门·疮疥论治》。主治心血凝滞，内蕴风热，皮肤遍身疮疥，或肿，或痒，或脓水浸淫，或发赤疹者。自严用和的《严氏济生方》问世并流传，众多方论及外科专著，每论及瘾疹、疥、癣或血风疮，多提及此方，有不少医家阐述其临床运用心得。

元代危亦林《世医得效方》所载"增益四物汤"，治一切恶疮。川芎、当归、地黄、甘草、芍药、防风、荆芥、凤尾草，上锉散，每服三大钱，水一盏半煎服……与当归饮子相类同治外科疮疾，因名"增益四物汤"，也可视为当归饮子的一种变化。

明代薛己《女科撮要·血风疮》曰："妇人血风疮，因肝脾二经风热郁火血燥所致。其外证，身发疙瘩……其内证，月经无定……若发热发痛，乃肝经风热血燥，当归饮加柴胡、山栀主之。"清代肖慎斋对此按曰："以上序妇人有疮足疮、臁疮、血风诸证，总归湿热，责之肝脾损者居多。故立斋论治，以补养气血为主，此治病求本之要道也。"肝经郁火血燥，为妇人疮疖、血风类疾病的病机。治疗上，强调应用补气养血法。如当归饮子是治疗妇人皮肤疾患的常用方剂。由此可见薛己对当归饮子应用之广、影响之深。

明代陈实功《外科正宗·手足破裂第九十九》认为，疥癣的病机为血虚风热。"湿火潜隐皮肤……近则变为疥癣，久则变成顽风，多致皮肤枯槁，浸淫血脉，瘙痒无度"。其于方论中指出，当归饮子适主治风热疮疥及血燥皮肤作痒。"手足破裂，破裂者干枯之象，气血不能荣养故也。因热肌骤被风寒所逼，凝滞血脉，以致皮肤渐枯渐槁，乃生破裂……以玉肌散洗擦，润肌膏润之，甚者兼服当归饮子为妙"。此为对气血不得荣养肌肤所致瘙痒、皲裂的诊疗经验。

清代吴谦《医宗金鉴·外科心法要诀》曰："鬼风疙瘩。由汗出受风，或露卧乘凉，风邪多中表虚之人……夜痒重者，宜当归饮子服之。"首次根据昼夜发作轻重差别，采用不同方药治疗。荨麻疹发作的时间规律，对于疾病的判断和治疗尤为重要，如其强调"夜痒重"。《医宗金鉴·幼科心法要诀》曰："婴儿生下无皮……故生下或上半身赤烂，或下半身赤烂，甚至色带紫黑……胎元不足者，内服当归饮，外用稻米粉扑之。"其中强调当归饮子可用于先天不足及气血不充者。

6. 导痰汤

导痰汤，见于《重辑严氏济生方·咳喘痰饮门·痰饮论治》，主治一切痰厥及痰饮留积不散，头目眩晕、胸膈痞塞、胁肋胀满、头痛吐逆、喘急痰嗽、涕唾稠黏、坐卧不安、食欲不振者。

明代吴崑《医方考》曰："风痰者，湿土生痰，痰生热，热生风也。半夏、陈皮、茯苓、甘草，前之二陈汤耳。加南星以治风痰。入枳壳，去痰如倒壁。"

清代徐大椿《医略六书·杂病证治》曰："卒中风邪，痰气闭塞，故胸膈痞满，迷闷不醒也。南星化风痰，枳壳破滞气，合二陈治一切痰实为病。中风痰盛气壅者，泗可先用之以破气导痰，然后调其血气，而风无不解矣。"

民国蔡陆仙《中国医药汇海》曰："此为痰中、痰厥之借治方也。夫类中即因湿痰，则无论兼风与否，自应以燥湿化痰为根本不二之治法。本方即二陈汤加胆星、枳实是也。胆星祛风痰，合半夏有助燥湿之效，枳实能降泄，合二陈有推墙倒壁之功，故痰中症用之宜焉。"

7. 橘核丸

橘核丸，见于《重辑严氏济生方·诸疝门·阴癫论治》。主治四种癫病，症见卵核肿胀，或成疮毒；轻则时出黄水，甚则成痈溃烂者。

清代汪昂《医方集解·祛寒之剂》曰："此足厥阴药也，疝病由于寒湿，或在气，或在血，证虽见乎肾，实本乎肝。橘核、木香能入厥阴气分而行气，桃仁、延胡能入厥阴血分而活血，川楝、木通能导小肠膀胱之热由小便下行，所以去湿。官桂能平肝暖肾，补肾命之火，所以驱寒。厚朴、枳实并能行结水而破宿血，昆布、藻、带咸润下而软坚，寒行水以泄热，同为散肿消坚之剂也。"

8. 十补丸

十补丸，见于《重辑严氏济生方·五脏门·肾膀胱虚实论治》。和济生肾气丸一样，十补丸也是金匮肾气丸衍化而来，肾气丸加鹿茸、五味子而成十补丸。适用于肾阳虚损、精血不足诸证。临证可见面色黧黑、足冷足肿、耳鸣耳聋、肢体瘦、足膝软弱、小便不利、腰脊疼痛等。总之，但凡肾虚之证，皆可服用此药。

总之，《严氏济生方》中的不少方剂，经过历代医家传承，至今仍在应用。《严氏济生方》中的方剂，对后世方剂的运用及发展产生了深远的影响。

自民国时期以来，历版教材都收载归脾汤、济生肾气丸、济生橘核丸、清脾散等方剂。全国中医院校五版教材《方剂学》，载录严用和《严氏济生方》中的疏凿饮子、归脾汤、济生肾气丸、实脾散、小蓟饮子等方剂。

综上所述，严用和不仅善于从唐宋方书中选有效之方，更善于创制新方。其拟订的方剂，多为临床验证有效之方，或在古代效方的基础上化裁而得。其制方多从稳中求效，配伍严密，主治明确；立方用药，刚柔相济，佐使合宜。对诸方的制、服、用法均颇有精思，易学易用，用之亦较少流弊，对后世临床医学有较大的影响。

（三）对海外医学发展的影响

严用和的著作很早就传到国外。15世纪中叶，朝鲜金礼蒙等编撰《医方类聚》时，辑录了严用和著述的绝大部分内容。另有《严氏济生续方》一卷，为日本医官汤何氏收藏。

19世纪20年代，丹波元胤复据《医方类聚》各证门中有关严用和著述的内容予以点勘厘正，补充了二评十二方。

日本江户时代，汉医丹波元坚所著《杂病广要》（1853年）一书，在《身体类·身痒（身如虫行）》中，论及"经曰：诸痒为虚。血不荣肌腠，所以痒也。当以滋补药，以养阴血，血和肌润，痒自不作矣……血虚皮肤痒者，宜四物汤，加防风七钱半"。并引用如下案例："一人年逾六十，形瘦苍紫，夜常身痒，搔之热蒸皮内，肉磊如豆粒，痒止热散，磊亦消矣……余诊之。脉皆细濡近滑。曰：此血虚血热也……遂以生地、玄参、白蒺藜、归、芎、芍、黄芩、甘草、陈皮煎服，月余而安"。此疗法与当归饮子之病因病机如出一辙，药味亦大体相近，是当归饮子在皮肤病中运用的一则有理有据的案例。

综上所述，严用和的学术思想及其在方剂学上的贡献对后世影响深远。严用和在脏腑虚实辨证上对宋代及其以前的脏腑辨证进行了归纳和总结，并形成理法方药较完备的辨证施治纲要；在疾病诊疗中，重视脾胃的重要性，提出脾胃宜冲和，补脾不如补肾的观点；但严用和同样重视肾命真火在人体生命的重要性，强调治疗时要注重温补肾命。在很多疾病的治疗中，严用和还强调人之气血阴阳流通甚为重要，主张"人之气道贵乎顺"，治疗中以"顺气为先"。此外，严用和对方剂学的发展作出了重要贡献，严用和顺应宋代方剂发展的趋势和临床的需要，传承陈无择选方简约、实用的思想，结合自己的临床实践，选方五百余首，这些方剂配伍巧妙，刚柔相济，切合实用，便于掌握。《严氏济生方》的出现，在一定程度上纠正了宋代用方药味繁多、方药庞杂的倾向，起到了由博返约的作用。其中归脾汤、济生肾气丸、济生橘核丸、清脾散等方剂，至今仍为临床医家广泛使用。

严用和

参考文献

著作类

［1］严用和著，浙江省中医研究所文献组、湖州中医院整理.重订严氏济生方［M］.北京：人民卫生出版社，1980.

［2］丁丙.当归草堂医学丛书·济生方［M］.扬州：江苏广陵古籍刻印社，1982.

［3］王道瑞，申好真主编.严用和医学全书［M］.北京：中国中医药出版社，2006.

［4］浙江省中医研究所，湖州中医院校.医方类聚（校点本）第6分册［M］.北京：人民卫生出版社，1982.

［5］陈文杰绘，罗德怀编文.中国一百名医图［M］.广州：新世纪出版社，1995.

［6］程国彭著，闫志安、徐文兵校注.医学心悟［M］.北京：中国中医药出版社，1996.

［7］马汴梁主编.简明中医病名辞典［M］.北京：人民卫生出版社，1997.

［8］李放主编.江西历代杰出科技人物传［M］.南昌：江西科学技术出版社，2000.

［9］刘祖贻，孙光荣主编.中国历代名医名术［M］.北京：中医古籍出版社，2002.

［10］严世芸主编.中医各家学说［M］.北京：中国中医药出版社，2003.

［11］严世芸主编.中医医家学说及学术思想史［M］.北京：中国中医药出

版社，2004.

［12］曾枣庄，刘琳主编.全宋文［M］.上海：上海辞书出版社，2006.

［13］江西省人物志编纂委员会编.江西省人物志［M］.北京：方志出版社，
2007.

［14］朱建平.中医方剂学发展史［M］.北京：学苑出版社，2009.

［15］李用粹撰.证治汇补［M］.太原：山西科学技术出版社，2011.

［16］余瀛鳌著.未病斋医述［M］.北京：中医古籍出版社，2012.

［17］杨倩描主编.宋代人物辞典（下）［M］.石家庄：河北大学出版社，
2015.

［18］潘桂娟主编.中医历代名家学术研究集成（上）［M］.北京：北京科
学技术出版社，2017.

论文类

［1］李蔚普.江西历史上的著名医学家［J］.江西中医药，1957，7（1）：
59-67.

［2］浙江中医研究所文献组.严用和及其《济生方》［J］.浙江中医杂志，
1980，15（2）：81.

［3］谢学安.严用和籍贯质疑［J］.江苏中医杂志，1982，3（1）：53.

［4］段富津.辨肾气丸［J］.中成药研究，1982，5（1）：34-35.

［5］沈仲圭.《重订严氏济生方》评介［J］.安徽中医学院学报，1982，2（3）：
48-49.

［6］左言富.历代方剂资料述要［J］.辽宁中医杂志，1982，3（7）：42-44.

［7］施仁潮.严用和论治痰饮述评［J］.浙江中医学院学报，1983，6（4）：
16-18.

[8] 傅幼荣. 严用和籍贯的再推究 [J]. 中医杂志, 1983, 5（5）: 79-80.

[9] 黄长椿. 江西古代的科学家 [J]. 江西教育, 1984, 10（4）: 10-11.

[10] 杨卓寅, 熊昌华. 江西历代医家著作存佚考 [J]. 江西中医药, 1984, 15（1）: 5-12.

[11] 沈仲圭.《重订严氏济生方》评述 [J]. 四川中医, 1984, 2（4）: 10-11.

[12] 杨卓寅. 江西十大名医谱（续）[J]. 江西中医药, 1985, 16（1）: 54-56.

[13] 萧平.《济生方》十灰丸与《十药神书》十灰丸异同考 [J]. 中医药学报, 1986, 14（1）: 47.

[14] 黄永昌, 褚玄仁. 当归饮考 [J]. 陕西中医学院学报, 1986,（2）: 38.

[15] 刘晓庄. 略论严用和的脾肾观 [J]. 江西中医药, 1987, 18（5）: 3-4+9.

[16] 刘晓庄. 严用和辨治痢疾经验探析 [J]. 甘肃中医, 1988, 1（1）: 23-25.

[17] 龚健冰. 从《济生方》谈严用和的学术思想及其组方用药特点 [J]. 中医临床与保健, 1989, 1（4）: 43-45.

[18] 徐兴国. 严用和运用附子经验小议 [J]. 陕西中医, 1990, 11（12）: 566.

[19] 黄倬伟, 黄文轩. 归脾汤临床应用近况 [J]. 中成药, 1991, 13（2）: 34-35.

[20] 丁舸.《重订严氏济生方》给药方法小议 [J]. 江西中医药, 1992, 23（1）: 54.

[21] 刘晓庄. 严用和气机理论及调气思想初探 [J]. 中医杂志, 1993, 34（1）: 11-13+4.

[22] 长青. 严用和 [J]. 山西中医, 1993, 9（3）: 35.

［23］庄奕周 . 评严用和补肾论［J］. 福建中医药，1993，24（3）：9–11.

［24］苗后清，张传华 . 归脾汤临床新用［J］. 吉林中医药，1994，14（1）：35.

［25］罗云莉，何来福 . 四磨汤临证治验 3 则［J］. 内蒙古中医药，1995(S1)：65.

［26］刘晓庄，秦小珑 . 略述江西四大医学群体［J］. 江西中医药，1995，26（3）：2–4.

［27］张宁兴 .《济生方》研究初探［J］. 中医药研究，1997，11（3）：63–64.

［28］王兴远 .《济生方》重脾肾学术思想初探［J］. 泸州医学院学报，1997，20（4）：286–287.

［29］程昭寰，杨岩岭 . 南康医学刍议［J］. 中国中医基础医学杂志，1999，5（3）：55–56.

［30］刘锡涛 . 宋代江西文化地理研究［D］. 陕西师范大学，2001.

［31］章健 . 宋代官刊方书和个人方书特点探讨［J］. 中华医史杂志，2001，31（2）：12–14.

［32］王振国，谢锁法 . 略论宋代名家集方成就［J］. 山东中医药大学学报，2002，26（1）：53–55.

［33］王绵之 . 方剂学之发展（下）［J］. 中国中医药现代远程教育，2003，1（7）：12–14.

［34］马艳春，马晓鹏，倪项根 . 从“肾膀胱虚实论治篇”论严用和遣方用药的规律与特色［J］. 中医药学刊，2004，22（7）：1288–1289.

［35］陈永灿 . 略述严用和研制益智方的贡献［J］. 中医研究，2005，18（1）：62–63.

［36］马艳春，王红 . 严用和胀满论治浅释［J］. 中医药学报，2006，34（1）：

4-5.

[37] 王皓宇，林廷龙，胡晓阳．小蓟饮子方源考析［J］．辽宁中医杂志，
2006，33（3）：299-300.

[38] 高常柏，付滨．严用和治疗水肿学术思想探讨［J］．江西中医药，
2006，37（5）：18-19.

[39] 马艳春，孙士红，倪项根．严用和学术观点管窥［J］．中医药学刊，
2006，24（9）：1677-1678.

[40] 马玉芳．《济生方》便秘用药规律分析［J］．四川中医，2008，26（12）：
46-47.

[41] 胡素敏，冷皓凡．严用和学术思想辨析［J］．江西中医学院学报，
2008，20（4）：15-16.

[42] 岳国荣，方向明，刘东坡．严用和论治痰饮学术思想初探［J］．安徽
中医学院学报，2008，27（4）：1-2.

[43] 张颗颗．归脾汤出处探源［J］．四川中医，2009，27（1）：125-126.

[44] 李惠芳，封建涛．归脾汤临床运用［J］．内蒙古中医药，2010，29（15）：
64+71.

[45] 张聪．归脾汤的临床应用［J］．黑龙江中医药，2010，39（6）：53-54.

[46] 王颖．导痰汤加减临床应用举隅［J］．实用中医内科杂志，2011，25
（10）：74-75.

[47] 季原，陈绍红．解读成药金匮肾气丸与济生肾气丸［J］．中华中医药
杂志，2011，26（8）：714-716.

[48] 丁久云．当归饮子治疗慢性特发性荨麻疹124例疗效观察［J］．齐齐
哈尔医学院学报，2011，32（24）：4008.

[49] 李展．脾胃学说与"冲和"思想［J］．中医杂志，2011，52（16）：
1351-1353.

［50］高国凤.归脾汤在老年病中的应用［J］.吉林中医药，2012，32（6）：578-579.

［51］张晓琳，胥筱云，王寅.《严氏济生方》附子方药配伍规律探究［J］.云南中医学院学报，2012，35（1）：16-19.

［52］相鲁闽.严用和及其《济生方》［J］.河南中医，2013，33（4）：477.

［53］唐新星.归脾汤临床运用［J］.实用中医内科杂志，2014，28（12）：149-150.

［54］刘磊，李培，梁勇.《重订严氏济生方》水肿论治浅析［J］.四川中医，2014，32（8）：3-4.

［55］张一鸣.宋代医籍关于肿瘤的记述与认识［A］.中华医学会医史学分会.中华医学会医史学分会第十四届一次学术年会论文集［C］.中华医学会医史学分会：中华医学会，2014：6.

［56］陈雯玥，王光耀.归脾汤临床新用［J］.中国中医药现代远程教育，2015，13（7）：154-155.

［57］胡紫嫣，章健.归脾汤组成与心脾治法探讨［J］.现代中医药，2015，35（5）：109-111.

［58］王翰昶.济生留方严用和［J］.开卷有益—求医问药，2015，22（4）：56-57.

［59］郭金彪，郭欢芳，周玮莎，等.浅析《严氏济生方》小蓟饮子［J］.世界最新医学信息文摘，2016，16（18）：197-198.

［60］周玄，周琦.归脾汤中木香作用探析［J］.中国中医基础医学杂志，2016，22（10）：1382-1383.

［61］杨宜花，洪婷，翁家俊，等.严用和论治水饮痰湿病证的用药规律研究［J］.中医临床研究，2019，11（10）：24-26.

汉晋唐医家（6名）

张仲景　王叔和　皇甫谧　杨上善　孙思邈　王　冰

宋金元医家（19名）

钱　乙　刘　昉　陈无择　许叔微　陈自明　严用和
刘完素　张元素　张从正　成无己　李东垣　杨士瀛
王好古　罗天益　王　珪　危亦林　朱丹溪　滑　寿
王　履

明代医家（24名）

楼　英　戴思恭　刘　纯　虞　抟　王　纶　汪　机
薛　己　万密斋　周慎斋　李时珍　徐春甫　马　莳
龚廷贤　缪希雍　武之望　李　梴　杨继洲　孙一奎
吴　崑　陈实功　王肯堂　张景岳　吴有性　李中梓

清代医家（46名）

喻　昌　傅　山　柯　琴　张志聪　李用粹　汪　昂
张　璐　陈士铎　高士宗　冯兆张　吴　澄　叶天士
程国彭　薛　雪　尤在泾　何梦瑶　徐灵胎　黄庭镜
黄元御　沈金鳌　赵学敏　黄宫绣　郑梅涧　顾世澄
王洪绪　俞根初　陈修园　高秉钧　吴鞠通　王清任
林珮琴　邹　澍　王旭高　章虚谷　费伯雄　吴师机
王孟英　陆懋修　马培之　郑钦安　雷　丰　张聿青
柳宝诒　石寿棠　唐容川　周学海

民国医家（7名）

张锡纯　何廉臣　陈伯坛　丁甘仁　曹颖甫　张山雷
恽铁樵